Thyroid Cancer：A Guide for Patients

解读甲状腺癌
（第3版）

原　著　（美）道格拉斯·范·诺斯特兰（Douglas Van Nostrand）
　　　　（美）里昂纳多·瓦托夫斯基（Leonard Wartofsky）
　　　　（美）盖瑞·布鲁姆（Gary Bloom）
　　　　（中）吴　笛（Di Wu）

主　译　关海霞　吕朝晖
副主译　马　洁　闫慧娴

辽宁科学技术出版社
·沈阳·

免责声明

作者、翻译者、编辑和出版商尽最大的努力编写和翻译本书的英文原版。然而，该书的信息仅代表作者本人的观点。作者、翻译者、编辑和出版商对该书的准确性或完整性不作任何陈述或保证。此外，作者、翻译者、编辑和出版商对本书中信息的准确性、完整性、适用性或实用性不承担任何法津责任。

本书中提供的资料仅供一般参考之用，包含的信息不能保证或担保产生任何特定的结果。此外，该信息可能不适合于每一个个体。如未获得负责诊疗患者的医生之许可，任何情况下都不能应用本书信息对患者进行医疗干预。

图书在版编目（CIP）数据

解读甲状腺癌：第3版/（美）道格拉斯·范·诺斯特兰（Douglas Van Nostrand）等原著；关海霞，吕朝晖主译.—沈阳：辽宁科学技术出版社，2021.3
ISBN 978-7-5591-1749-6

Ⅰ.①解… Ⅱ.①道… ②关… ③吕… Ⅲ.①甲状腺疾病—腺癌—诊疗 Ⅳ.①R736.1

中国版本图书馆CIP数据核字（2020）第166755号

出版发行：辽宁科学技术出版社
　　　　　（地址：沈阳市和平区十一纬路 25 号　邮编：110003）
印 刷 者：辽宁新华印务有限公司
经 销 者：各地新华书店
幅面尺寸：178mm×250mm
印　　张：19.5
字　　数：460 千字
出版时间：2021 年 3 月第 1 版
印刷时间：2021 年 3 月第 1 次印刷
责任编辑：寿业荷
封面设计：刘冰宇
版式设计：袁　舒
责任校对：闻　洋　王春茹

书　　号：ISBN 978-7-5591-1749-6
定　　价：60.00 元

联系电话：024-23284370
邮购热线：024-23284502
邮　　箱：1114102913@qq.com

谨以此书献给

甲状腺癌患者，是他们给了我们编写此书的动力

Douglas Van Nostrand

Leonard Wartofsky

我的家人，以及甲状腺癌患者协会的所有人

Gary Bloom

面对未知、求索未知的人

Di Wu（吴笛）

中文版前言

迎战疾病挑战的信心和技能，来源于对疾病的充分了解。这一点，对医务人员适用，对罹患疾病的人也同样适用。

本书英文版编撰的初衷，是为想要了解甲状腺癌的人们提供全景化的信息。书中的内容，体现了以患者为中心、以疾病为主线、多学科交叉合作的特点；既有医学专业知识的传递，也包括医患身心历程的展示。跃然纸上的，不仅仅是枯燥的自然科学，还有浓浓的人文关怀。本书在美国出版后，不出所料地获得了广大患者和医护人员的好评，成为普及甲状腺癌知识的一本重要参考书。继 2004 年首版和 2010 年第 2 版后，2019 年本书根据近年来甲状腺癌诊治领域中的新进展适时更新，正式推出了第 3 版。

与全球趋势类似，我国的甲状腺癌患病人数也迅速增加。尽管 4 个学科合作编写的《甲状腺结节和分化型甲状腺癌诊治指南》已经推出，尽管打破学科割裂、规范诊治甲状腺癌的理念已被倡导，但是，我们仍需要让更多的人了解甲状腺癌，仍需要全面系统、令人信服、可读性强的信息来源。因此，我和吕朝晖教授于 2014 年将本书的第 2 版译为中文，介绍给广大中国读者。本书中文版出版后，我们很高兴地得到来自众多医生和患者的反馈，称赞本书内容丰富、实用性强，是他们喜欢的案头参考资料。这样的肯定促使和支持我们完成了本书第 3 版的翻译工作，以方便大家更好地借鉴"他山之石"，更加从容地面对甲状腺癌的挑战。

借本书中文版更新之际，我要再次感谢我的导师——中国医科大学的滕卫平教授和美国约翰霍普金斯大学的 Michael Mingzhao Xing（邢明照）教授，是他们二位，引领我进入甲状腺癌临床和科研的广阔天地；感谢待我如慈父、如挚友的本书英文版主编 Douglas Van Nostrand 和 Leonard Wartofsky 教授，他们无私传授我知识，并慷慨授权出版此中文译本；感谢天津医科大学的高明教授，多年来他亦师亦友，指导和帮助我成长，关注和斧正本书的翻译工作；感谢我的朋友 Gary Bloom、吴笛和我的甲状腺癌患者，他们的乐观、微笑和鼓励，给了我无尽的动力；感谢一如既往支持我的合作伙伴吕朝晖教授，以及马洁、闫慧娴两位优秀的青年内分泌科医生，他们不计得失，付出了宝贵的时间、心血和智慧。师恩至深、友情至浓，谨以本书作为致敬的小小礼物。

2020 年 9 月

原著序

当患者听到"你患有甲状腺癌"几个字之后，多数人的大脑都是一片空白，记不住医生之后说了些什么。我致力于甲状腺癌防治工作近30年。很多患者告诉我，在被诊断为甲状腺癌后最初的几次访视中，很难处理其他听到的信息。满脑子都萦绕着这些问题："我会死于癌症吗？""甲状腺癌是什么？""甲状腺是什么？""它有什么作用？""我需要化疗吗？""我的头发会掉光吗？""治疗会让我呕吐吗？""我现在该怎么做？"

甲状腺癌是一种独特的癌症，多数患者都会得到很好的治疗（包括手术、甲状腺激素治疗和一部分患者进行的放射性碘治疗）。"什么是放射性碘治疗，我需要进行这样的治疗吗？"我会花很多的时间安抚那些低风险甲状腺癌患者，告诉他们甲状腺癌不会缩短他们的寿命，但需要监测病情的变化以确保癌症没有复发，并需要其他的治疗。换而言之，这并不是一个"好"癌症。"好"癌症是一种矛盾的修辞法，正如电影中不会有善良的"恶棍"，现实中也不存在"好"的癌症。

我常常告诉患者，对于甲状腺癌患者来说，好消息是甲状腺癌进展比较缓慢，即通过监测可以早期发现复发并进行治疗。同样我也会说，有关甲状腺癌的坏消息也正源于其缓慢的生长。我们需要花费至少数年，甚至终身监测癌症的复发，这会是一段相当漫长的旅程。

当确诊甲状腺癌后，患者及其家属可以从哪里获取更多的信息呢？我会给他们推荐《解读甲状腺癌》（第3版）。本书的44个章节几乎涵盖了所有内容：由甲状腺结节的基础知识到对甲状腺癌患者的复杂管理，再到确保甲状腺癌未复发的监测。第42章的内容非常感人，是有关患者及其家属的看法和想法，对新确诊为甲状腺癌的患者非常有帮助。该书作者均为本专业领域内国际公认的专家，他们用通俗易懂的语言化解了非常复杂的问题。我非常喜欢有关放射性碘治疗中"对不起我想问"这一部分，它以一种恰当的方式，为想了解更多这方面问题的读者提供了更加丰富的信息。本书还设立了一个单独的章节，介绍不同卫生保健工作者在甲状腺癌患者管理中的作用，并讨论了什么时候以及为什么要考虑第二种选择。本书甚至有一章节介绍了本领域一种新兴的管理方法，即对微小甲状腺癌患者进行观察（积极监测）而不是直接手术。

我有幸主持制定了《2015美国甲状腺学会成人甲状腺结节与分化型甲状腺癌诊治指南》，Wartofsky博士是该指南的主要作者之一。我推荐你们阅读这本很棒的书，而不是去阅读那些指南。我建议在阅读指南和像本书一样的权威书籍时，不要像读小说那样从头读到尾，而要直接翻开可以解答你疑问的章节。

　　患者有时因为过度担心，会提问过多或质疑专业人士。建议大家不要这样做，因为你们才是故事的主角，而我们是你们的顾问。要用好的信息资源武装自己，比如这本书，从而可以使自己的问题得到解答。知晓充分的信息是获得治疗的最佳途径，它可以让你在这场旅程中保持平和的心态。最后，把最好的祝福送给你们。

Bryan R. Haugen

医学博士、医学和病理学教授

内分泌、代谢和糖尿病科主任

科罗拉多大学医学院

科罗拉多大学癌症中心

Professor of Medicine and Pathology

Head，Division of Endocrinology，Metabolism and Diabetes

Mary Rossick Kernand Jerome H. Kern Chairin Endocrine Neoplasms Research

University of Colorado Schoolof Medicine

University of Colorado Cancer Center

原著前言与致谢

为本书第3版写前言让我有非常大的满足感。对于作者、编辑和出版商而言，这种满足感不仅仅因为创作的完成，更重要的是，对第3版指南的需求意味着，第1版和第2版已经帮助了成千上万的甲状腺癌患者、他们的家人和朋友。对医生来说，最大的满足感就是在患者最担心和恐惧的时候，可以给他们提供有效的信息和支持，这也是医生何以为医的一个重要原因。第1版和第2版（加上西班牙文和中文版本）出版之后，估计有3万多迫切需要这些知识的人已经得到这本书了。因此，对于我、所有的作者和编辑而言，第3版书的出版意味着更大的挑战和鼓励。

值得一提的是，自本书第2版出版以来，甲状腺癌4种主要类型的管理在许多方面有了新进展，多数的问题在第2版已得到解答，但同时也有很多新的问题出现。与第2版相比，第3版新增了约25%的内容、5个新的章节，并对新版中很多章节进行了重写。同样，出版业也在进步，读者不仅可以通过购买纸质版阅读本书，也可以在网上阅读电子版。

为什么这是一本给甲状腺癌患者的书

经常有人问我为什么会撰写、组织、编辑和出版一本有关甲状腺癌的书？因为患者对甲状腺癌的了解越多，他们参与治疗的程度就越大，结局就会越好，不良反应也会更少、更轻。若想让患者以此方式获益，患者及其亲属必须对患者的甲状腺癌足够了解。然而，对他们的教育需要大量的时间，而医生可提供的时间非常有限。因此，产生了教育患者和有效地进行教育这样的需求。写一本书是非常有用的解决方法，这也是第1版《解读甲状腺癌》问世的原因。

随后，我与多家出版公司讨论本书的出版问题，但是由于这本书的销量不能保证必要的投资回报率，从而没有找到合适的出版公司，我决定"自己来做"。在捐助者的慷慨资助下，我成立了自己的出版公司，出版并发行了这本为甲状腺癌患者及其家人、朋友和可信赖的顾问提供最新知识与指导的书。

致谢

非常感谢在本书第3版的再版过程中做出重要贡献的每一位参与者（详见原著作者名单）。

勘误

尽管我们非常努力查找和纠正书中有关语言的错误，如拼写、语法、标点符号和格式，但是仍不可避免会存在错误。如果您发现这样的错误，请将您的意见和建议发送至douglasvannostrand@gmail.com。尽管我可能无法亲自回复每一封邮件，但订正后的内容会在美国甲状腺癌患者协会（ThyCa）的网站（www.Thyca.com）上列出。

利益冲突

本人声明，作为Keystone出版社的负责人，Keystone出版社将这本书的所有收入用于支付这些版本的出版费用（如编辑、印刷、保存、分发）或其他与甲状腺癌相关的教育和研究项目。

结语

俗话说：你可以算出一个苹果里有多少粒种子，却不能算出一粒种子能长出多少个苹果。这本书的作者和译者通过他们的努力，继续播种更多的种子，让世界各地的患者、患者家人和朋友受益，这些都是无法衡量的，对我来说，这已是最好的奖赏。我向所有的撰稿人致以最高的敬意！

原著作者名单

Jeanne F. Allegra, Ph.D.
Clinical Psychologist
Silver Spring, Maryland

Frank Atkins, Ph.D.
Nuclear Medicine Physicist
Division of Nuclear Medicine
MedStar Washington Hospital Center
Washington, D.C.

Zubair W. Baloch, M.D., Ph.D.
Professor of Pathology and Laboratory Medicine
Hospital of the University of Pennsylvania
Perelman School of Medicine

Andrew J. Bauer, M.D.
Director, The Thyroid Center, CHOP
Associate Professor of Pediatrics
Perelman School of Medicine
University of Pennsylvania
Philadelphia, PA

Victor J. Bernet, M.D.
Chair, Division of Endocrinology
Mayo Clinic Florida
Associate Professor, Mayo Clinic of Medicine
Secretary/COO, American Thyroid Association
Mayo Clinic
Jacksonville, Florida

Gary Bloom
Executive Director
ThyCa: Thyroid Cancer Survivors' Association, Inc.

Henry B. Burch, M.D.
Division of Diabetes, Endocrinology and Metabolic Diseases
Extramural Program Officer
National Institute of Diabetes and Digestive and Kidney Diseases
National Institutes of Health
Bethesda, Maryland

James D. Brierley, BSc, M.B.B.S., F.R.C.P., F.R.C.R., F.R.C.P.C.
Associate Professor
Department of Radiation Oncology
Princess Margaret Hospital University of Toronto
Toronto, Canada

Kenneth D. Burman, M.D.
Chief, Endocrine Section Washington Hospital Center
Professor of Medicine
Georgetown University School of Medicine
Washington, D.C.

Nancy Carroll, M.D.
Department of Surgery
MedStar Washington Hospital Center
Washington, D.C.

Samuel Chatham, M.D.
Thyroid cancer patient

Angela Cashen, MRTT AC(T) MSc
Clinical Educator
Radiation Medicine Program
Department of Radiation Oncology
University of Toronto, Canada

Emil Cohen, M.D., FSIR
Vascular and Interventional Radiology
MedStar Georgetown University Hospital
Washington, D.C.

Dianne Dodd, Ph.D.
Historian
Parks Canada Past President
Canadian Thyroid Cancer Support Group (Thry'vors), Inc.
Thyroid cancer patient

James A. Fagin, M.D.
Chief, Endocrinology Service
Member, Human Oncology and Pathogenesis Program
Memorial Sloan Kettering Cancer Center
Professor of Medicine
Weill Cornell Medical College
New York, New York

James John Figge, M.D., M.B.A., F.A.C.P.
Medical Director, Thyroid Program
Division of Endocrinology
St. Peters Health Partners
Rensselaer, New York

Gary L. Francis, M.D., Ph.D.
Professor and Chief
Pediatric Endocrinology
Children's Hospital
2305 N. Parham Road, Suite 1
Henrico, VA

John E. Glenn, Ph.D.
Nuclear Regulatory Commission, Retired
MedStar Washington Hospital Center
Director, Radiation Safety Department, Retired

Babette C. Glister, M.D. Col, MC, USA
Associate Director, NCC Endocrinology Fellowship
Associate Professor, USUHS
National Naval Medical Center
Bethesda, MD

James V. Hennessey, M.D.
Director, Clinical Endocrinology
Beth Israel Deaconess Medical Center
Boston, Mass.

Alan L. Ho, M.D., Ph.D.
Assistant Member
Head and Neck Medical Oncology Service
Memorial Sloan Kettering Cancer Center
New York, NY

James Jelinek, M.D., F.A.C.R.
Chairman, Department of Radiology
Medstar Washington Hospital Center
Washington, D.C.

Kanchan Kulkarni, M.B.B.S.
Director, Nuclear Endocrinology
Division of Nuclear Medicine
MedStar Washington Hospital Center
Washington, D.C.
Associate Professor of Clinical Medicine
Georgetown University School of Medicine

Priya Kundra, M.D.
Section of Endocrinology
Department of Medicine
MedStar Washington Hospital Center
Washington, D.C.

Barbara A. Mensah Onumah, M.D.
Medical Director
Diabetes and Endocrine
Anne Arundel Medical Center
Annapolis, Maryland

Diane Patching
Director, Canadian Thyroid Cancer Support Group
(Thry'vors) Inc. Member
Thyroid Foundation of Canada
Dundalk, Ontario
Thyroid cancer patient

Stephen Peterson, M.D.
Chair, Department of Psychiatry
MedStar Washington Hospital Center
Preceptor, Consultation—Liaison for St. Elizabeth's Hospital
Washington, D.C.

Matthew D. Ringel, M.D.
Ralph W. Kurtz Chair and Professor of Medicine
Director, Division of Endocrinology, Diabetes, and Metabolism
The Ohio State University, Wexner Medical Center
Co-Leader, Molecular Biology and Cancer Genetics Program & Thyroid Cancer Unit
The Ohio State University Comprehensive Cancer Center
Columbus, OH

Jennifer E. Rosen, M.D.
Chief, Endocrine Surgery
MedStar Washington Hospital Center
Washington, D.C.

Ron Sall, C.P.A.
Past, Area Director
Professional Recruiting Group
Spherion Corporation
Washington, D.C.
Thyroid cancer patient

Beth Scott
Olympic Gold Medalist
Thyroid cancer patient

Lalitha Shankar, M.D.
Program Director
National Cancer Institute
Bethesda, Maryland

Joan Shey
President and Founder
The Light of Life Foundation
Englishtown, New Jersey
Thyroid cancer patient

Nikolaos Stathatos, M.D.
Instructor in Medicine
Thyroid Unit
Massachusetts General Hospital
Harvard Medical School
Boston, Mass.

Shari L. Thomas, M/Biotech
Sr. Director of Clinical Operations
Enterin Inc.
Philadelphia, PA 19341

Douglas Van Nostrand, M.D., F.A.C.P., F.A.C.N.M.
Director, Division of Nuclear Medicine Research
Medstar Health Research Institute
MedStar Washington Hospital Center
Washington, D.C.
Professor of Medicine, Georgetown University School of Medicine

Richard J. Vetter, Ph.D.
Professor Emeritus of Biophysics
Mayo Clinic
Rochester, MN

Leonard Wartofsky, M.D., M.A.C.P.
Chair Emeritus, Department of Medicine
MedStar Washington Hospital Center
Washington, D.C.
Professor of Medicine,
Georgetown University School of Medicine
Professor of Medicine, Anatomy, Physiology and Genetics
Uniformed Services University of Health Sciences

Jason Wexler, M.D.
Section of Endocrinology
Department of Medicine
MedStar Washington Hospital Center
Washington, D.C.
Assistant Clinical Professor of Medicine
Georgetown University School of Medicine

Di Wu, M.B.B.S., M.Med
Research Fellow, Thyroid Cancer Research Program
MedStar Health Research Institute
MedStar Washington Hospital Center
Washington, D.C.

目　录

第 1 章

甲状腺结节：从诊断到治疗再到随访

Douglas Van Nostrand，Leonard Wartofsky

对读者而言，本书并不一定要从头至尾按章节阅读，而是可以在目录中找出你感兴趣的内容进行阅读，这样有助于找到解答你疑问的最相关信息。本章的目的在于，为本书结构做出概括，并简单归纳一下多数患者从最初发现甲状腺结节，到甲状腺癌的诊断、治疗及之后随访的整个过程。

本书结构概括

本书的第一部分，首先概括介绍甲状腺的基础知识，包括甲状腺的基础生理学、血液中甲状腺激素及其相关物质的测定与重要性；其次讨论为什么会得甲状腺癌，辐射暴露和基因改变在癌症发生中的作用，并列出甲状腺癌的一些分子标志物；此部分的最后，将讨论各级医生在甲状腺癌诊治过程中的作用。

本书的第二部分，主要讨论甲状腺结节的评估过程、甲状腺细针穿刺活检的意义和手术相关知识。

在本书第三、第四和第五部分，阐述了分化型甲状腺癌（乳头状甲状腺癌和滤泡状甲状腺癌）、甲状腺髓样癌和未分化型甲状腺癌的诊断，预后（长期结局），治疗和随访。尽管颈部包块也可能是其他一些罕见癌症的表现，但本书没有涉及这部分内容。

本书第六部分是患者经历分享——"与甲状腺癌同在的日子"。许多患者不仅不了解甲状腺癌疾病本身，也不了解他们获悉病情时将面对的心理冲击和情绪变化。我们相信，对他们而言，其他甲状腺癌患者及其家人的经历会有参考价值。这一部分还包括心理学家和精神病学家就如何面对甲状腺癌提出的建议。因此，新诊断为甲状腺癌的读者将从这部分内容中找到共鸣。

本书的最后部分介绍了患者如何参加临床试验研究，另有一些附录提供了关于甲状腺癌的有用资讯。

甲状腺结节：从诊断到治疗再到随访

从发现甲状腺结节到做出甲状腺癌的诊断，到治疗再到随访的过程，对不同的患者可能会有不同的处理流程。图1-1列出了有代表性的流程。当然，患者的情况各不相同，诊断时肿瘤的病情程度或"分期"也有差异，但是一般来说，分化型甲状腺癌的处理包括图1-2列出的一些步骤。

知晓上述甲状腺癌的诊治流程，有助于理解医生的意图，也容易理解如何做才能更好地治疗甲状腺癌，保证有更好的预后。但是，这本书并不是患者"自助（DIY）"手册。因为这本书阐述的是甲状腺癌的"共性"，而每名患者都有病情的"个性"，所以书里的内容只是帮助患者了解可能会经历的过程和为什么会经历这些过程，而不能将书中的内容完全照搬到个体身上。你应该向你的初级保健医生、内分泌科医生和核医学科医生咨询本书中提到的相关信息，以及与你自己的健康是否相关。此外，甲状腺癌的诊治最好是由一个团队来进行，这个团队的成员不仅仅是来自各相关学科的医生，你自己也是其中的重要一分子。读懂本书的内容，会帮助你更好地成为自己健康的主人，更好地发挥自身的力量，从容面对甲状腺癌。

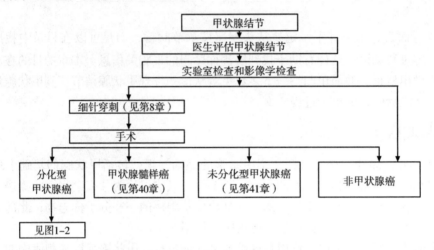

图1-1　甲状腺结节：从诊断到随访

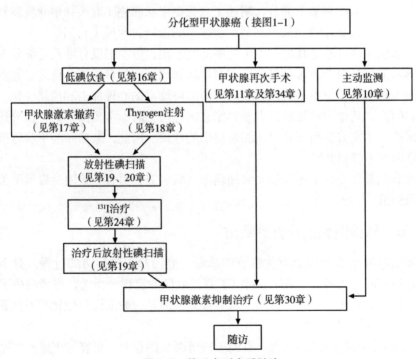

图1-2　从手术到术后随访

第一部分

基础知识

第 2 章

甲状腺的基础知识

Leonard Wartofsky

甲状腺是什么?

甲状腺是我们体内的内分泌腺体之一。内分泌腺体能够产生一种叫作激素的物质,并把它们释放到血液中,作用到机体的不同组织和细胞。内分泌腺体和汗腺、淋巴结等其他腺体不同,它们制造出来的产物不是通过管路到达身体其他部位的。举个例子:汗腺有管路或孔,汗液可以通过它们到达皮肤表面;与此相反,内分泌腺体是直接将制造出来的激素释放到血液中,然后血液带着这些激素到达全身不同的组织,激素与一些特殊的细胞蛋白(受体)结合,发挥作用。

甲状腺是一个典型的内分泌腺体。甲状腺制造出来的激素被释放到血液中,随着血液循环到达全身各处,与那些专门结合甲状腺激素的受体结合。我们身体里的几乎每个细胞中都有甲状腺激素受体。甲状腺激素与受体结合后,发挥什么样的作用取决于受体是在什么组织上。例如:甲状腺激素和心肌上的受体结合后,能够让心脏跳得更快;和肝脏上的受体结合后,能够分解胆固醇。总体来说,甲状腺激素的基本作用是调节我们身体的代谢("代谢"指身体消耗摄入营养物质以产生能量)。甲状腺的功能比正常增强时,会生产太多的甲状腺激素,导致人体的代谢过程过快,从而引起不良反应,这种情况叫作甲状腺功能亢进(简称甲亢)。举个例子:血液中的甲状腺激素水平对心跳速度和心脏功能的调节非常重要,如果甲状腺激素太多,会引起心跳过快、心脏泵血的效率降低。如果这种情况没有得到及时的治疗,就可能发生心律失常和心力衰竭。如果甲状腺的功能低于正常,血液循环中的甲状腺激素水平减少,可能带来身体各项功能减退和健康状态改变以及一些其他症状,这叫作甲状腺功能减退(简称甲减)。就像甲亢一样,甲减也能导致心脏功能受损甚至心力衰竭,它的类型与甲状腺激素过多引起的心力衰竭不同。由于甲状腺激素受体分布在全身的各个组织器官,心脏只是其中之一,所以我们不难理解,除心脏之外,甲亢或者甲减还能造成甲状腺激素对其他组织器官的作用增强或减弱,带来一系列疾病的症状和表现(图2-1)。

甲状腺在什么位置?

甲状腺是颈部的一个蝴蝶形的腺体,贴在气管前方,位于相当于男性喉结位置的下方(图2-2)。这只"蝴蝶"包括左右两侧的"翅膀"(即甲状腺的左右两叶)和连接翅膀的"身体"(即甲状腺的峡部)。在子宫内胎儿发育的早期,那些将会形成甲状腺的细胞出现于舌头的根部,然后迁移到颈部。罕见情况下,顺着迁移的路线,在从舌根到甲状腺峡部间,会残留一条管道,叫作甲状舌管,其中可能有些迁徙过程中残留的甲状腺组织,形成液性结节(囊肿)或实性包块(肿瘤),它们可以是良性或恶性的,被称作甲状舌管囊肿。这种包块并不多见，尽管也属于甲状腺结节的一种，但是它实际上发生在不属于甲状腺的地方。

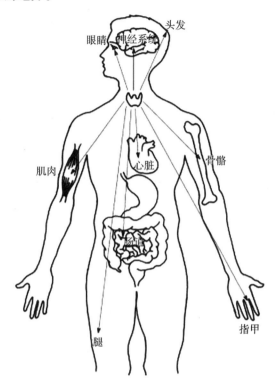

图2-1　甲状腺激素能够影响人体的许多组织器官

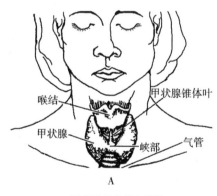

A. 甲状腺的位置和形状

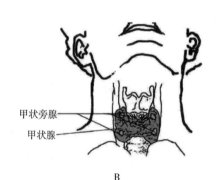

B. 甲状腺周围的解剖结构

图2-2　甲状腺的位置与结构

当刺激甲状腺增大的因素出现时，与甲状腺上部（一般为峡部）相连的甲状舌管残留部分常常也会增大，叫作"锥体叶"。有些甲状腺疾病会累及甲状腺的两叶，而有些疾病如肿瘤可能只发生于甲状腺的一叶。有一种罕见的先天性发育异常能导致只发育一叶甲状腺（就像只有一只翅膀的蝴蝶），这叫作"甲状腺发育不全"。

在正常情况下，不同体形的人甲状腺大小和重量也不一样。不难理解，一个身高2

米、体重136千克的橄榄球运动员的甲状腺要比一个身高1.5米、体重43千克的芭蕾舞者的甲状腺大。对于体形中等的女性，甲状腺重14～18克；体形中等的男性，甲状腺重16～20克。15克仅相当于一汤匙大小，所以甲状腺是一个体积虽小但作用强大的器官。

甲状腺是如何工作的?

甲状腺的生理作用离不开"负反馈系统"。什么叫"负反馈"呢? 它是指有一些信号能够"关闭"正在进行的生理过程。就像房子里的自动温控加热炉，当屋内的温度过高，加热炉就会自动关闭，这就是"负反馈"。甲状腺的负反馈系统是一个由脑、甲状腺、垂体（脑底部、鼻后方的一个很小的内分泌系统）共同组成的环状系统（图2-3）。

我们可以从这个环的任何一个位置开始说起。从上向下，脑中部的底端有一个叫"下丘脑"的地方，能够生产一系列叫"释放因子"的激素，其中一个叫促甲状腺激素释放激素（TRH）。当血液中的甲状腺激素太多时，负反馈系统就作用到这个位置，关闭TRH的产生和释放。相反，如果血液中甲状腺激素太少，负反馈系统就会让下丘脑产生和释放TRH。

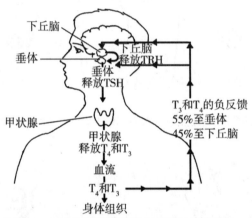

图2-3 控制甲状腺激素生成的负反馈系统

从下丘脑生成和释放的TRH通过神经束向下到达垂体，引起垂体生成促甲状腺激素（TSH）并将它释放到血液中。尽管TSH可以随着血流到达全身各处，但它已知的作用仅仅是与甲状腺细胞表面上特殊的TSH受体蛋白结合，然后在那里发挥作用。之后，TSH刺激甲状腺细胞工作，合成和分泌甲状腺激素。

正常的甲状腺细胞聚集形成像玫瑰花蕊似的、环形的被称作"滤泡"的结构，构成滤泡的甲状腺细胞也叫甲状腺滤泡细胞。在花蕊中的像果冻一样的物质叫作"胶质"。这些甲状腺细胞合成的甲状腺激素先被释放到胶质中储存起来，直到被释放入血。甲状腺合成和释放激素的速度是由垂体产生的TSH来控制的。一旦血液中有了足够的甲状腺激素，就会（通过负反馈）反映到垂体和下丘脑处，减少TSH和TRH的生成（就像温度够了时，温控加热炉会自动关闭一样）。

还是用温控加热炉打比方，如果屋内的温度不够，加热炉就会自动打开。当血液中的甲状腺激素减少时，垂体的"开关"就会打开，产生TSH释放入血。可以试想一下，甲状腺切除手术后，甲状腺生产的激素减少，血中甲状腺激素水平会降低，这样的血流经下丘脑，负反馈系统就能够感知到血里缺了甲状腺激素，于是赶紧生成、释放TRH，TRH再向下促使垂体合成、释放TSH。TSH随着血流到达甲状腺，刺激剩余的甲状腺摄取更多的碘（后面还会详细解释），制造、释放更多的甲状腺激素。最终，甲状腺激素可能回到正常水平，再反馈到下丘脑和垂体，阻止它们再继续产生过多的TRH和TSH。要想有正常的甲状腺生理功能，下丘脑、垂体和甲状腺这3个器官都需要正常工作才行。

碘在甲状腺中的作用是什么？

碘是甲状腺激素合成的重要原料。日常的许多食物都含有碘，特别是海产品；很多药物、维生素和矿物质、防腐剂和放射线显影剂中也存在高浓度的碘。在美国，饮食中碘最常见的来源是添加了碘的食盐（碘盐）。自20世纪20年代中期发现碘缺乏或碘摄入不足能引起甲状腺肿以后，食盐中开始添加碘。尽管碘缺乏、碘缺乏性甲状腺肿和甲状腺功能减退是全世界范围的健康问题，但事实上，食盐加碘项目已经消除了这种碘缺乏。饮食中碘的摄入量对于甲状腺癌术后治疗十分重要，这将会在"低碘饮食"章节中讨论，低碘饮食时，要将碘盐改为普通食盐。

甲状腺产生两种激素：甲状腺素（T_4）和三碘甲腺原氨酸（T_3）。这些激素通过复杂的机制合成：甲状腺在 TSH 的刺激下将血液中的碘摄入到甲状腺中，碘与酪氨酸结合形成碘化酪氨酸，碘化的酪氨酸分子相互结合形成两种甲状腺激素 T_3 和 T_4。T_3 和 T_4 反映了复合物中碘化分子的数量，因此三碘提示分子中含 3 个碘，而甲状腺素、四碘甲腺原氨酸提示分子中含 4 个碘。

甲状腺产生的甲状腺素和医生给予的甲状腺素之间的不同

T_3 和 T_4 均能被人工合成、纯化，并用于治疗甲状腺功能减退和甲状腺癌。人工合成的和甲状腺自身产生的 T_3 和 T_4 没有差别，因此它是"天然的"人体激素而不是外源性药物。T_3 在体内的代谢能力超过 T_4 的 10 倍，实验数据提示血液循环中的 T_4 作为一种储备形式转化为 T_3。事实上，血液循环中的 T_3 仅有 20% 来源于甲状腺本身，其余 80% 都是由血液中和甲状腺释放的 T_4 转化而来的。循环中的 T_4 与全身各处（如心脏、肝脏、肾脏等）细胞中的甲状腺受体相结合，在这些细胞内，T_4 脱掉一个碘而产生 T_3。

尽管现在也有很纯的 T_3 药片，但它却很少被用于治疗甲状腺功能减退，因为由 T_4 逐渐转化而来的正常 T_3 水平能够更好地满足人体需求。但是有时候，医生可能会给予患者短期的 T_3 治疗作为放射性碘治疗的前期准备，这些将在后面讨论。一旦 T_3 和 T_4 被甲状腺释放入血，几乎全部与血液中特定的转运蛋白结合并转运到全身各处（见第 3 章），只有非常少的一部分作为"游离"或未结合激素存在于血液循环中。

甲状腺激素的功能是什么？

甲状腺激素进入血液后，可到达全身多种组织。尽管各组织的甲状腺激素受体蛋白很相似，但甲状腺激素的效应却因组织的不同而异。例如：结合到心脏组织的甲状腺激素会增加心肌的收缩能力和心率（每分钟心跳的次数）。T_4 是作为活性 T_3 的一种"前激素"或储备激素，因此在肝脏、肾脏和肌肉中 T_4 脱去一分子碘，产生具有更强效应的 T_3。T_3 调节所有组织的代谢率（包括碳水化合物、蛋白质和脂肪的代谢率，刺激生长和发育，以及促进身体和神经系统的发育和功能）。正如 T_4 一样，血清中 T_3 的水平通常被保持在正常的生理范围内，而长时间过高或过低的 T_3 都可能产生不良后果，从而出现相应的症状。

服用甲状腺激素时感觉很好，多服用一些是否会感觉更好？

甲状腺激素能引起身体代谢增强，因此血液循环中过量的甲状腺激素（甲状腺功能亢进）会引起体重减轻。如果滥用甲状腺激素，表面上会产生更多能量消耗和体重减轻，但持续过量服用是有害的。这是因为加快代谢不仅消耗脂肪，也消耗蛋白质（比如肌肉中的蛋白），导致肌肉无力。其他的副作用包括骨质中钙流失导致骨质疏松甚至骨折、心律失常、心肌肥大和心力衰竭。简单来说，在没有医生指导的情况下使用 T_4 或 T_3 进行自我治疗是不明智的行为。

医生如何确定患者需要的甲状腺激素的精确剂量？

通过监测 TSH 和血液循环中 T_4 的含量（见第3章），可保证甲状腺激素治疗达到一个正常或理想的状态。医生根据测定结果调整甲状腺激素的剂量，一旦达到合适的剂量，甲状腺功能亢进、甲状腺功能减退的风险及其他任何副作用都会被减到最小。大多数情况下，治疗时给予患者的都是甲状腺素（左旋甲状腺素或 T_4）。第30章将会讨论不同品牌的甲状腺素制剂和非专利仿制药物。内分泌科医生建议患者持续服用同一个专利品牌的甲状腺素，而不是非专利仿制药物。

甲状腺功能减退是怎么一回事？我会得这个病吗？

甲状腺功能减退是指血液循环中的甲状腺激素不足，这种不足可能源于以下任何一种原因：下丘脑 TRH 缺乏、垂体 TSH 缺乏、甲状腺本身的疾病、甲状腺切除术后不进行甲状腺激素替代治疗。由甲状腺本身疾病或甲状腺切除引起的甲状腺功能缺失或不足，低水平的甲状腺激素会引起 TSH 明显升高，高水平的 TSH 对人体无害，只是代表了大脑对低甲状腺激素的反应。尽管 TSH 水平很高，但是在甲状腺本身有病（或甲状腺被切除）时，甲状腺仍然对高 TSH 水平没有反应，患者仍然表现为甲状腺功能减退。甲状腺功能减退时，实验室指标会表现为 TSH 水平升高，总 T_4 和游离 T_4（见第3章）降低。如果在甲状腺切除术后补充的甲状腺激素不足，也会出现 TSH 水平升高和 T_4 降低。在一些特殊情况下，短暂的 TSH 水平升高是有用的，甚至医生会有意让患者出现甲状腺功能减退以升高其 TSH 水平。这么做的原因是：一些分化良好的甲状腺癌需要放射性碘治疗，而甲状腺在高水平的 TSH 刺激下会更多摄入放射性碘，因此用放射性碘治疗效果更好。这种放射性碘治疗前通过停用甲状腺激素治疗而升高 TSH 水平的方法，会让患者在 2～4 周的时间内出现中度到重度甲状腺功能减退的症状。如果给予基因工程合成的基因重组人 TSH 来升高 TSH，则是另外一回事儿（见第18章）。

甲状腺癌的治疗或检查中需要升高 TSH 时，一定要经历甲状腺功能减退的状态吗？

在分化型甲状腺癌的治疗和随访过程中，有时需要通过停用甲状腺激素来升高TSH，这会导致甲状腺功能减退。近年来，美国的Genzyme公司利用基因工程人工合成了TSH（重组人TSH或促甲状腺素粉针），它可以使许多患者在随访和评估中不再经历甲状腺功能减退的过程。它与人体自身产生的TSH没有差别，连续两天、每天1次肌肉注射能使TSH升高（与停用甲状腺激素治疗引起的TSH升高程度相同），但却不会造成甲状腺功能减退。它的出现革新了分化良好的甲状腺癌的常规治疗，并极大地改善了后期随访时患者的健康程度和生活质量。甲状腺癌患者可以在使用重组人TSH准备甲状腺癌的治疗和随访的同时，继续进行甲状腺激素治疗（见第18章）。

当为了升高TSH而让患者停用甲状腺激素治疗后，患者可能出现甲状腺功能减退，并伴有一系列症状，包括：月经周期失调或月经量增加、肌肉无力、积液或水肿、体重增加、嗜睡、怕冷、记忆力减退、性欲减退及便秘。如果应用重组人TSH，则可避免停用甲状腺激素带来的上述症状，但要注意重组人TSH并不适用于所有患者。在国外，越来越多原本不得不通过停用甲状腺激素治疗来升高TSH的患者，在重组人TSH问世后改为使用这种药物，预计这种药物在将来可能会得到更广泛的应用。

分化型甲状腺癌患者完成放射性碘治疗（在停用甲状腺激素治疗或使用重组人TSH升高TSH后）以后，接下来要立即开始（或继续）甲状腺激素治疗，将TSH水平降至较低水平。放射性碘治疗前如果选择停用甲状腺激素治疗而不选择使用重组人TSH，放射性碘治疗后可以启动（或重新开始）甲状腺激素治疗，治疗数天至数周后，代谢功能恢复正常，甲状腺功能减退的症状消失。

第 3 章

血液中的甲状腺指标：甲状腺素（T_4）、三碘甲腺原氨酸（T_3）和促甲状腺激素（TSH）

Leonard Wartofsky

医生要给我做哪些甲状腺方面的血液化验？为什么要做这些检查？

为了评估病情并对其进行有效的治疗，医生需要做血液化验、病理学活检（如细针穿刺）、X线检查、同位素扫描等多项检查。了解这些检查的原理会帮助你理解医生为什么需要以及什么时候需要做这些检查，还有这些检查是怎样进行的。本章讨论了甲状腺切除术及放射性碘（^{131}I）治疗后医生为了维持患者正常的甲状腺功能而进行的最常规以及可能进行的最常见的血液检测。

如之前所述，甲状腺的两种主要激素是甲状腺素（T_4）和三碘甲腺原氨酸（T_3），当这两种激素从甲状腺释放入血后，绝大部分与血液中特定的蛋白——转运蛋白结合，并以这种结合的形式随血液到达全身各处。就像血液里有一些坐着小船的乘客，小船相当于这些蛋白，而乘客即是 T_4、T_3。当然也会有一些不愿意上船、喜欢自己游泳的 T_4、T_3 乘客，这些乘客就是"游离 T_4""游离 T_3"。现代的检测技术既能测出"在船上"的结合 T_4、结合 T_3，也能测出"自己游泳"的 T_4、T_3。在你的检测结果回报单上，常常会看到叫"总 T_4、总 T_3（TT_4、TT_3）"的项目，它是指所有在血液里的 T_4、T_3（无论和蛋白结合与否），也就是说包括了"在船上"和"自己游泳"的全部 T_4、T_3。

实验室也可单独测定没有和蛋白结合的那部分"自己游泳"的 T_4、T_3，在检测结果回报单上叫作"游离 T_4、游离 T_3（FT_4、FT_3）"。超过99%的 T_4、T_3 都和蛋白结合（"在船上"），"自己游泳"的 FT_4、FT_3 只有很少一部分。尽管少，但这部分游离的甲状腺激素非常重要，因为人体的细胞和组织只能"看见"处于游离状态的甲状腺激素，只有它们才能和细胞上的受体结合从而发挥生理作用，细胞受体是激素在细胞和组织中发挥代谢作用的第一步。尽管大量的 T_4 进入细胞和组织中，血液中 T_4 的浓度仍保持稳定状态。当游离（"自己游泳"）的 T_4、T_3 进入细胞，"船"上就会释放一些 T_4、T_3，以使血液中的游离 T_4、游离 T_3 保持稳定。因此当你的医生要求进行"游离 T_4"检测时，他或她是想测量相对稳定状态下血液中活性甲状腺激素的水平。

根据目的的不同，有时医生会检测血液中的总 T_3 或总 T_4 水平，有时也会检测游离 T_4 或游离 T_3 水平。目前大多数内分泌科医生认为游离 T_4 的测定最为重要。除 T_4、T_3 以外，还有一个评估甲状腺情况的关键指标——促甲状腺激素（TSH）。TSH 不是由甲状腺分泌的激素，而是由垂体分泌的激素，其结果能反映甲状腺和脑的反馈机制是否处于正常运转状态（见第 2 章）。TSH 正常通常意味着垂体"感受到"血液循环中的甲状腺素水平是正常的。若甲状腺激素低于正常范围，垂体将会"感受到"并增加 TSH 的分泌，TSH 一般会升高，超出正常范围，反过来刺激甲状腺分泌更多的甲状腺激素（T_4、T_3）；同理，假设你曾有甲状腺切除手术史并正在通过摄入药物的方式补充甲状腺激素，从而将你的 T_3、T_4 维持在正常范围，如果这时 TSH 水平高出正常范围，即表示你的甲状腺激素摄入量可能不足。由于垂体对甲状腺激素水平的变化非常敏感，因此 TSH 的测量比 T_3、T_4 的测量能更好地反映甲状腺激素的状态。现在，许多医院能够进行较为精确的 TSH 测定，而且在检查当天或次日就可以得到结果。

甲状腺癌患者需要监测的另一个非常重要的血液指标是甲状腺球蛋白，它的检测方法和重要性将在下一章进行讨论（见第4章）。

甲状腺球蛋白（Tg）和抗甲状腺球蛋白抗体

Leonard Wartofsky

甲状腺球蛋白是什么，有什么重要作用？

显微镜下，甲状腺由球形腺泡构成，每个球形腺泡由单层腺泡细胞围成的腔状结构构成，这种结构称为滤泡。在滤泡腔内充满的果冻样物质，叫作胶质，甲状腺激素 T_4 和 T_3 就储存在其中。胶质主要是由甲状腺球蛋白（thyroglobulin，Tg）构成的，它仅由甲状腺细胞产生。甲状腺球蛋白并非是另一种甲状腺激素，甲状腺不会主动分泌它进入血液，但是总会有一部分从甲状腺"漏出"到血液中。在 TSH 刺激下，甲状腺球蛋白会随着甲状腺激素 T_4 和 T_3 一起进入到血液中。同理可知，当高剂量的甲状腺激素治疗使 TSH 受抑制时，甲状腺球蛋白的分泌就会减少。如同 T_4、T_3 一样，我们也能测量血液中甲状腺球蛋白的多少。对于分化程度良好的甲状腺癌患者来说，甲状腺球蛋白能帮助我们确定肿瘤是否存在残留，是评估疾病残留状态的重要指标。

因为甲状腺球蛋白只由甲状腺细胞产生，所以在患者进行了甲状腺切除术及 ^{131}I 清除残余甲状腺的治疗后，理论上在血液里就检测不到或是仅能检测到非常低水平的甲状腺球蛋白，否则就说明瘤细胞可能并未完全清除干净。从这个角度来看，甲状腺球蛋白可以作为一种肿瘤标志物。虽然患者在经过全甲状腺切除和（或）^{131}I 治疗后服用补充甲状腺素的药物，但这些药物中不含甲状腺球蛋白，这些患者的血液中不应检测到甲状腺球蛋白。因此，甲状腺球蛋白的存在表明仍有甲状腺细胞［正常和（或）癌细胞］在继续产生甲状腺球蛋白。甲状腺球蛋白的英文缩写是 Tg，注意不要与 T_4、T_3 的结合蛋白——甲状腺结合球蛋白（thyroxine binding globulin，TBG）弄混。关于甲状腺球蛋白在分化程度良好的甲状腺癌患者的临床治疗及管理方面的应用，还会在后面的章节中详细讨论（见第 18 章和第 26 章）。

对甲状腺癌患者而言，Tg测量的准确性尤为重要。甲状腺球蛋白的实验室测量方法多种多样。更先进的实验室会采用竞争放射免疫分析法（competitive radioimmunoassay，RIA），这种方法费时（通常需要几天）、烦琐且成本昂贵。大部分医生和医院更倾向于更快、成本更低的快速自动化技术，即免疫测定法（immunometric assays，IMA）。一种检测方法所能测量的最低水平在临床上非常重要，这个值被称作"功能灵敏度"。一些实验方法可以检测到非常低的功能灵敏度，这些方法又叫高度灵敏检测或超敏检测。比如，如果一种方法最低只能检测到5纳克/毫升，更低水平的Tg通过这种方法检测都"不可见"，而0~5纳克/毫升这个区间就是一个"黑匣子"，这并不是一种非常灵敏的检测方法。一些实验室，尤其是大学中的研究实验室，可能会进行超敏检测，最低可检测到0.05纳克/毫升，比前一种方法灵敏度高100倍。为了确定患者是否痊愈，医生需要了解血液中Tg水平是否接近于零，而敏感性差的检测方法就不利于诊断。

　　然而，并非所有商业性实验室都采用超敏方法检测Tg。此外，一些医疗保险公司会与出价最低的商业实验室签约，这意味着患者血液样本必须在其医疗保险指定的实验室测量。内分泌科医生应当了解哪些地方能够进行准确的Tg检测。之后随访的几年内，有必要连续在同一高水平的实验室进行Tg检测，这样Tg水平的变化才能体现出真实的状态改变，而不是因为不同实验室检测水平的差异。由此，医生才能确定Tg水平的变化，是因病情良好而降低，抑或因肿瘤生长或复发而升高。医生评估后一种情况常用的方式是确定血清Tg水平的"倍增时间"，即Tg水平增长到原水平2倍所需要的时长。倍增时间越短，说明肿瘤生长速度越快。

　　虽然医生和患者都希望血液中Tg水平达到检测不到的低水平，但不同患者治疗方案不同，不是所有人都能实现这个目标。如果患者行甲状腺次全切除术或单侧甲状腺切除术，而非甲状腺全切除术，残留的甲状腺组织会继续向血液中释放Tg。这时的Tg反映了有正常的甲状腺组织残余，而非癌细胞的存在。类比可知，即使患者行甲状腺全切除术，但是并未进行[131]I清除治疗，也极可能有少量甲状腺组织残留，继续产生大量Tg释放入血。同样，在这种情况下，测得的Tg最可能的来源是正常甲状腺细胞而非癌细胞。这种情况下，医生需要长期随访测量Tg，观察Tg变化趋势，判断是否有复发的可能。需要强调的是，解读Tg意义时需要结合同步的TSH水平。因为TSH水平升高或降低，会刺激或抑制Tg的分泌。因此在观察Tg变化趋势时，最好不要比较这两种不同情况下的Tg值。举个例子，假如要比较1个月和6个月这两个时间点的血样检测结果：1个月的TSH为0.2，Tg为0.9；6个月的TSH为3.1，Tg为5.2。后者Tg水平升高并不意味着甲状腺癌生长，因为TSH水平升高，可能刺激Tg释放，导致后一次的Tg水平上升。这种情况下，内分泌科医生会调整甲状腺激素的剂量，使TSH恢复到1个月后的水平，再重新检测Tg水平。

甲状腺球蛋白和抗甲状腺球蛋白抗体有什么区别？

　　在化验单上，除了Tg，你还可能会看到另一个名为"抗甲状腺球蛋白抗体"（anti-Tg antibody，TgAb）的项目。这不是Tg，而是一种由机体免疫系统生成与Tg作用的抗体。它通常是由人体免疫系统中叫"淋巴细胞"的白细胞生成的，能和Tg互相影响。TgAb可能是人体组织对甲状腺癌细胞斗争后产生的。除甲状腺癌外，其实这类抗体最常见于一种叫"桥本病"或"桥本甲状腺炎"的自身免疫性疾病的患者身上。因为这类抗体会干扰对Tg的精确测量，所以医生需要知道患者体内是否存在TgAb。无论是通过放射免疫分析法或免疫测定法检测，Tg水平都可能因抗体的存在而假性升高或降低。因为大部分实验室采用更快、更便宜的免疫测定法，所以在大多数情况下，抗体会导致Tg结果假性降低。这种假性降低对患者的潜在威胁更大，因为它会导致癌症生长和转移的漏诊，因此延误诊断和治疗。结果假性升高会使并未复发的患者产生不必要的焦虑。无论如何，对于甲状腺癌合并桥本甲状腺炎的患者，TgAb的影响都使得精确测量Tg成为一个难题。

　　在桥本甲状腺炎患者中，抗体会逐渐地损伤甲状腺细胞（即细胞毒性）并最终导致甲状腺组织的破坏和萎缩。当大部分的甲状腺不能正常工作时，人体产生的甲状腺素不足，就会导致甲状腺功能减退，从而需要人为补充甲状腺激素治疗。内分泌科医生需要根据患者血液中的T_4和TSH水平，调整甲状腺激素的剂量。对分化程度良好的甲状腺癌患者，还要增加抗甲状腺球蛋白抗体的检测。每次测量Tg时额外测量抗体水平非常重要，因为抗体的水平具有波动性，一旦存在便会令Tg失去作为残留或复发肿瘤标志物的价值。我们将蛋白质或其他像Tg一样能提示恶性肿瘤存在的指标称作"肿瘤标志物"，TgAb本身也是一个肿瘤标志物。如果患者以前抗体为阴性或低于正常水平，在之后随访中升高的TgAb也可以作为甲状腺癌复发的标志。简单来说，TgAb的产生可能是机体对甲状腺癌细胞的出现做出的反应。

关于TgAb干扰血液中Tg检测的问题，目前有许多新的研究和进展，但尚未发现排除其干扰的解决办法。很多患者的TgAb会在甲状腺癌得到治疗后逐渐消失（可能需要数月甚至数年），那么这时Tg就可以重新成为肿瘤标志物。如上所述，持续存在的抗体意味着患者患有桥本甲状腺炎或有残留的癌细胞；如果患者抗体消失后又重新出现，则可能提示癌症的复发。

所有方法测量的血液中Tg和TSH水平之间的关系，对医生诊断甲状腺癌是否有残余或复发都很重要。在患者服用甲状腺激素时，也可能出现Tg降低或检测不到的现象。这是由于甲状腺激素抑制了TSH水平，而甲状腺组织（无论是正常细胞还是癌细胞）中Tg的释放要依靠TSH的刺激。由此可见，TSH降低或受抑制的条件下，尽管Tg结果为阴性，也可能有甲状腺癌细胞存在。若在TSH升高时，得到Tg降低或无法测出的结果，就说明没有可以被TSH刺激而产生Tg组织（包括正常甲状腺细胞或癌细胞），这也是没有癌组织残留的有力证据。在后一种情况下，TSH升高会刺激所有残留的甲状腺癌细胞释放Tg，如果此时血液中不能检测到Tg，说明没有甲状腺细胞残留。基于此，有时医生可能希望你在TSH升高的状态下进行血中Tg的测定，以便更准确地评估病情。暂时停止补充甲状腺激素的治疗或是直接注射人工合成的重组TSH（rhTSH，见第18章和第26章）都能使TSH升高。如果患者的甲状腺癌是能分泌Tg的那种，并且rhTSH前、后都在血中测不到或仅测到很低水平的Tg，通常表示癌已经被治愈。另外，体格检查、颈部超声检查和其他影像学检查结果正常，更能佐证甲状腺癌已经被治愈。

总而言之，尽管血清Tg测量结果对于甲状腺癌患者的随访非常重要，但对医生而言，结合患者本身情况、考虑到各种可能干扰检测结果的因素更为重要。因此，患者在医生诊断前，不必因为诊断结果异常而有任何过度的担忧。残余甲状腺组织（如甲状腺是否全部切除，是否接受[131]I治疗都会影响残余甲状腺组织）的多少、TSH水平、激素干预治疗的时间间隔、TgAb的干扰和检测方法都会影响Tg水平，医生会综合所有因素评估Tg水平的有效性。

第 5 章

辐射、致癌物、切尔诺贝利、基因和甲状腺癌

James John Figge

大部分情况下，甲状腺癌的病因无从得知。辐射是为数不多的、得到科学证明的甲状腺癌致病因素之一。放射性碘可被聚集到甲状腺，是甲状腺的致癌物。注意：这里所说的放射性碘是指意外接触到的放射性碘，而非本书一些章节中提到的诊断或治疗所用到的放射性碘。本章的前半部分将阐述关于此问题的研究情况，并以一个造成大量甲状腺癌发生的惨剧——切尔诺贝利事件为例子。最近研究发现了一些与辐射所致甲状腺癌相关的基因——*RET*、*NTRK1*、*NTRK3*、*BRAF*、*ALK*、*PPARG*、*p53*（偶发）、*TSHR*、*RAS*等，本章的后半部分主要介绍这些甲状腺相关基因中常见的两个基因，并总结辐射对人体遗传物质或染色体产生的影响。

辐射与甲状腺癌：因果关系的证据

大量数据表明辐射和甲状腺癌相关。目前，已有足够证据支持对甲状腺部位的辐射可以直接导致甲状腺癌的发生。如果这种辐射发生在10岁以前，甲状腺癌的发病风险尤为高；辐射发生在10～19岁也会导致较高的甲状腺癌发病率。辐射暴露和癌症发生的时间间隔（即潜伏期）短则4年，但通常长达10～15年。儿童时期有过辐射暴露史的人，其之后一生内都有较高的发生甲状腺癌的风险。

最早提出辐射暴露与甲状腺癌有关是在20世纪40年代，当时发现大部分甲状腺癌患者曾在小时候因为一些良性疾病接受过放射治疗。自1920年以来，医生经常采用放射疗法来治疗痤疮、扁桃体或胸腺肿大、皮肤真菌感染等疾病，应用的射线包括X线和更强力的伽马射线，因此造成了大量的辐射暴露病例。当时，没有人想到这种辐射暴露会和之后的甲状腺癌高发有关。长达25～30年后，这些人群甲状腺癌发病率很高。直到1960年，辐射暴露和甲状腺癌的关系被广泛认可，于是对儿童进行的这种放射疗法也随之被禁止。

此后，对日本广岛和长崎的大约80 000名原子弹爆炸幸存者的研究提供了辐射与甲状腺癌相关的进一步证据。通过大约40年的跟踪观察，研究者发现核爆炸时年龄在10岁以下者，后来发生甲状腺癌的概率明显高于未暴露于核辐射的儿童。甲状腺部位受到的辐射剂量和之后发生甲状腺癌的概率之间有很强的关联。在15岁以下的儿童和青少年中，辐射剂量与甲状腺癌的发生呈线性相关，即甲状腺癌的发生率随着辐射剂量的增加而增加。即使辐射的剂量很低，甲状腺癌的风险也会增加。但核爆炸时已经成年的人群中，甲状腺癌的发病率并无变化。究其原因，可能在于年幼者的甲状腺细胞生长更活跃，更容易受到影响而发生破坏或变异。

1950—1960年，美国内华达州的地上核爆试验释放出了大量放射性碘（^{131}I），扩散到美国大陆。放射性碘积蓄最多的地区是爆炸点的顺风下游地区，雨水将大气中的

大量放射性碘带到美国东部的广袤土地，放射性碘还随着干燥的沙尘颗粒扩散到西部地区。现在人们已经知道放射性碘是甲状腺癌的致癌物。美国国家癌症研究所在1997年详细分析了这些核武器试验给人群甲状腺带来的辐射剂量，并估计因此会出现大量甲状腺癌的新发病例。

1986年4月26日发生的切尔诺贝利核电站事故是核能史上最大的灾难。那次事故中，位于乌克兰的第四反应堆发生了两次爆炸，造成大量的放射性物质被释放入大气。事故发生的原因被认为是操作员失误，其设计上加强保护层的欠缺最终造成了事故的严重后果。释放出的放射性物质超过80种，其中包含一些可挥发性物质，它们立即融入大气层并被带至更广泛的区域，与内华达州的核试验一样，^{131}I是其中最重要的一种可挥发性放射性物质。大量的^{131}I被释放到乌克兰北部以及白俄罗斯南部。反应堆北方的白俄罗斯的戈梅利地区受到了最大限度的^{131}I污染，之后风又把污染物带到了西部及西北部。4月27日，瑞典就已经能测出放射污染；到了4月29日，风向转为向东，于是俄罗斯的西南地区也受到污染；在白俄罗斯和俄罗斯地区，4月28—30日的暴风雨让部分放射性物质从大气中回到地面上。

戈梅利地区位于切尔诺贝利核反应堆以北，遭到严重的^{131}I污染。事故后，戈梅利地区儿童甲状腺癌的发病率最高。

乌克兰、白俄罗斯以及俄罗斯的大部分受污染地区是乡村农耕地域，放射性物质随草进入牛体内，并进入牛奶以及其他的一些食物供给源。摄入这部分乳品及蔬菜，或是吸入了含^{131}I空气的儿童，甲状腺都受到了大量放射性碘辐射。

切尔诺贝利事件发生4年后，乌克兰北部及白俄罗斯南部，尤其在戈梅利地区，儿童中甲状腺癌的发生率有所增高。1986—1994年，在白俄罗斯共有333个儿童被诊断为甲状腺癌，而在切尔诺贝利事件发生前的9年里仅有7例甲状腺癌儿童。事故时4岁以下的儿童中癌症发病率最高，5～9岁的儿童次之，然后是10～19岁的少年，分布基本符合之前其他核事件的研究结果。在乌克兰和白俄罗斯进行的^{131}I监测也发现，不同地区^{131}I污染程度的轻重和该地区儿童甲状腺癌的发病率相关，提示儿童时期^{131}I暴露是导致甲状腺癌的因素之一。切尔诺贝利事件后的大部分甲状腺癌均为乳头状甲状腺癌。与成人相比，这种类型的甲状腺癌在儿童中的恶性度更高。

下一部分我们将详细介绍2个参与辐射暴露导致的甲状腺癌发生、发展过程的基因。

染色体、基因、辐射和甲状腺癌

有机生物的蓝图都藏在它的基因（或叫染色体）里。人类的每一个细胞中，都有46条、共23对染色体，配对的两条染色体分别来自母方和父方。染色体含有脱氧核糖核酸（DNA），它是真正包含遗传信息的化学物质。DNA由4种分别称作A、G、C、T的成分组成（相当于一套只有4个字母的字母表），它们在DNA上不同的序列组合构成了不同的信息，发挥不同的功能，类似电脑的程序。DNA本质上是指挥细胞执行各种功能的程序。在DNA完好无损时，细胞能正常工作；但如果受到损害（如突变等）时，程序可能出现错误，导致细胞表现异常。现在人们已经认识到癌实际上是一种DNA的异常，任何物理因素（如辐射）、化学因素（如化学致癌物）等可以导致DNA改变的因素，都可能引发癌症。

染色体内的DNA被组织成一个个功能性单位——基因，基因所含的序列（由A、G、C、T的不同组合构成）可以指导蛋白质合成，而蛋白质是细胞的主要成分。人类的23对染色体上一共有19 000~22 000个基因。基因可以被"调节"（打开或关闭），以使特定的细胞生产特定的蛋白。例如在甲状腺细胞里，一些基因被打开，以便产生那些与合成甲状腺激素密切相关的蛋白质；而编码那些非甲状腺细胞必需的蛋白的基因，通常就会被关闭，无法发挥作用。

有机生物的发育过程离不开细胞的分裂与生长。成年人的许多细胞，包括甲状腺细胞在内，其生长非常缓慢。这个过程由许多基因来控制。一部分基因能控制促进细胞分裂和生长的蛋白，另一部分则能控制延缓细胞生长、分裂的蛋白，还有一部分基因能控制决定细胞死亡的蛋白，这些蛋白参与了机体对细胞生长、分裂和死亡进行调节的复杂过程。细胞分裂时必须复制同样的一份DNA，这样分裂后的两个子细胞就会有同样的DNA。在少数情况下，这个复制过程可能会出错。一些基因编码蛋白去修正有缺陷的DNA以维持DNA的一致性，表达此种蛋白的基因叫作DNA修复基因。如果控制细胞生长、分裂、死亡以及修复的基因发生了有害的变化（突变或结构重组），就可能导致癌症。

辐射能够破坏DNA，引起基因异常。若异常发生在控制细胞生长、分裂、死亡和修复的基因上，则可能导致癌症。切尔诺贝利事件中，一些基因似乎受到了辐射的影响。这些基因中的RET基因位于10号染色体，能编码生产一种蛋白，该蛋白被某些生长因素激活后可以刺激细胞的生长及分裂。在甲状腺细胞中，通常这个基因并不工作，正常人的甲状腺细胞中并不能找到RET蛋白，但辐射能损坏RET基因，造成染色体重排（图5-1）。

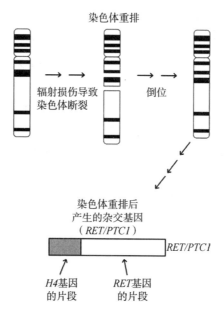

辐射导致10号染色体上RET基因重排（上图）。这种重排造成RET基因的一部分与另一个无关基因——H4（也称为CCDC6）的片段相结合（下图）。这个结合后形成的新基因叫作RET/PTC1，能够导致甲状腺细胞表达RET/PTC1蛋白，后者具有生物活性（无须生长因素激活），能够刺激甲状腺细胞不受控制地持续分裂和生长。

图 5-1 染色体重排

辐射损伤可以将*RET*基因的DNA部分直接连接到10号染色体的其他基因上，产生了由*RET*基因的一部分与另一个无关基因片段混合组成的新基因。当甲状腺中有这个新基因表达时，就会生产出一种异常的RET蛋白，后者在没有生长因素激活的情况下也能有生物活性作用，刺激甲状腺细胞不受控制地持续分裂和生长。而每一个新产生的甲状腺细胞都含有这种异常的*RET*基因，因此，这样的生长和分裂会不断持续下去，最终导致辐射诱发的乳头状甲状腺癌的发生。切尔诺贝利事件后的多数乳头状甲状腺癌儿童患者中，都可以找到10号染色体的重排和异常混合的*RET*基因。在发现的至少12种异常*RET*基因中，最常见的形式是*RET/PTC1*和*RET/PTC3*。在切尔诺贝利事件后的甲状腺癌中，还发现了一些涉及*NTRK1*、*NTRK3*、*BRAF*、*ALK*以及*PPARG*基因的致癌性染色体重排。

完整的DNA是细胞正常运作的必要因素，如上所述，DNA修复基因能编码修复受损的DNA蛋白。基因*p53*能编码协调DNA修复过程的蛋白。出现受损的DNA时，*p53*基因能保证其在被修复前不被复制，从而防止伤害扩大。因此，*p53*也被称作基因组（即每个细胞所含有的全部基因信息）的守护者。然而，*p53*本身并不能免于受伤害，实际上大约50%的癌症患者中都存在*p53*突变，大约10%的甲状腺患者会存在*p53*突变。*p53*的突变产生了一种有缺陷的p53蛋白，无法"保护"基因组，因此有问题的基因被复制、传递到子细胞，而由于DNA修复机制受损，新的变异也不断地被复制、传递，造成基因变异的积累，也称为"基因的不稳定性"。在这个过程中，其他控制细胞生长的重要基因会出现损伤。因此，*p53*基因变异对细胞而言尤为有害，并可能直接引起癌症。携带*p53*基因突变的甲状腺癌往往具有很强的侵袭性。

在切尔诺贝利事件后的一小部分乳头状甲状腺癌患者中，研究者发现了一些特殊的*p53*基因变异，认为是由辐射暴露直接引发的（图5-2）。从这些患者的甲状腺组织中提取DNA，经过自动基因测序仪分析，可以发现变异的*p53*基因，如图中箭头所示，这一变异会产生一种异常的、更短小的、无法发挥正常功能的p53蛋白。而在同一个患者身体其他组织中提取的DNA上，没有发现同样的变异，说明这个基因变异仅存在于甲状腺癌细胞中。这些患者甲状腺癌*p53*基因的其他位点可以发生第二次基因突变，这种侵袭性乳头状甲状腺癌可以通过侵犯甲状腺被膜，累及患者甲状腺周围的颈部组织。

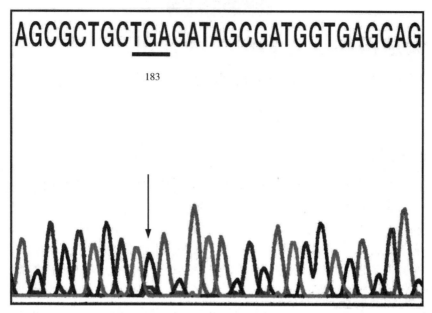

切尔诺贝利事件后的乳头状甲状腺癌患者中的*p53*基因突变（箭头处）（摘自PisarchikAV，et al.Thyroid2000；10：25-30）。

每3个A/G/C/T组合成"密码子"，编码一个特殊的化学成分——氨基酸，是构成蛋白质的基础物质。正常情况下，p53蛋白中的第183个氨基酸（对应*p53*基因中的密码子183）的编码基因是"TCA"。但甲状腺癌组织中，这个位置的*p53*基因突变为"TGA"（多数发生在辐射暴露后）。这个变化导致p53蛋白的合成过程到此终止，形成"不成熟"的p53蛋白。含有这种基因突变的甲状腺细胞里，p53蛋白失去了正常功能。该甲状腺标本中也存在*p53*密码子167的突变，导致此位置编码的氨基酸异常（图中未显示），这种*p53*密码子167和183的双重突变很罕见。一名日本学者曾在两种免疫系统肿瘤（非霍奇金淋巴瘤）中，分别发现了同样的*p53*基因双重突变，并且猜测存在一种导致*p53*基因双突变的诱变物。

图 5-2 *p53* 基因突变

第 6 章

初级保健医生、专科医生的作用和"第二意见"

Kenneth D. Burman

初级保健医生的作用

初级保健医生包括家庭医生、内科医生、妇产科医生等，他们在甲状腺癌患者的诊断和治疗中扮演着极为重要的角色，通常是患者的首诊医生。初级保健医生往往是第一个对患者颈部进行全面、细致的检查并发现有甲状腺结节、甲状腺肿或是颈部淋巴结肿大的人。详细的病史采集有助于发现一些与甲状腺包块或甲状腺功能障碍相关的症状或体征。有的初级保健医生对甲状腺癌的诊治方法比较熟悉，有足够的临床能力对患者单个或多个甲状腺结节的性质进行初步评估。但多数初级保健医生对甲状腺结节和甲状腺癌的评估方法并不太熟悉，因此常常会把患者转诊给内分泌科医生。无论初步评估是由初级保健医生还是内分泌科医生进行的，进一步的评估都需要与经验丰富的甲状腺细胞学医生、核医学医生和（或）核放射影像学科医生紧密合作，有时也需要甲状腺外科医生的共同参与。

如果确诊为甲状腺癌，进行外科手术的可能性非常大。甲状腺术后患者将由内分泌科医生进行进一步的管理，通常内分泌科医生会在手术后安排患者进行放射性碘扫描、颈部超声及其他一些必要的检查。内分泌科医生将和初级保健医生与患者密切合作，及时完成这些检测和甲状腺的常规检查，例如，定期检测甲状腺球蛋白水平对于分化良好的甲状腺癌患者非常重要，这有助于确定是否存在肿瘤的残余或复发。甲状腺癌术后一年之后，特别对确定无复发的患者，初级保健医生将会承担更多的患者随访、指导工作；其后，内分泌科医生则会根据患者残存癌症的风险每年随访患者1～2次甚至更少，安排随访时的影像学检查。随着时间的推移，当更加明确没有癌症复发时，初级保健医生将会定期地随访患者，而内分泌科医生在随访中的作用则逐渐减弱。当然，这些处理方案也会根据患者的具体情况，以及初级保健医生和内分泌科医生间的合作关系等酌情调整。

内分泌科医生的作用

内分泌科医生属于内科医生范畴，他们是接受了诊治内分泌科疾病训练的专科医生。虽然一般说来，肿瘤学医生是癌症方面的专科医生，但是甲状腺癌似乎是个例外，通常这种癌症在内科系统中被划分给内分泌科医生来负责诊治。内分泌科医生主要负责患者在确诊甲状腺癌后1～2年的医疗工作。内分泌科医生可参与确定患者进行同位素治疗的时机和体格检查及影像学检查的间隔。当甲状腺癌患者的病情稳定后，初级保健医生将会承担更多的医疗工作。初级保健医生和内分泌科医生的合作程度会受到他们之间的关系以及具体医疗环境的影响。无须多言，各级医生间的紧密合作对甲状腺癌患者而言是非常重要的。此外，对于罕见甲状腺癌以及侵袭性甲状腺癌，例如未分化型甲状腺癌，肿瘤学医生可能会参与患者的治疗。

核医学医生或核放射影像学医生

核医学医生或核放射影像学医生是甲状腺癌诊治团队中的骨干力量。他们为患者进行核素扫描检查和放射性碘治疗。但是，不同的核医学医生或核放射影像学医生与内科医生的联系有远有近，临床背景、执业范围及兴趣特长各有不同，因此他们的水平也不在同一层次上。有的地方，核医学医生或核放射影像学医生负责评估、诊治并随访甲状腺癌患者；而有的地方，因为缺少核医学医生或其他一些原因，内分泌科医生会为患者施行放射性碘治疗。不同地区的具体情况不同，如大多数农村地区专科医生数目屈指可数，而在中心城市的大医院中，往往是专家云集。因此，地域间医疗资源的差别也会导致不同学科医生在甲状腺癌诊治过程中承担的工作不尽相同。

何时需要"第二意见"？

当患者的问题或顾虑尚未被现有的医疗小组充分解决时，可以考虑征求"第二意见"，医生应当尊重患者提出征求其他医生的"第二意见"的要求。无论首诊医生的经验和医学背景如何，患者及其家属往往想听听其他医生的意见。病情比较复杂的患者更希望得到来自多方医生的意见。讨论越多，越可能获得更多的信息，也就越有利于找到最适合患者的治疗方案，做出最明智的决定。

当然，对有的患者而言，合理的诊治方案不止一种，做出最终决定并非易事。而且，有时"第二意见"的结果可能会让患者更觉迷茫。但是不管怎样，多一次与医生的讨论还是十分有益的。患者可以有机会与医生探讨更多的细节问题，获得更多的参考信息，有助于确定一个患者觉得最安心的治疗方案。更多的时候，其他医生会诊的意见常常会与患者首诊时得到的诊治意见相同，这对进一步的治疗方案的确定有直接帮助。甲状腺手术的外科医生如何选择是更具体的问题，我认为向第二名外科医生咨询并确认手术的必要性是非常有价值的。通常可以做甲状腺外科手术的医生包括：主要做甲状腺手术的普通外科医生；或者耳鼻喉科医生，也称头颈外科医生，主要进行甲状腺、耳、鼻的手术；或内分泌专业的外科医生，他们只做包括甲状腺在内的内分泌器官的手术，如果内分泌科医生认为有必要进行外科手术，那么请放心，内分泌科医生一定会将你推荐给他认为最适合你的外科医生进行手术。无论你见到第一名外科医生或者给你"第二意见"的另外一名外科医生，你都应该向他们了解手术治疗的计划，手术相关并发症的情况，以及手术医生的经验，如医生的培训过程、每年做类似手术的例数以及手术相关并发症，如喉返神经以及声音损伤的发生率、甲状旁腺以及低钙血症等并发症出现的情况。通常来讲，手术医生手术做得越多，手术做得就会越好。在一些大的医学中心，甲状腺外科医生每年可以做200例以上的甲状腺外科手术，只要每年可以做50例以上甲状腺手术就被认为是具有比较丰富的手术经验了。

除了和医生的交流、讨论以外，患者通过查阅专业书籍和网站，以及向知识丰富的人请教，了解更多疾病相关信息，也是非常重要和有益的。在附录C和附录D中，介绍了一些获得信息的资源和途径。参与像美国甲状腺癌患者协会这样的甲状腺癌患者组织也是很好的选择。

哪些人可以提供"第二意见"？

一般来说，可以从可靠的患者组织（如美国甲状腺癌患者协会）、首诊医生或是曾经得过甲状腺癌的朋友或熟人推荐的医生中选择提供"第二意见"的医生。向大型医院的内分泌科医生咨询也是不错的选择。还可以联系全国或当地的内分泌学会（如美国甲状腺学会、美国内分泌学会或美国临床内分泌医师协会等），咨询谁是甲状腺方面的专家（见附录C）。

为了协助其他医生的会诊，首诊医生应当提供患者的所有相关医疗信息，包括病历资料、影像学检查报告、病理活检报告等，这些是非常重要的。在很多情况下，可能还需要提供原始活检标本涂片和影像学图片。多数医生在诊治前更愿意先了解患者的相关资料，以便可以给出更好的建议。有了这些资料的帮助，会诊医生会更准确地了解患者情况，为患者提供最全面的意见。当然，如果"第二意见"与原始意见有很大不同，患者可能需要根据最信任的意见做判断或者在某些情况下继续寻求"第三意见"。

第二部分

从甲状腺结节到手术

第 7 章

甲状腺结节

Leonard Wartofsky

所有的甲状腺癌始于"结节"。什么是甲状腺结节？它是一种甲状腺肿吗？

就像在第2章中描述的那样，甲状腺肿是任何原因引起的甲状腺腺体的肿大。甲状腺肿可以是良性的，也可以是恶性的（甲状腺癌）。良性甲状腺肿被分为单纯性甲状腺肿和毒性甲状腺肿。毒性甲状腺肿是指腺体肿大的同时，产生过多的甲状腺激素而导致甲状腺功能亢进或"甲状腺毒症"。毒性甲状腺肿可以表现为甲状腺弥漫性增大，这种情况也被称为"弥漫性毒性甲状腺肿"。绝大多数情况下，弥漫性毒性甲状腺肿和格雷夫斯病（Graves病）指的是同一种疾病。19世纪中期，爱尔兰的Robert Graves医生发现了弥漫性毒性甲状腺肿伴有甲状腺毒症的患者，因此后来就用他的名字——Graves命名了这类疾病。

甲状腺肿也可以是结节性的，内有一个或者多个包块。这些包块通常被称为"结节"。结节可能是良性的或癌性的，也可能是毒性（功能亢进）的或非毒性的。本章节的后半部分，将会依据核素扫描下结节浓聚放射性碘的能力将其区分为温结节、冷结节及热结节。"热"结节具有增强的功能，能浓聚较多的放射性碘，在扫描图片上呈现为黑色图像；相对而言，"冷"结节的功能减低，相对于正常甲状腺组织，它几乎没有放射性碘的聚集，因此在扫描图片上表现为白色或空心斑点。一般情况下，热结节是良性的，而实性冷结节中癌的可能性明显增高，但是仍有高达80%或者更多比例的冷结节是良性的。

在一项普通人群的调查中，女性甲状腺单个结节的发生率接近6%，男性则为1.5%。过去的10年里，成人甲状腺结节的发病率明显增加。儿童甲状腺结节相对少见。甲状腺结节往往是在医生进行颈部的体格检查时被发现的。随着年龄的增长，经常会在非甲状腺的颈部手术、X线检查、颈部超声、CT和磁共振检查中意外发现甲状腺中有许多小结节。一般来说，体格检查仅能发现直径约1厘米或是1/2英寸（1.27厘米）以上的结节。颈部超声、CT和磁共振检查则有较高的灵敏性，可以检测到直径为1~2毫米的结节。对于在颈部影像学检查中偶然发现的微小结节的临床意义一直存在争议。但是，我们也要追踪观察这些结节，因为结节无论大小，都有发生癌变的可能。

结节的病因是什么？

碘缺乏和TSH增高：目前还不清楚造成有些人发生甲状腺结节的确切病因，但是已有一些被证实的原因。第2章中我们曾经说过，碘是合成甲状腺激素的重要元素，碘缺乏是促进结节和甲状腺肿形成的原因之一。食物中缺碘时，循环中促甲状腺激素（TSH）增加，刺激甲状腺合成甲状腺激素（甲状腺激素水平降低的负反馈作用于垂体，促进TSH的合成和分泌）。食物中碘含量低的地区里，甲状腺冷结节的发病率是食物中碘含量正常地区的2～3倍。实验中给予小鼠低碘饮食，可以观察到小鼠血液中的TSH水平增加，并引起甲状腺结节发生率增加，其中一些结节为癌性结节。

血液中TSH水平高也可导致甲状腺肿或甲状腺结节的形成，这是因为TSH是一种促进甲状腺生长的激素。应用甲状腺素治疗能降低TSH水平，可能减少甲状腺肿和甲状腺结节的形成。生理剂量的甲状腺素片可以维持正常的甲状腺功能；稍稍过量的甲状腺素片治疗，则能够带来TSH水平降低，从而进一步消除TSH对甲状腺细胞增长的刺激作用。根据这个原理，有的时候内分泌科医生会让患者服用一定剂量的甲状腺素片，以抑制其TSH水平。甲状腺癌手术切除后，这种抑制TSH的治疗可以减少残余癌细胞的生长。

上述甲状腺素片抑制TSH的原理也是许多医生应用甲状腺素片治疗甲状腺结节的理论基础。医生希望通过这样的治疗，使甲状腺结节缩小或是使其生长速度减缓。但遗憾的是，这种治疗方法不是对所有结节都有效，只有小部分患者的结节会缩小。因此，这种方法只用作短期治疗或试验治疗。当患者应用足量的甲状腺素片抑制了TSH水平后，甲状腺结节应该不会明显增大；如果这种情况下结节仍有长大，往往是甲状腺癌的信号。当给予抑制剂量的甲状腺素片时，血液中的TSH水平会非常低甚至测不出来，这时的结节生长都是不依赖于TSH刺激的自主行为，这种自主增长可见于甲状腺癌。当然，TSH刺激下的甲状腺癌会长得更快。医生通过体格检查或是影像学手段如超声、CT或磁共振检查来确定甲状腺结节是否长大。其他引起甲状腺结节的病因包括基因改变或家族性因素。有明确良性甲状腺结节家族史的人，常常也会患有多个良性甲状腺结节，也被称为"良性多结节甲状腺肿"。

辐射和甲状腺结节：辐射是导致甲状腺结节形成或是发展为甲状腺癌的原因之一。这种辐射既可以是内部辐射，如放射性物质经皮肤吸收到体内或随呼吸被吸入到肺部所致（后者往往发生于偶发的核泄漏事故后），也可以是来自外部的辐射，如放疗科或肿瘤科医生对患者颈部其他区域的癌症进行放射治疗时患者所受的辐射。举个例子：侵袭颈部的霍奇金淋巴瘤和各种头部或颈部的癌症常常需要进行颈部外照射治疗，这时，甲状腺也处在放射治疗的暴露区域内。

有时，患者接受的放射治疗剂量很大，会不可逆地破坏甲状腺腺体，造成甲状腺功能低下。比较低的放射剂量，虽然不会破坏甲状腺的全部结构，但是会使甲状腺细胞在遗传学上受到损坏，导致细胞变异，甚至癌变。一些国家中曾经流行使用低剂量射线照射头颈部来治疗良性疾病，如胸腺增生、反复发作的扁桃体炎或淋巴炎、粉刺。如果进行这种放射治疗时没有注意在甲状腺区域给予防辐射遮挡，在治疗后的10～40年间，很多接受治疗的患者会发生甲状腺结节和甲状腺功能异常。

儿童甲状腺受到辐射后发生异常的风险最高，而辐射对成人甲状腺的破坏相对较轻。儿童的头颈部受到辐射后，15%～30%将会出现甲状腺结节，这其中的1/3会发展为甲状腺癌。最引人注目的辐射诱导甲状腺肿瘤的例子来自白俄罗斯区域。1986年切尔诺贝利较大范围核泄漏事故后，受辐射儿童中甲状腺癌的发生率明显增加，仅在核泄漏发生后的5～8年发病率就增加了100多倍。

所有的结节都会癌变吗？

大多数甲状腺结节是良性的，所以即使你有甲状腺结节，也无须过度担心。大多数结节是良性细胞以不同形式聚集形成的肿瘤样包块，即腺瘤或腺瘤样结节。在甲状腺核素扫描中结节的"热""冷"与否，取决于结节聚集放射性物质（例如放射性碘或其他用于核医学成像的放射性元素）的能力。这些放射性元素也叫同位素，通过口服或者静脉注射进入体内，如果结节能够从血液中摄取同位素并把它们浓聚于结节处，就会在扫描图片上呈现出与结节位置相对应的黑色"热"点。热结节很少是癌，多为良性滤泡腺瘤。这种热结节可能会产生过量的甲状腺激素，引起甲状腺功能亢进。热结节越大，甲状腺功能亢进越明显。这些结节能产生 T_3 和（或）T_4。

体格检查发现的甲状腺结节中，10% ~ 15%是恶性的。绝大多数的癌性结节来源于甲状腺本身，因此被称为原发性甲状腺癌。其次，一些癌性结节是由身体其他部位的癌转移到甲状腺而来的（转移性或继发性癌）。甲状腺继发肿瘤或转移癌并不罕见，因为甲状腺有丰富的血流供应，可以把肿瘤细胞从原发灶运送到甲状腺。甲状腺转移癌可来源于颈部或头部区域的恶性肿瘤，因为位置比较靠近；也可由食管癌、喉癌、肺癌、乳腺癌或恶性黑色素瘤转移而来。

甲状腺癌的发病率是多少？

据美国癌症协会估计，美国的甲状腺癌患者数量在1990年新增11 000例，而到2009年，每年新增人数为37 000例。2009年美国甲状腺癌患者的死亡人数为1630例。因此，甲状腺癌致死率很低，表明大多数甲状腺癌患者确实可以存活下来，并可能痊愈或者延长预期寿命。一些医务人员可能会说："如果一生中一定要得一种癌，那我希望是甲状腺癌，因为它几乎不会要你的命。"但这是一种不当的安慰，鲁莽地相信该观点可能会带来危险。实际上，尽管多数甲状腺癌预后良好，但是仍有少数甲状腺癌患者即便经过了最系统的治疗，却还是没有好的结果。大多数甲状腺癌生长非常缓慢，因此，患病很多年后才可能对患者的肿瘤进展情况进行预测。由于生长缓慢，并且有时候小的肿瘤、复发的肿瘤表现很不明显，所以需要对甲状腺癌进行长期的随访。患者必须定期到医生那里进行全面的检查，以便尽早发现和消灭潜在的肿瘤。患者患有甲状腺癌既是好消息，又是坏消息。好的一面是：因为甲状腺癌生长缓慢，所以很少置人于死地；坏的一面是：也是因为甲状腺癌生长缓慢，所以无法通过权威的方法来确定手术或放射性碘（例如^{131}I）治疗是否完全清除了肿瘤，不得不通过多年严密的监测来确定肿瘤不再存在。根据甲状腺癌的具体类型不同，治疗和随访的方法也不尽相同。对分化良好的甲状腺癌，需要定期进行影像学检查、测定肿瘤标志物——甲状腺球蛋白，以确定没有肿瘤复发。而对甲状腺髓样癌和未分化型甲状腺癌（见第40章和第41章），治疗和随诊方案则完全不同。甲状腺癌的类型及确定诊断时的病情分期与患者的预后密切相关，对于绝大部分甲状腺癌，结局还是非常乐观的。

医生如何确定甲状腺结节是否癌变?

医生面对甲状腺结节患者时,要采取一系列步骤来确定结节有多大的可能性是癌。这些步骤包括影像学检查,例如甲状腺超声(见第22章)和甲状腺细针穿刺(见第8章)后在显微镜下观察穿刺抽出的细胞的情况(细胞学检查)。这些检查的结果可以帮助医生确定哪些人需要手术治疗(如结节确定为癌或可疑恶性者)。因为甲状腺结节是非常常见的疾病,无论从医学角度还是从经济学角度,全部进行手术治疗是不合适的。并且,手术副作用带来的害处可能超过偶然发现甲状腺癌所带来的益处。

前面说过,绝大多数的甲状腺结节是良性的。有些病史特点和体格检查结果提示结节是癌的可能性较大。但即使患者具有以上表现,甲状腺结节仍有很大可能是良性的。病史方面,颈部或头部曾受过辐射是甲状腺癌的重要危险因素。这里所指的辐射不包括诊断用量的X线,如牙科X线检查,或者头部、颈部、胸部等部位的X线检查或CT检查。可能诱发甲状腺肿瘤的辐射来自治疗皮肤血管瘤、痤疮、儿童扁桃体和腺样体肿大(常引起咽喉痛或上呼吸道感染)的放射线。在过去的30~40年,医生已经认识到了辐射给甲状腺带来的危害,因此开始采用铅护盾或"围脖"来保护甲状腺免受辐射损伤,而这种防护在1950—1975年间是不经常使用的措施。

如前所述,1986年4月切尔诺贝利核电站事故造成核素泄漏,导致了儿童中甲状腺恶性肿瘤的增加。事故后,研究者发现辐射在儿童和接近18岁的青少年中造成的危害最明显。儿童的甲状腺细胞生长相对较快,而细胞在较快地生长和增殖时,最容易受到辐射损伤。人在18岁之前,甲状腺细胞的分裂、生长活跃,这一时期是甲状腺对辐射损伤非常敏感的重要时期。相对而言,老年人的甲状腺受到辐射后,发生恶性肿瘤比率很低。

遗传因素和家族史在甲状腺癌中起什么作用?

家族史对甲状腺结节的良、恶性评估非常重要。有良性结节或多结节甲状腺肿家族史的患者,其结节多半也是良性的。如果患者家族中有人得过乳头状甲状腺癌,那么对其甲状腺结节的检查就要格外仔细。另一类比较常发生在家族成员中的癌症是甲状腺髓样癌(见第40章)。甲状腺髓样癌可以表现为多发性内分泌腺瘤的一个部分,这样的患者常常同时患有甲状腺髓样癌以及肾上腺嗜铬细胞瘤(可以引起高血压的肾上腺肿物)。因此,有必要了解甲状腺结节患者的家族中是否有髓样癌或嗜铬细胞瘤病例。如果有这样的家族史,就需要增加一些特殊的血液检查,以寻找支持这些肿瘤诊断的依据。在疑似甲状腺髓样癌病例中,医生会检查血液中一种由甲状腺的其他细胞(C细胞)所分泌的激素———降钙素。如果患者既有甲状腺结节家族史,又有高血压家族史,医生很可能就会安排患者进行血降钙素水平、嗜铬细胞瘤分泌的激素或产物(如尿甲基肾上腺素或血儿茶酚胺)水平的检测。

甲状腺结节的症状有哪些?

大多数甲状腺结节没有症状,是在偶然间被发现的。举个例子:甲状腺(内含结节）可在颈部随吞咽上下移动。因此，有的患者是在吃饭时被家人发现颈部饱满（图7-1、图7-2），随后到医院，通过颈部检查被确诊为甲状腺结节。

发现甲状腺结节后，医生会询问一些相关的症状。一些体征和症状提示结节是甲状腺癌的可能性比较大，包括：结节快速增长、出现声音嘶哑、结节疼痛或非常硬、有吞咽困难或吞咽时疼痛等。极少数快速生长的甲状腺癌能够引起患者呼吸困难和气短，尤其当结节位于甲状腺背面时症状更为明显。然而，有这些症状也不意味100%是甲状腺癌，因为一些大的、良性的结节或多结节甲状腺肿也可能带来相似的气道阻塞症状。造成阻塞的原因是甲状腺结节或甲状腺肿压迫气管，而非恶性组织侵入气管。

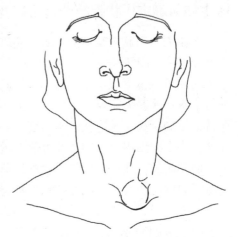

图 7-1　颈部左下方的甲状腺结节（正面观）

有些内分泌科医生会尝试应用甲状腺素来缩小甲状腺结节。这种疗法的理论依据是甲状腺素可以抑制垂体产生的促甲状腺激素，而促甲状腺激素是刺激甲状腺生长的因素之一。给患者口服一定剂量的甲状腺素后，会将促甲状腺激素抑制到正常范围的下限。促甲状腺激素抑制治疗期间，医生会对甲状腺结节进行跟踪随访，通过体格检查或颈部超声检查结节的大小变化。约有40%的结节在抑制促甲状腺激素水平后会有所减小，而其余的结节大部分仍保持

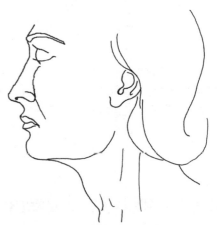

图 7-2　颈部左下方的甲状腺结节（侧面观）

原来大小。如果在促甲状腺激素抑制治疗过程中甲状腺结节仍有长大，提示结节有不依赖于促甲状腺激素的自主生长，医生会把这样的变化认定为恶性结节的征象。这是因为良性甲状腺结节的生长刺激因素是促甲状腺激素，所以当促甲状腺激素被抑制后，良性结节就不应该再生长。在没有服用甲状腺素治疗的患者中，如果检查发现结节有所增长，并非是癌的征象。大多数甲状腺结节在未使用甲状腺激素抑制其生长的情况下，会随着时间的推移缓慢地长大。

内科医生经常建议进行影像学也就是超声检查，有关超声检查这部分内容将在第22章详细介绍，它可以"观察"结节内部以评估结节的内部特征。根据这些特征，内科医生将会进一步借助细针穿刺对结节进行评估。

鉴别甲状腺结节良、恶性的更可靠的依据是通过细针穿刺（见第8章），取出结节中有代表性的细胞进行病理学检查。细针穿刺（FNA）结果是对甲状腺结节进行初步评定的基础。即使穿刺细胞学结果提示为良性的结节，也需要在接下来的随访期定期复查穿刺细胞学。比如，当随访时医生发现结节有了明显生长（尤其在服用甲状腺素治疗的

情况下），就非常有必要复查细针穿刺细胞学；如果结节非常大（直径＞3厘米），可以想象细针只在这个大结节的两三处穿刺取样时，有可能会漏掉比较小的癌灶，因此重复细针穿刺细胞学检查也很重要。

除了患者的病史，很多颈部体格检查中也会提示有甲状腺癌的可能。首先是医生触诊的结果：结节可从豆子大到乒乓球大不等，大多数结节是实性的，硬度上感觉类似于鼻尖；而可疑恶性的结节由于有钙质沉积（钙化），所以手指触诊时会有非常坚硬的感觉。乳头状甲状腺癌的典型特征是一种称为沙砾体的微钙化。同样，甲状腺髓样癌中也可能有钙盐沉积所致的钙化。不过，结节中出现钙化并不说明一定是恶性结节。良性结节血供差的部位也会发生坏死，随后出现钙化。最重要的非手术的诊断依据还是细针穿刺细胞学检查。

当医生触诊甲状腺结节时，结节会随吞咽上、下自由移动。如果结节不能移动而是和周围的组织粘连在一起，那么这个结节很可能是恶性的，因为癌细胞扩散到颈部周围组织会造成结节固定不动。这种结节固定将会带来吞咽不适，并通过牵拉支配声带的神经造成声音嘶哑。声音嘶哑并不意味着肿瘤已经侵袭到声带或喉部，支配声带的神经受累就可能出现这一症状。支配声带的这些神经被称为喉返神经，它们穿过甲状腺的下方分布到声带。向颈后方生长的甲状腺肿瘤可能损伤某一侧的喉返神经，造成相应一侧的声带功能低下、移动障碍，或与另一侧声带不匹配，导致两条声带在讲话时不能正常地触碰，这就是产生嘶哑的原因。但是，有声带麻痹所致声音嘶哑症状的甲状腺结节不一定都是甲状腺癌，因为大的、多结节甲状腺肿也可能压迫喉返神经而引起声音嘶哑。

检查颈部淋巴结有哪些意义？

医生做体格检查时，很重要的一部分是仔细检查甲状腺周围的颈部淋巴结，以便发现肿大的淋巴结。淋巴结是一些包含淋巴细胞的特殊结构，它的作用是过滤一种被称作"淋巴液"的液体。淋巴结是我们抵御细菌或其他感染的第一道防线。全身各处都有淋巴结，淋巴液经过淋巴结过滤后重新返回血浆，流向相应的组织器官。甲状腺上、下、左、右各面都覆盖着丰富的淋巴结网，不仅引流头部和颈部组织的淋巴液，同时也引流甲状腺自身的淋巴液。造成这些部位淋巴结肿大的最常见原因是头面部和喉部感染。位于肘部和腋窝的淋巴结，则常在手臂感染时肿大。淋巴结也是抵御癌症的第一道防线，许多肿瘤在早期会侵犯淋巴系统，表现为这些受侵的淋巴结肿大，医生会把这样的情况当作可疑癌症的信号。例如乳腺癌如果发现得不足够早，常常可能转移到腋窝淋巴结，造成淋巴结肿大。当然，不是所有的癌症都一定会侵犯淋巴结。

由于颈部淋巴结与甲状腺的淋巴液引流有关，因此这些淋巴结往往是甲状腺癌细胞转移的第一站。确诊甲状腺癌时，经常会同时发现颈部淋巴结转移。容易发生淋巴结转移的甲状腺癌类型是乳头状癌和髓样癌。滤泡状甲状腺癌则更多地侵犯毛细血管和血管，通过血液转移播散，而非经淋巴系统转移，因此滤泡状癌更多地转移到肺脏或骨骼，而不是颈部淋巴结。但是，因为乳头状癌是最常见的甲状腺癌类型，所以医生对每一个不能排除甲状腺癌的患者都要进行仔细的颈部查体，看看淋巴结是否肿大。如果发现某个淋巴结肿大，可能也要对它进行细针穿刺细胞学检查，来确认这些淋巴结内是否有癌细胞。

医生在制定治疗方案时，要考虑淋巴结中是不是也有癌细胞。如果细针穿刺病理学检查提示某个或某些淋巴结内有癌细胞，那么很可能要对它们进行外科手术切除。根据细针穿刺病理学结果、超声结果或磁共振影像学结果，外科医生就会估计出哪些淋巴结可能有了转移的癌细胞，它们都分布在什么地方，这就像一张地图，告诉医生应当在手术时要注意更仔细地探查这些地方，切除转移的淋巴结。颈部有很多的淋巴结，切除被肿瘤侵犯的淋巴结并不会带来长期的害处。

许多因素决定着甲状腺癌能否达到100%根治，本书的多个章节中会谈到这些因素。即使甲状腺癌转移到了淋巴结，仍可能被治愈。淋巴结转移导致患者甲状腺癌病情分期（见第12章）提高，提示治疗后复发的可能性增大。淋巴结肿大意味着甲状腺癌细胞可能转移到了淋巴结，应该更仔细地评估甲状腺和颈部的淋巴结，比如对它们进行细针穿刺细胞学检查等。

评估甲状腺结节的其他实验室检查包括哪些？

评估甲状腺结节时，内分泌科医生可能要做一些实验室检查，有的检查在前面的章节中也曾被讨论过。常用的检查项目包括血中 T_3、T_4、TSH 测定，它们可以确定结节是否是高功能性的。高功能结节可以产生大量的甲状腺激素，导致血中 T_3、T_4 水平增高，TSH 降低。这些高功能结节被称为热结节，几乎都是良性的。有些研究提示儿童的甲状腺热结节有可能是癌，但成人的甲状腺热结节罕见为癌。

核医学科医生是进行放射性同位素扫描并解释扫描结果的专家。应用同位素进行甲状腺扫描后，可以通过结节自身摄取同位素的能力确定结节是否为热结节（高功能结节，扫描图片上表现为浓聚的黑色斑点，图7-3）。高功能结节会抑制促甲状腺激素分泌，造成周围的甲状腺组织不能摄取同位素，因此不会显示在扫描图片上。细针穿刺细胞学检查尽管是鉴别甲状腺结节良、恶性的最有意义、最敏感的检查，但它对热结节的诊断价值不大。热结节由很多细胞构成，显微镜下与滤泡细胞癌很难区分。因此，当细胞学看到成簇的滤泡细胞时，接下来就应该进行甲状腺核素扫描。

前面曾经说过，血液中的甲状腺球蛋白是分化良好的甲状腺癌的肿瘤标志物，但它只有在甲状腺被全部切除或被放射性碘（^{131}I）治疗清除干净后，预示癌细胞存在的敏感性和准确性才更高。甲状腺被清除掉后，如果血中还能检测到甲状腺球蛋白，就提示有甲状腺癌细胞残留或复发。但甲状腺球蛋白在术前评估甲状腺结节方面是没有作用的。

除了甲状腺癌复发/残留时血中甲状腺

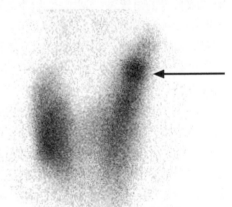

图7-3　甲状腺热结节（箭头处）

球蛋白会升高以外，还有很多原因会引起甲状腺球蛋白升高，包括甲状腺功能亢进、Graves病（弥漫性毒性甲状腺肿）、甲状腺炎（甲状腺发生炎症使甲状腺球蛋白释放）、多结节毒性甲状腺腺肿和单发的热结节。也就是说，甲状腺手术前靠甲状腺球蛋白升高来推测甲状腺癌的可能性是不可靠的，因此，医生通常不在甲状腺结节手术前检测甲状腺球蛋白。不过，术前检查甲状腺球蛋白可能也有意义：如果甲状腺癌患者术前的甲状腺球蛋白水平升高，表明肿瘤病灶能够产生甲状腺球蛋白，所以可以用甲状腺球蛋白作为术后甲状腺癌复发/残留的肿瘤标志物；如果术前患者的甲状腺球蛋白水平正常或偏低，提示肿瘤细胞可能失去了产生甲状腺球蛋白的能力，因此术后以甲状腺球蛋白作为肿瘤复发指标的敏感性和准确性就比较差。

医生常会开立的另一项血液检查项目是甲状腺抗体。甲状腺抗体包括甲状腺过氧化物酶抗体（也叫抗甲状腺微粒体抗体或TPO抗体）和甲状腺球蛋白抗体。这两个抗体对甲状腺结节的良、恶性鉴别意义其实并不大，但如果血中抗体升高，则提示患者除了甲状腺结节外，还有自身免疫甲状腺疾病。最常见的自身免疫甲状腺病是桥本甲状腺炎。桥本甲状腺炎患者是不是甲状腺癌的高发人群还存在争论，但确实常会看到同时患有桥本甲状腺炎和乳头状甲状腺癌的病例。有一项研究表明，如果在手术病理报告中提到桥本甲状腺炎和甲状腺癌同时存在，预示着甲状腺癌被最终治愈的可能性更大。在第4章中提到，甲状腺球蛋白抗体会干扰甲状腺球蛋白的化验结果，因此，检测甲状腺球蛋白抗体的最大价值就是：有甲状腺球蛋白抗体的甲状腺癌患者，很难以甲状腺球蛋白作为病情监测指标。

在第2章中我们说过，甲状腺能产生两种甲状腺激素，即甲状腺素和三碘甲腺原氨酸。实际上，甲状腺还可以产生另外一种激素，叫作降钙素。但这种激素不是由甲状腺滤泡细胞产生的，而是由分散存在于甲状腺内的另外一种细胞——C细胞分泌的。起源于这些C细胞的癌症叫作甲状腺髓样癌（见第40章）。髓样癌可表现为单个结节，也可以表现为多个结节，确诊时也常常有淋巴结转移。甲状腺髓样癌患者的血中降钙素水平升高，因此降钙素是髓样癌的肿瘤标志物，尤其在手术后监测癌症复发/残留方面意义更大，这一点与甲状腺球蛋白是乳头状甲状腺癌或滤泡状甲状腺癌的肿瘤标志物相似。

是否应在发现甲状腺结节的时候就检查降钙素还存在不一样的意见。许多医生认为这项检查价值不大，因为甲状腺结节非常常见，而甲状腺髓样癌极少见。但是，甲状腺髓样癌进展比较快，和很多恶性肿瘤一样，只有早期发现并及时正确治疗，才可能有最好的结果，因此支持对甲状腺结节患者检测降钙素，以便早期诊断甲状腺髓样癌。还有一个血液指标，叫作癌胚抗原（CEA），也是甲状腺髓样癌的肿瘤标志物。

甲状腺扫描能告诉我们有关甲状腺结节的哪些信息？

在第19章和第20章中，我们将详细介绍放射性核素扫描在诊断和治疗甲状腺癌中的应用，这里仅简单说明一下扫描检查甲状腺结节的原理。甲状腺从流经它的血液中摄取碘，这些碘与甲状腺细胞内的蛋白结合然后被用于合成甲状腺激素 T_3、T_4。正常人体内的碘是不具有放射性的、稳定状态的 ^{127}I。碘原子结构变化后，会产生具有放射性的同位素碘，包括 ^{123}I、^{124}I、^{125}I 和 ^{131}I。^{123}I 和 ^{131}I 的物理特性使之成为用于甲状腺显像的理想同位素。^{124}I是甲状腺显像的优质同位素，但是目前还没有得到美国食品药品监督管理局的批准。甲状腺扫描前24~72小时，先给患者"示踪"剂量（剂量很小）的^{131}I。做扫描时，患者躺在检查床上，医生用一种专门的放射性探测仪（伽马相机或闪烁仪）探测被组织摄取的^{131}I释放出来的放射性。摄取^{131}I的组织可能是甲状腺内的结节，也可能是整个甲状腺。探测的结果会被打印到胶片上，或显示在电脑屏幕上。

正常甲状腺组织既能摄取碘，又能把碘结合到甲状腺内的蛋白质上。扫描中看到的正常甲状腺如图7-4所示，功能正常的甲状腺结节摄碘在扫描图中显示为温结节。高功能结节即热结节的典型扫描见图7-3。在发现甲状腺癌方面，我们更关心那些冷结节或叫无功能的结节（图7-5），这是因为甲状腺癌与正常甲状腺组织相比功能较低，仅能摄取较少的同位素碘，在扫描图片中与周边正常甲状腺组织相比，放射性降低，表现为冷结节。但是，并非所有冷结节都是甲状腺癌，有些良性甲状腺腺瘤也会摄取较少的同位素，导致扫描图片上出现冷结节。

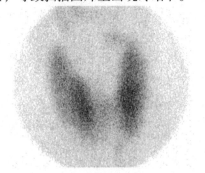

图 7-4　正常甲状腺核素扫描图像　　　图 7-5　甲状腺右叶冷结节（箭头处）

甲状腺核素扫描在医院的核医学科或放射科完成，由核医学科医生或核放射影像学科医生阅片并报告结果。

目前扫描检查更常用的放射性同位素不是^{131}I，而是^{123}I和^{99m}锝。^{99m}锝产生的辐射量很少，比^{131}I便宜，给药后1小时即可进行扫描（^{131}I要在给药24~72小时后才能进行扫描；^{123}I要在给药后4~24小时之间进行扫描）。^{123}I对患者的辐射也很小。甲状腺核素扫描不仅能显示结节是否有功能，还能提示某些其他信息。例如，有时体格检查中只发现了一个结节，而扫描却可能显示出其他摸不到的小结节。尽管如此，放射性核素扫描并非评估甲状腺结节的常用检查，一般来说医生仅会给那些可能有高功能结节的患者开具该检查。

这些年来，核医学科医生及核放射影像学科医生尝试改善同位素扫描区分良、恶性结节的敏感性和特异性。他们研究了一些同位素，如^{201}铊、^{25}硒代甲硫氨酸和^{67}镓等，但没有找到可靠的癌症诊断用药（见第20章）。不过，对甲状腺髓样癌，放射性^{131}I标记的3-碘苄胍（MIBG）可以在扫描中很好地定位肿瘤。

细针穿刺细胞学检查能提供什么信息？

病理学检查是指在显微镜下对组织进行检查。手术切除甲状腺后，甲状腺组织被切成薄片，用专门的化学试剂固定，并由专业的病理科医生在显微镜下检查。细胞学检查是指在显微镜下对细胞（而非整个组织）进行检查。受过专业训练的医生称为细胞病理科医生。获取细胞的细针穿刺术在第8章中介绍。细针穿刺细胞学检查的成功依赖于两方面因素：得到好的细针穿刺标本作为显微镜下的细胞标本；高专业水平的细胞病理科医生。二者兼备时，甲状腺癌的漏诊率（假阴性率）将小于1%，误诊为甲状腺癌的概率（假阳性率）也将小于2%。根据显微镜下所见，甲状腺细胞可被描述为良性、可疑恶性、恶性、取材不足以诊断4种结果。当取材不足以诊断时，需要重新进行细针穿刺。

从2007年开始，我们开始采用美国国立癌症中心编写的甲状腺细胞病理学Bethesda报告系统（TBSRTC）对细针穿刺结果进行分类，共分为6大类，其中每一类都是基于已发表文献中与癌症风险恶性度相关的证据进行的。这6大类包括：①对标本无法诊断或对标本不满意。②良性。③意义不明确的细胞不典型病变/意义不明确的滤泡性病变（AUS/FLUS）。④滤泡性肿瘤或可疑滤泡性肿瘤（FN），包括所说的Hürthle细胞肿瘤。⑤可疑恶性肿瘤（SUSP）。⑥明确恶性肿瘤。对于分类⑤和分类⑥的结节，需要进行甲状腺切除术，而分类③和分类④的结节属于"不确定性"病变。对于这种不确定的结果，临床医生会进一步进行分子学的诊断以确定是否存在与癌症相关的基因突变，从而为是否外科手术提供进一步的建议（见第9章）。反之，如果不存在这样的基因突变，则可以避免对良性结节进行不必要的手术。目前常用的分子检测是将7-基因位点的试剂盒ThyGenX与检测10种miRNA标志物表达的ThyraMIR试剂盒联合应用，可以检测出大约70%的甲状腺癌。因为阳性突变意味着癌症的风险，这种诊断也被称为"确定"诊断。另外一种常用的"确定"诊断方法是ThyroSeq。Veracyte公司开发出了Afirma试剂盒，当它的检测结果提示结节是良性时，被认为是一种"排除"性诊断，预测价值很高，准确性可以从75%至100%。

细针穿刺是否会造成癌症扩散？

患者经常会问："如果甲状腺结节是恶性的，细针穿刺是否会造成癌细胞扩散？"这种现象叫作针道播散，在对其他器官、组织的恶性肿瘤穿刺检查时曾发生过，但在甲状腺癌细针穿刺中没有这种现象，原因可能在于甲状腺穿刺针非常细。甲状腺细针穿刺细胞学检查并没有太大风险，但有些患者可能出现出血、穿刺处数天不适或瘀青。细针穿刺细胞学检查有助于明显减少非必要的甲状腺手术，因为大多数良性结节不需要手术。当细针穿刺细胞学检查结果提示恶性时，则说明外科手术可能很必要，应当及时治疗。

甲状腺超声是什么？"回声"是怎么回事？

在第22章中将会对甲状腺超声进行详细介绍。简单来说，超声检查是指探测穿过组织或由组织反弹的声波，根据检测组织的结构，生成不同特点的图像。有时，超声检查也被称作回声检查，超声图像的俗语就是回声。当组织为实性时，声波被实性成分或细胞成分反弹形成回声。就甲状腺结节而言，实性结节无论良性还是恶性，都会产生回声；但如果结节是充满液体的囊性结构，就不会产生回声。无回声的结节几乎都是良性的。也就是说，回声可以告诉医生结节是液性还是实性的以及是否有提示结节为恶性的特征存在。对囊性结节行细针穿刺时，要用稍大些的针来引流囊液，细胞病理科医生通过检查引流液中的细胞成分分析结节的良、恶性。

与体格检查相比，超声检查更特异、更精确。甲状腺超声检查经常可以发现体格检查中没有发现的结节。超声检查还可以评估甲状腺肿瘤是否累及淋巴结。治疗和随访观察时，超声检查是最特异的评价结节大小变化的手段。对甲状腺结节患者可每隔6～12个月重复超声检查，比较结节大小的变化。超声还能引导细针穿刺，这对很小的结节（小于0.5厘米）或体格检查难以定位的结节非常有用。如果没有超声引导，位于甲状腺背面的结节或埋在肿大甲状腺内的结节很难通过触诊发现，也很难行细针穿刺。经细针穿刺细胞学检查证实为良性的结节，需要定期复查超声，如医生可能会告诉你："3～6个月后复查超声；如果结节大小没有变化，12～18个月后再次进行超声检查。"尽管有20%~40%的良性结节在应用甲状腺素抑制促甲状腺激素后会有所缩小，也仍然不常规推荐使用甲状腺素来缩小甲状腺结节。对这样的结节，超声复查的间隔可适当延长；而对甲状腺素治疗后未缩小的结节，则需要重复细针穿刺细胞学检查。这样的结节中，有5%重复细胞学检查时会得到与首次检查不同的结果。

我曾有颈部辐射史，现在医生告诉我有多个甲状腺结节，这意味着什么？

前面说过，头颈部的外照射治疗（尤其对儿童而言）可以增加甲状腺结节的发生率，甚至增加甲状腺癌的发病风险。有颈部辐射史的人，甲状腺结节常是多发结节。对这样的患者进行细针穿刺检查，可能会出现误诊。因为这些结节可能既有良性的又有恶性的，如果仅仅穿刺到了良性的结节，做出的诊断就是错误的。所以，对于有头颈部辐射史的多结节甲状腺肿患者，多数医生推荐患者要接受甲状腺切除术。术式的问题将在第11章讨论。通常，如果甲状腺结节的细针穿刺细胞学诊断为癌，无论甲状腺结节是单个的还是多个的，我们都建议进行甲状腺全切除术；当细胞学提示癌症的可能性较小但仍有甲状腺手术指征时，也可考虑甲状腺大部切除术或切除有结节的腺叶；若手术切除的结节的最终病理学检查结果为甲状腺癌，则可能行第二次手术（甲状腺全切除术）。对有辐射史的甲状腺结节患者，由于结节多数发生于双叶，因此推荐进行甲状腺全切除术或近全切除术；而且，医生还会在手术中仔细寻找可能被肿瘤侵袭的淋巴结。任何肿大的、看上去可疑的结节都将会被切除，并送去做病理学检查。确诊甲状腺癌并手术治疗后的患者，需定期进行体格检查，化验血中肿瘤标志物、甲状腺球蛋白水平，复查影像学检查（如高灵敏度、高分辨率的超声检查或磁共振检查），以监测和评价肿瘤复发的可能性。

第 8 章

甲状腺细针穿刺

Zubair W. Baloch

可能医生刚刚告诉你甲状腺上有肿块（或结节），或者你自己感觉到颈部有包块并打算去看医生。如果你是20~50岁之间的女性，你要了解这种情况其实很常见。但是，你可能更关心甲状腺癌的可能性。事实上，大多数甲状腺结节或包块（大约95%）都不是癌性的。

在我们讨论甲状腺结节及其病理诊断之前，让我们了解一下你的甲状腺，因为你的临床医生和病理报告中可能包含一些术语，如"滤泡""胶质"等。

甲状腺是"内分泌系统"的重要器官，位于颈部的前方。它是一个蝴蝶形的器官，延伸到颈部的中线，可以在喉结（甲状腺软骨）下方摸到。甲状腺由右叶和左叶（蝴蝶的翅膀）组成，两叶之间是甲状腺峡部（蝴蝶的身体）（见第2章）。

甲状腺产生并储存甲状腺激素——甲状腺素（T_4）和三碘甲腺原氨酸（T_3），并将其分泌到血液中，这一过程受到脑垂体产生的一种叫作促甲状腺激素（TSH）的刺激，而脑垂体位于大脑中央。TSH还增加甲状腺对碘的摄取，碘是合成甲状腺激素所必需的原料。甲状腺激素由一种叫作"滤泡细胞"的甲状腺细胞合成，滤泡细胞聚集形成了甲状腺滤泡（甲状腺功能单位），滤泡细胞中含有甲状腺"胶质"，其中储存甲状腺激素。甲状腺激素是非常重要的激素，其主要任务是控制新陈代谢率（靠它来燃烧热量）（见第 3 章）。

甲状腺结节

判定甲状腺结节的良、恶性，对于医生来说是个挑战（见第7章）。医生对甲状腺和其他颈部结构（如淋巴结）进行仔细的体格检查是评估甲状腺结节的第一步，下面这些结节的特点可能会为医生评估结节良、恶性提供些许信息，但并不能明确区分：

- 结节出现的时间有多长。
- 摸上去痛不痛。
- 摸上去质地软、韧，还是硬。
- 是否伴有吞咽困难或呼吸困难。
- 甲状腺功能的结果。
- 对甲状腺素抑制疗法的反应。
- 超声检查结果。
- 甲状腺核素扫描和摄取。

甲状腺结节仅在某些特殊情况下（例如功能亢进的结节）会影响甲状腺功能，因此甲状腺结节患者的甲状腺功能可能是正常的。极少情况下，甲状腺结节可能引起甲状腺功能亢进或减退。医生可能会建议你做一项"放射性核素扫描"的核医学检查，根据甲状腺结节和周围甲状腺组织对放射性碘的摄取，有助于判断甲状腺结节是否功能过高（也称为热结节），功能过高的甲状腺结节极少是恶性的（癌），而功能不全的甲状腺结节（也称为冷结节）中15%~20%的病例是恶性的，因此冷结节需要进一步诊治。然而绝大多数（＞95%）甲状腺结节患者的甲状腺功能在正常范围内，并不需要做核素扫描。

手术前唯一能区分结节良、恶性的检查是甲状腺细针穿刺。因此，如果你的甲状腺结节比较大或者有恶性征象，医生可能会为你进行甲状腺细针穿刺检查。下面所介绍的信息将有助于你了解为什么要进行、如何进行这一检查。

我是一名病理科医生，20年来，我一直在做肿块的细针穿刺工作（近4年主要对甲状腺结节行细针穿刺）。我将尽可能地回答患者最常提出的一些问题，如果你没有找到想要的答案，或者对某些问题仍不清楚，请与你的医生进一步探讨。

I.细针穿刺之前

什么是细针穿刺？
- 这是个简单的过程，与从你胳膊上的血管抽血类似。
- 穿刺针比抽血针更细，并连接着注射器，这样方便操作者抽吸。
- 在某些情况下，注射器会连接到吸引器以增加吸力。
- 甲状腺病变部位的细胞将通过这种细针来抽取。
- 如果结节中有液体，我们也会抽出来。
- 医生把这些细胞涂在载玻片上，进行染色，并在显微镜下检查。在检查了所有涂片后，病理科医生将做出细胞学诊断并发布病理报告单，注意"细胞学"检查看的是细胞而不是组织。病理科医生通过查看在手术中获得的组织（即组织学检查），可以做出更明确的诊断。
- 有时候病理科医生会在细针穿刺（FNA）操作过程中检查涂在载玻片上的部分样本以确定细胞数量（评估标本量是否足够），称为"快速现场评估（ROSE）"。
- 有时FNA操作中不进行细胞涂片，而是将整个标本放入杯中并送到病理实验室检查。所有处理甲状腺FNA标本的方法都经过验证，都可以提供准确的病理诊断。

我确实需要做细针穿刺检查吗？
FNA是一种简单安全的非手术方法，用于确定甲状腺结节的良、恶性。其创伤比开放式活检小，大多数情况下不会妨碍日常生活。

"肿瘤比较大，需要手术切除。"在这种情况下，我是否还需要进行细针穿刺？
是的，为了让外科医生充分了解情况并做好术前准备。个别情况下，肿瘤可能是甲状腺髓样癌或未分化型甲状腺癌（见第40章和第41章）。术前知道这些，可以帮助外科医生制订计划，将会提醒医生进行额外的检查以排除其他并发肿瘤如嗜铬细胞瘤，因为嗜铬细胞瘤在甲状腺髓样癌患者中的发病率很高，而且必须在甲状腺手术前做好充分的治疗和准备工作。罕见病例中，癌虽然看上去像是起源于甲状腺，但实际上是从其他器官（乳腺、肾脏、肺等）转移扩散而来的。细针穿刺检查可以在术前发现这些情况。

在细针穿刺前是否需要进行超声检查？

如今，大多数甲状腺FNA是在超声引导下进行的，以准确定位甲状腺结节位置并使进针位置可视化。如果你的结节不是那么容易被摸到（医生不能用他的手指感受到），或者摸上去感觉不那么清楚（医生不太确定能否摸到结节），超声引导下的细针穿刺就是非常必要的。通过影像学检查意外发现的结节，细针穿刺往往需要在超声引导下进行。比如说，你本来为了检查颈动脉而去做了个CT扫描，结果颈动脉没有发现问题，却看到甲状腺有结节，这时就需要进一步评估。

甲状腺细针穿刺和针吸活组织检查是相同的吗？

不相同。FNA常被误认为针吸活组织检查，其实FNA要简单得多。

什么是针吸活组织检查？

在局部麻醉的情况下，应用"Tru-Cut"或"Vim-Silverman"针（比FNA所用的针粗）从甲状腺中取出组织。在病理室里处理这些组织的步骤，与处理其他通过手术取到的组织相同。

细针穿刺之前，是否要局部麻醉？

不会进行局部麻醉，就像从胳膊上抽血也不用局部麻醉一样。另外，用于细针穿刺的针比抽血针还细，而且有时我们还会用冰袋让皮肤麻木。因此，由细针穿刺带来的不适是最轻微的。然而，有时会使用具有冷却效果的局部麻醉喷雾来抑制刺穿皮肤的感觉。

细针穿刺包括哪些步骤？

●医生向你讲解穿刺过程，请你签署同意书。

●通常你要躺在检查台上。

●通常会用超声定位结节。超声检查由超声科医生、放射科医生、内分泌科医生或外科医生操作。

●用酒精棉签消毒皮肤，而不使用碘酒。然后用一块纱布擦干皮肤，以免带着酒精穿刺皮肤，引起刺痛。

●在FNA穿刺部位局部应用麻醉剂或冷却喷雾剂。

●操作者会要求你不要吞咽或说话，而是要正常呼吸，因为甲状腺在说话和吞咽时会移动。

●然后将针头刺入甲状腺结节。

●你可能会感觉到针头在甲状腺内快速地前后移动，大多数患者将这种感觉描述为压力。少数人会感觉FNA同侧的耳朵出现短暂的不适感。请不要惊慌，这是正常的，这是由于耳朵和颈部有共用的感觉神经。

●大多数情况下，针头插入2~3次就可以取得充足的样本用于病理（细胞学）诊断。

●每次插入针头和取样后，轻压以防止出血或肿胀。有时医生可能会给你冷敷以减轻肿胀，但其实FNA后很少发生肿胀。

细针穿刺的整个过程需要多长时间？

整个过程大约需要30分钟。实际上，每次"穿刺"本身大约只需要几秒。但是因为在穿刺之前要进行表格登记、签字等，所以要在诊室里至少待上1小时。

做细针穿刺前能吃饭吗？

你不需要在穿刺前禁食，穿刺前后对进餐均无限制。

做细针穿刺前需要停药吗？

不需要。不需要停用任何处方药。但是如果有可能，最好在穿刺前后1~2天内停用阿司匹林。在停用任何药物之前，应当咨询医生。

我正在抗凝药治疗中，需要停用吗？

请咨询给你开抗凝药的医生，他将会给你停用此药物的安全建议。如果此种药物在穿刺前2天无法停用，请一定要让穿刺医生了解这个情况，以便在穿刺前做些预防准备。

我能穿高领衣物或戴围巾吗？

进行甲状腺穿刺时，不能遮住脖子。如果你穿的衣服易于暴露脖子，会比较方便医生进行操作。如果你穿高领的衣物，前面或后面最好有拉链，这样方便把领子折下来。最佳的选择是没有领子或前面有扣子等任何可以方便暴露颈部的衣物。另外，不要在颈部佩戴饰品。

怎样找到一个细针穿刺技术高超的医生？

咨询内分泌科医生或甲状腺病医生。问问他们会把需要进行细针穿刺的患者安排到谁那里？如果医生自己或他的家人需要细针穿刺，会去找哪个医生？也可以询问曾经穿刺过的朋友或者熟人对给他们穿刺的医生是否满意。

怎样找到一个诊断经验丰富的病理科医生？

做甲状腺FNA检查的病理科医生一般都有一年以上的细胞学（病理学的一个分支）培训经验，并且有病理学诊断资质。如果你有朋友或者同事曾得过甲状腺癌，你可以向他们咨询。上网查阅资料直接找到那些发表过甲状腺癌和细针穿刺方面科研论文的病理学家的姓名。可以直接询问你的临床医生，谁会为你的FNA标本出报告。

Ⅱ. 细针穿刺过程中

穿刺针在颈部停留的时间是多长？

针插入结节后，如果病变是实性的，穿刺针将停留2~3秒；如果病变中有液体，停留时间会长一些（可能是5~8秒）。

医生进行穿刺时，我可以呼吸吗？

可以。但是，当穿刺针还在你的颈部时，请尽量不要说话或是做吞咽动作（这会使你的甲状腺位置移动）。

为了得到较好的穿刺标本，一般要穿几针？

●这种重要的临床决策要由细针穿刺操作者来定。

●一般来说，结节或包块的大小决定穿刺的针数：对于大小为1~2厘米的结节，平均穿刺针数为3针。

●结节越大，需要的针数越多。如果结节是囊性的（含有液体），第一针可以把液体完全抽出；如果一针过后没有明显的液体残留，就不需要穿刺第二针。

●如果结节是实性的，可能需要穿刺3针以上，以排除恶性肿瘤。

Ⅲ. 细针穿刺之后

穿刺之后我需要绷带包扎吗？

不需要。很多时候甚至连创可贴都不用。

细针穿刺之后能开车吗？

可以。细针穿刺就像从胳膊抽血一样。

细针穿刺后我需要吃止痛药吗？

大多数人在细针穿刺后不需要任何止痛剂。有的人痛觉阈值较低，可以服用些止痛药（如泰诺），但要避免服用阿司匹林类的止痛药。

我可以在穿刺后进行户外运动或锻炼吗？

可以。你可以游泳、跑步等，但是不要举重物。

我是否应该在细针穿刺后休息几天？

你可以在细针穿刺后立刻回到工作岗位。对这方面没有限制。

甲状腺FNA有哪些风险？

甲状腺FNA是一项简单安全的门诊手术。有些患者可能在穿刺部位出现肿胀或出血，这通常是暂时性的。如果你认为手术后有异常肿胀，应该联系医生，医生可能会进行超声扫描来检测甲状腺结节内的出血情况。由于使用的针头较细，因此FNA部位的严重出血非常罕见。

细针穿刺后会发生什么？

细针穿刺可能是由内分泌科医生、外科医生、内科医生或者病理科医生操作完成的。无论是谁进行的这项操作，采集到的样本都必须送到病理科实验室。在那里，会完成涂片、染色工作，然后细胞病理科医生将在显微镜下观察涂片，做出细胞学诊断。细胞病理科医生将会发布病理报告，并与送检医生或要求你进行细针穿刺检查的医生进行交流。

什么是病理报告？

病理（或细胞病理学）报告是记录涂片检查结果的标准文件。换句话说，是细胞学诊断，是为你制定治疗方案的依据。

细针穿刺细胞学可能出现哪些结果？

通常是下面4种情况之一：

（1）良性（70%~75%）。

（2）恶性（4%~7%）。

（3）不确定（10%~15%）。

（4）取材不满意（1%~10%）。

甲状腺FNA的病理报告基于"甲状腺细胞学报告Bethesda系统"（表8-1）。此系统中包括6种诊断，每项诊断都有其对应的恶性风险范围和临床决策推荐。请注意，肿瘤的恶性风险并非绝对性的数字。结合体格检查、超声检查，FNA诊断和分子检测结果，医生才能做出综合判断。

表 8-1　甲状腺细胞学报告 Bethesda 系统：肿瘤恶性风险及推荐的临床决策

诊断	恶性风险（%）	常用决策
取材不满意		超声引导下再次FNA
良性	0~3%	临床随诊
意义不确定的非典型病变或滤泡样病变（AUS/FLUS）	5%~15%	再次FNA
滤泡样肿瘤或可疑滤泡样肿瘤（需指出是否为Hürthle型或嗜酸性粒细胞型）	15%~30%	腺叶切除
可疑恶性	60%~75%	次全切除或腺叶切除
恶性	97%~99%	次全切除

每个诊断类别的含义如下：

良性诊断是什么意思？

这表明你的结节或包块不是恶性肿瘤，可能是由于炎症（甲状腺炎）、腺体分泌物堆积（胶质结节）、甲状腺不规则生长（增生性结节）或囊性改变（液性结节）。

恶性诊断是什么意思？

这表明你的结节是癌结节。甲状腺癌有几种类型，最常见且最容易治愈的是乳头状癌。

不确定诊断是什么意思？

●不确定诊断是指对于结节的性质没有确切的定论，可能是良性，也可能是恶性。这种情况下，你可以与医生讨论是再行一次细针穿刺检查，还是做甲状腺手术。另一种方法是对吸出物进行分子学或突变分析，这有助于诊断或排除恶性肿瘤（见第9章）。

●甲状腺FNA病理分类为意义不确定的非典型病变或滤泡样病变、滤泡样肿瘤或可疑滤泡样肿瘤等可被视为"甲状腺细胞学报告Bethesda系统"的不确定诊断类别。

取材不满意是什么意思？

●FNA没能从甲状腺中获取足够的细胞用于病理诊断，很可能医生只抽出了血液。

●请注意，非诊断性FNA样本也可能是由于结节构成所致，一些结节本身就不含有细胞成分。

●必须重复细针穿刺。

●不要把取材不满意和良性诊断混为一谈。

如果诊断为良性，下一步我要怎么做？

●如果你的穿刺检查结果为良性，医生会与你讨论是否需要甲状腺药物治疗。

●大多数情况下，如果甲状腺功能检查（血液检查）结果正常，不需要任何药物治疗，但需要持续随访，将来还可能需要重新评估。

●有时，你可能会需要促甲状腺激素抑制治疗（服用甲状腺素）、抗甲状腺药物治疗或放射性碘治疗。

如果诊断为恶性，下一步我要怎么做？

如果你的穿刺检查结果为恶性，则需要手术治疗。你要与内分泌科医生和外科医生讨论手术范围。

如果诊断为不确定，下一步我要怎么做？

●如果你的穿刺结果为不确定，可能是由于样本的不足和限制。有时候，细胞成分无法完全确定良、恶性，因为良性和恶性滤泡性肿瘤的细胞学表现存在部分重叠。

●这时，明智的做法是再次进行细针穿刺，获取足够的样本。除了重复进行细胞学检查，还可以利用实验室检查手段检测细胞中的DNA和RNA，可能有助于确定诊断。第9章中还会详细描述突变分析手段。少数情况下是由于病理科医生经验不足不能正确判定涂片，应该找到另一位经验更丰富的病理科医生进行会诊。

●如果结节或病灶增大，或者你想要得到确切诊断，那么可以选择手术治疗。

如果诊断为取材不满意，下一步我要怎么做？

取材不满意或取材不足以诊断时，需要再进行细针穿刺。

什么是诊断的假阴性？

●假阴性是指细胞学诊断为良性，但后来经手术病理证实为甲状腺癌。

●每家医院中假阴性诊断率从1%到10%不等，假阴性诊断可能会延误治疗。

什么是诊断的假阳性？

●假阳性是指细胞学诊断认为结节为恶性，但是在手术后的检查中没有发现癌细胞。

●这种情况在各家医院的发生率从1%到5%不等。

●假阳性诊断可能造成不必要的手术。

●假阳性诊断与"可疑恶性"的诊断不一样。可疑恶性的结节虽然最终也可能被证实为良性结节，但对这样的结节来说，有必要通过手术切除结节来确定诊断。

我是否应该寻求其他医生会诊？

只要你愿意，就可以找其他医生进行会诊。当然，如果医疗保险不包含这部分费用，你需要自费进行检查。如果你的诊断是癌，那么两次诊断得到同一个结果，可能会让你更放心去手术。

为什么需要再次进行细针穿刺？

最常见的原因就是前面提到的取材不满意或不能诊断，还有几种情况也需要再次进行细针穿刺：

●应用药物治疗试图使结节缩小时，结节仍在增大。

●随访以前不确定诊断的结节。

●出现新结节。

●甲状腺附近的淋巴结增大。

●1年复查时发现既往诊断为良性的结节大小或超声征象改变。

●实验室检查结果与临床表现不符时，也应当再次进行细针穿刺检查。

我是否可能有癌症，但细针穿刺检查不出来？

是的，有可能，因为每项检查的准确率都不是100%。如果你的结节很大，但是癌变部位却很小，很可能就检测不到。

进行细针穿刺的好处有哪些？

如果结果提示良性，就可以避免手术；如果结果提示恶性，就可以及时安排合适的手术。

细针穿刺的风险、并发症和副作用有哪些？

并发症可能是急性出现的，也可能是慢性发生的。对下面的内容将进行详细说明。所有的并发症都很少见，而且几乎没有严重的并发症。

细针穿刺的急性并发症有哪些？

● 最常见的急性并发症是局部出血。

● 颈部可能出现瘀青或肿胀，伴有不同程度的压痛，一般1~2周会恢复。通常这种情况不需要药物治疗。

● 血管迷走神经反应（晕厥）。一些人在操作过程中可能感到眩晕，这些人常常在抽血时也会感到眩晕。

细针穿刺的慢性并发症有哪些？

慢性并发症包括穿刺部位感染和颈部喉返神经损伤。

● 曾有穿刺后感染（化脓性甲状腺炎）的报道。这样的患者会出现严重颈部疼痛和肿胀，伴有发烧和吞咽困难，需要及时使用抗生素治疗。

● 穿刺针可能会碰到喉返神经，在这种情况下会感到尖锐的疼痛。穿刺后的出血或水肿也可能造成神经损伤。这一并发症会引起短期声音改变或嘶哑。

行细针穿刺是否会导致癌细胞扩散？

外科医生和患者往往担心肿瘤细胞会通过穿刺针扩散。但纽约斯隆凯特林纪念医院已经开展甲状腺细针穿刺80余年，瑞典斯德哥尔摩卡洛林斯卡学院医院开展穿刺50余年，都尚没有癌细胞经穿刺扩散的病例报告。

细针穿刺痛吗？我的脖子会痛吗？

在穿刺时或穿刺后疼痛的程度和抽血时差不多，甚至比抽血还要疼得轻些，因为穿刺针比抽血针细。极少数人需要用泰诺或其他止痛药。不要用阿司匹林止痛。

诊断不确定的患者，接下来应该怎么做？

● 这种情况下，患者应该和内分泌科医生进行讨论。如果要求你进行细针穿刺检查的是内科医生或家庭医生，我建议患者咨询内分泌科专科医生。

● 如果诊断不能确定的原因是细胞多样，则需要再次进行细针穿刺。

● 让其他甲状腺疾病诊断经验丰富的病理科医生再次查看涂片（二次诊断），也可能会给出更合适的诊断。

细针穿刺检查结果的精确度是多少？

结果的精确度与医生获取样本的经验技巧和对涂片的诊断能力有关。医学文献上报道的数据各不相同，因此很难说具体的精确度。

结果回报需要多长时间？

● 通常病理科医生会在24~48小时回报检查结果。诊断为恶性结节时，病理科医生可能通过电话在24小时内通知医生。医生要选择向患者传达此消息的方式：一些医生通过电话告知患者，另一些医生更愿意让患者到自己的诊室讨论病情。有的内分泌科医生建议患者在细针穿刺检查1周后再次来诊，这么做非常合理。

● 如果穿刺标本还需进行辅助DNA和（或）RNA检测，可能需要2~4周的时间。

如何看待其他医生会诊？

要看是谁需要其他医生会诊，是病理科医生、内分泌科医生、外科医生，还是患者本人？

●病理科医生觉得诊断上有困难，或是觉得像恶性结节，但不敢确定。

●内分泌科医生和（或）外科医生觉得病理回报与临床表现不相符。

●患者出于某种原因对诊断意见不放心。

这些情况下都可以寻求会诊，费用可由医疗保险或患者承担。医生不是万能的，没有任何事能100%绝对正确。

Ⅳ . 其他问题

谁可以进行细针穿刺的操作？

●接受过细针穿刺培训并具备足够操作工具（检查桌、水池、操作空间、玻片和玻片盒等）的医生都可以进行细针穿刺。

●内分泌科医生、内科医生和外科医生比较合适，因为在他们检查到结节或包块后就可以进行细针穿刺，所以比较便捷。建议在穿刺之前对甲状腺进行超声评估。

●病理科医生的优势是穿刺后可立即涂片，并在显微镜下评估取材是否合格，大大减少取材不满意情况的发生。然而，病理科医生接受的培训主要是如何做出病理学诊断，而不是直接面对患者，病理科医生是"患者看不见的幕后医生"。但是现在许多病理科医生正在接受超声引导下细针穿刺的训练。

●放射线科医生的优势在于可以穿刺那些触摸不到的包块，以及胸部、腹部位置比较深的包块（如肺、肝上的包块）。他们应用超声、CT或者其他影像学技术引导细针穿刺到结节部位。但是，他们接触的甲状腺疾病患者太少，所以不是甲状腺结节穿刺方面的专家。

怎样才能熟练地操作细针穿刺？

医生必须有兴趣掌握这项技术，通过经常操作获得更多经验，与其他操作一样"熟能生巧"。具备高超的技术和良好的服务态度非常重要，这样可以做到让患者满意。衡量穿刺水平的指标是"取材不满意"的比率。如果比率高达10%，说明穿刺技术不过关，不适合继续从事穿刺操作。

如何判定癌细胞已经侵袭相邻的淋巴结？

对于10%的甲状腺癌患者，甲状腺摸上去完全正常，也摸不到明显的结节。但是，癌细胞可能转移到颈部淋巴结，在颈部的一侧形成包块。通过穿刺侧颈部包块的镜下检查可看到癌细胞。

为什么对一些患者的诊断是不正确的？

不管如何努力，医生都不是万能的。诊断错误的原因可能在于：取样有问题（从大结节中抽取的样本太少）、取材不满意（由于操作技术欠佳）或者细胞病理学分析错误。检查涂片的过程对医生要求高、花费时间长，并且很让人感到厌烦。病理科医生可能没有发现癌细胞，或者癌细胞（如囊性乳头状癌）量太少，几乎发现不了。另外，有的时候由于制备涂片的技术欠佳，或是细胞形态不特异（如腺瘤样细胞结节、滤泡样增生物和滤泡变异性乳头状癌的细胞形态有相似之处），也会造成诊断错误。

我对穿刺过程本身不觉得紧张，但是比较担心结果（可能患有癌症）。我该怎么办？

请记住，在大多数情况下，甲状腺结节都是良性的（60%~70%）。即便结节是恶性的，只要诊断及时，也有非常大的可能性会完全治愈，应该和医生做好沟通。

第 9 章

甲状腺癌的分子标志物

Victor J. Bernet

自从20世纪50年代华生和克里克发现脱氧核糖核酸（DNA）结构以来，人们对分子生物学的理解有了迅速、长足的进步。人类基因组计划于2003年4月完成，可以识别整个人类基因组。虽然在超过15年的时间里，我们对许多人类基因的理解取得了重大进展，但仍有许多未解之谜。例如，我们仍需进一步了解这些基因的意义。希望通过不懈的研究，我们可以了解正常细胞的生理学以及正常细胞是如何转变为肿瘤细胞的。科学家已经发现基因表达的许多变化导致蛋白质产生和细胞功能的变化，这些改变可以影响细胞通路并导致细胞生理学的异常改变和恶性肿瘤的进展。一些分子表达的变化可以表明癌症的发生或发展的风险，因此可以用作诊断恶性肿瘤的生物标志物。除了诊断用途之外，我们还希望通过分子或基因表达的变化来预测恶性肿瘤对特定治疗方式的反应，从而指导个体化治疗。

评估甲状腺结节时，常常用到体格检查（查体）、甲状腺超声以及细针穿刺（FNA），也称为甲状腺活检，较少用到的是核素扫描（例如甲状腺扫描），一般只用于甲状腺功能异常（例如甲亢）的甲状腺结节患者（表9-1）。虽然通过甲状腺超声可以对甲状腺结节的恶性风险进行评估和分类，但通常还要进行细针穿刺来确认或排除癌症。

表 9-1　评估甲状腺结节的临床手段

常用
- 新近症状
- 既往的辐射接触史
- 甲状腺癌家族史
- 体格检查
- 甲状腺功能（TSH和游离T_4，见第3章）
- 甲状腺超声
- 细针穿刺（甲状腺"活组织检查"，见第8章）
- 分子诊断测试，主要用于细胞学不能确定良、恶性的情况

少用
- 核素扫描（例如甲状腺扫描），甲状腺功能亢进时使用
- 颈部CT，甲状腺或结节位于胸骨下时使用

甲状腺FNA自20世纪70年代末开始在临床上使用，在细针穿刺病理学检查的帮助下，减少了许多不必要的甲状腺手术。使用超声引导FNA大大提高了穿刺采样的成功率，特别是对于盲穿难度较高的结节，如充满液体的"囊性"结节、较小的结节以及查体时触摸不到的结节。

像所有的医学检测手段一样，细针穿刺病理学检查也有其局限性，比如可能偶尔会

因采集的细胞数量不足而无法做出准确判断。有的时候，可能较大的结节中仅有一部分是恶性的，但穿刺仅取到了正常组织，因此没有做出正确的诊断。即使采集到了足够的细胞，诊断的准确性也有赖于丰富的经验。在显微镜下，有时良、恶性难以分辨，就算是最优秀的细胞学家也无法仅靠癌细胞的有无来100%判定结节是良性，还是恶性。总体来说，乳头状甲状腺癌的诊断较为容易，但被认为是乳头状甲状腺癌的结节经手术却被证实为良性的事情也时有发生。滤泡状甲状腺增生时，很难仅凭切片中有无癌细胞来区别滤泡状甲状腺肿瘤和滤泡状甲状腺癌。有15%~25%的甲状腺细针穿刺结果被诊断为滤泡状甲状腺肿瘤，这样的患者在手术后仅有10%~20%被证实为甲状腺癌，这意味着每100名在细针穿刺病理学检查中被诊断为滤泡状甲状腺肿瘤的患者中，有80~90名手术后发现肿瘤其实是良性结节；但鉴于10%~20%的恶性比例，这种情况下一般都会建议患者进行手术治疗。

在FNA细胞学检查中，一些结节的良性或恶性非常明确，但是很大一部分被归类为"不确定结节"。"不确定结节"是指细胞形态有一些变化，因此结节不能归类为良性，但也还没有发展为癌细胞。"不确定结节"的种类包括：意义不确定的非典型病变（AUS）、滤泡样病变（FLUS）和滤泡样肿瘤或可疑滤泡样肿瘤。几十年来，临床医生一直希望有一种生物标志物之类的测试，可以在手术前进行评估，以帮助准确地确定甲状腺结节的良、恶性，这样就可以避免不必要的手术（即手术切除良性结节）。

理想的检测手段应当兼具敏感性和特异性，能够准确鉴别良、恶性组织，不会错过真正的恶性肿瘤，也不会使良性肿瘤被误诊为恶性，并且操作简单（如抽血、活检或其他非侵入性手段），最好能在一般医院就可开展。若检测结果能提示预后，指导医生选择治疗方案，当然就更好。这也是为何对甲状腺肿瘤的遗传学和分子学研究非常重视的原因。

遗传变化可以是先天就有的（即先天性突变），也可以是后天发生的（即体细胞突变）。甲状腺髓样癌（MTC）是一种较不常见的恶性肿瘤，占所有甲状腺癌的1%~2%，与一种名为RET原癌基因的基因突变有关（见第40章），这种突变可以由上一代遗传而来，也可在后天产生。25%的MTC病例是由于遗传了源自父母一方的显性基因突变，而75%的MTC病例是出生后甲状腺C细胞基因（一般为RET或RAS基因）突变导致的。在极少的情况下，其他类型的甲状腺癌，如乳头状甲状腺癌，也可发生家族性遗传。

甲状腺癌基因图谱（TCGA）项目评估了500例原发性甲状腺癌，并提供了大量关于乳头状甲状腺癌（PTC）和乳头状甲状腺癌滤泡变异（FVPTC）相关基因组变化的数据，目前已经发现了许多有意义的突变。乳头状甲状腺癌往往表达BRAF（V600E）突变或RET融合突变，而RAS突变则多见于滤泡状甲状腺癌和FVPTC。虽然短期内细胞学将仍然是评估甲状腺肿瘤的主要临床手段，但是随着对甲状腺癌分子学研究的深入，在不久的将来，分子学会成为细胞学的重要补充，甚至可能取代细胞学。

暴露于放射性物质产生的辐射也可能导致基因的突变，从而增加发生甲状腺癌的概率。最好的例证是1986年4月的切尔诺贝利事件发生后，乌克兰地区受到放射性碘的辐射，导致了该地区儿童甲状腺癌高发。甲状腺对辐射更敏感的儿童，患甲状腺癌的可能性更大。辐射诱发的甲状腺癌与多种基因突变有关，尤其是*RET/PTC*突变。20世纪50—60年代，为治疗痤疮和扁桃体炎等疾病而常用的低剂量体外放射治疗（如X线治疗），也被认为和甲状腺癌发生率增加有关。但要注意，进行核医学检查所受到的平均辐射剂量，不会增加患甲状腺癌的风险。

科学家试图利用分子生物学手段，找到确定甲状腺结节良、恶性的方法。癌细胞的生物特点和生命周期与正常细胞不同，癌细胞的特点包括：躲避正常死亡过程、侵袭到周围组织、转移、生长调节因子产生异常所导致的细胞生长速度增加。新的生物学技术让人们对正常细胞如何工作以及它们如何转变成恶性细胞有了更好的认识。与甲状腺癌发展相关的一些常见突变包括：*BRAF*、*HRAS*、*KRAS*、*NRAS*、*RET/PTC*、*RET*原癌基因、*TP53*、*PPARG*和*TERT*（表9-2）。这些突变与癌症的相关性各不相同。例如，*BRAF*突变与癌症发生率100%相关，而*RAS*突变与甲状腺癌的相关性为60%~80%。此外，*RAS*突变还与最近分类的甲状腺癌前病变相关，即被称为具有乳头状核的非侵袭性滤泡性甲状腺肿瘤（NIFTP）。

表 9-2　甲状腺癌潜在的分子标志物

TRK	*BRAF/AKAP9*	*β-catenin*
PIK3CA	*PTEN*	*AKT*
Telomerase	*HMFG2*	Thyroglobulin
Met/HGF	*CD44v6*	*RAS*（N，H，K）
HMGI（Y）	*CD26/DPPIV*	*TSHRmRNA*
Fibronectin-1	*MMP-2*	*microR-221*
PAX-8/PPARγ	*TIE-2*	*microR-222*
TTF-1	Cytokeratin19	*microR-146b*
RET/PTC1，*RET/PTC3*	*COX-2*	*let-7e*
TP53	*BRAF*	*RET proto-oncogene*
ETV6/NTRK	*TPO*（MoAb47）	Cyclin D
Galectin-3	*HMBE-1*	*NIS*
CITED-1		

注：此表格中列举了潜在的分子标志物，但并不是全部标志物。

寻找甲状腺癌分子标志物的工作已开展不少，现在部分已经应用于临床（表9-3）。虽然这些检测手段是向前迈出的重要一步，但仍需要继续完善。在评估患者的肿瘤时，诊断性检测有两个主要目标：①筛查出所有癌症患者（100%敏感性）。②避免错误诊断癌症患者（100%特异性）。找到一个同时具有100%敏感性和100%特异性的检测手段十分困难。在对人群进行测试时，必须理解两个术语：阳性预测值（PPV）和阴性预测值（NPV）。PPV是测试结果阳性的人真正患有该疾病的概率，而NPV是测试结果阴性的人确实没有该疾病的概率。

举个例子，假如某项检测方法具有96%NPV和50%PPV，对于该项检测，当结果为阴性时，4%的可能存在甲状腺癌；而当结果呈阳性时，只有50%的可能是正确的。该方法的阴性测试结果相对较好地排除了癌症的可能性，然而，将有相当多的患者（即50%）担心自己患有甲状腺癌，而事实上他们并没有。排除癌症最准确的方法是手术切除甲状腺结节，并在显微镜下进行病理检查。

目前可用于甲状腺癌的分子检测分为两大类：排除检测和纳入检测。排除检测具有较高的NPV和较低的PPV，有助于排除癌症。纳入检测具有较高的PPV和较低的NPV，适用于诊断癌症而不是排除癌症。

表 9-3　甲状腺癌理想的分子标志物

- 检测肿瘤的敏感性很高
- 排除肿瘤的特异性很高
- 阳性预测值（PPV）和阴性预测值（NPV）均较高
- 可用于所有不确定类型的结节
- 易于操作，随时可用
- 费用合理

目前越来越多的基因突变、融合基因、基因表达的改变、拷贝数变异和（或）微小RNA（miRNA）基因表达可用于筛查癌症。虽然新一代检测方法的NPV和PPV逐渐改善，但仍需要持续改进，以准确诊断所有类型的甲状腺癌。除了乳头状、滤泡状或髓样甲状腺癌之外，新手段还应该能检测出Hürthle细胞癌。

由于这是一个飞速发展的医学领域，用于诊断甲状腺癌的检测方法也在迅速更新。检测的相关信息可能很快就会过时，检测手段也可能被新方法取代，因此我们不在此列举具体的检测手段及其准确性。

除了用于诊断外，生物标志物也能帮助评估甲状腺癌的预后（即病情会发展到何种程度）。例如，有BRAF突变的患者其甲状腺癌的侵袭性往往更高，但并不是全部患者都符合，有些BRAF突变的甲状腺癌患者预后良好。发现甲状腺癌时的肿瘤分期与预后明确相关，因此仅凭BRAF突变一个因素不足以完全预测甲状腺癌复发或死亡的风险。另外有研究表明，肿瘤内的突变组合，例如同一肿瘤中BRAF和TERT突变，可以更好地预测肿瘤行为（例如侵袭和转移）和预后。但是这种方法是否可用于临床，进行个体化管理和指导后续治疗，尚待证实。

总体来说，甲状腺癌分子标志物的研究已经取得了很大进展，这些进展将会引领诊断和治疗手段的发展，并实现甲状腺癌诊治和护理的真正个体化。

第 10 章

无须外科手术的主动监测

——细针穿刺提示甲状腺癌就必须切除甲状腺吗?

Leonard Wartofsky

题目中问题的答案是"看情况",这取决于很多因素。事实上,我们甚至可以去质疑用于诊断的细针穿刺(FNA),真的有必要吗?那么,这又取决于结节的大小和超声征象提示癌症的风险有多高。比如,一个直径≤9毫米的结节,超声检查没有恶性征象,就可以进行"主动监测"。也就是说,患者可以直接出院,但要定期随访结节。患者要定期复查颈部超声,以确定结节是否逐渐增大、出现恶性征象,甚至出现淋巴结转移。就算结节原本是微小的良性结节,如果出现上述情况,就必须进行FNA。

此外,即使FNA提示甲状腺癌,某些非侵袭性特征的结节也适用于无须手术的主动监测。对绝大多数FNA阳性的甲状腺结节都会进行手术治疗,唯一的问题是手术的程度(甲状腺全切除术或是腺叶切除术)。但如果患者进行全身麻醉风险太大,或者患者的预期寿命可能比甲状腺癌导致死亡的时间更短,医生可能不建议患者手术,比如患者合并严重的心肺疾病、极度高龄(例如80~90岁),或者存在比甲状腺癌侵袭性更强的恶性肿瘤。此外,有时由于其他的原因,甲状腺手术需要推迟,比如孕晚期的女性,可以把手术推迟到分娩之后(见第15章)。

最近我们关注的问题是,对于低危的FNA阳性结节,是否也可以进行主动监测。这一想法基于几十年来关于微小甲状腺癌患者的随访数据,几乎所有的研究报道都表明这类患者预后良好而没有疾病进展的证据。对于许多患者而言,不进行手术,甲状腺癌有98%的可能性不继续进展,与手术的不便和风险相比,是非常有吸引力的。那么我们需要哪些数据可以决定是否进行手术?

应该强调的是,体积较大的肿瘤(直径≥3厘米)、病理学提示侵袭性较高的肿瘤、有淋巴结转移的肿瘤和在观察期间逐渐增大的肿瘤都应该直接进行手术。而对于低危的小结节选择不进行手术治疗,最初源于日本伊藤博士及其同事的研究,他们对1235例经FNA证实的乳头状甲状腺癌患者(未手术)进行了为期1.5~18年(平均5年)的随访,这些结节都不位于喉返神经或气管附近,在初始随访期间都没有组织学侵袭性表现、淋巴结转移或体积增大。虽然在随访过程中大多数结节保持稳定并且没有变化,但5年时有5%的肿瘤增大,10年时有8%的肿瘤增大。令人担忧的是,在5年和10年的随访中,分别有2%和4%的肿瘤发生淋巴结转移。最终有191名患者进行了甲状腺切除术,虽然手术延迟了,但其中只有一例出现复发。该研究的结论是,绝大多数符合上述标准的低风险微小肿瘤患者可以在不进行手术的情况下进行随访,即使肿瘤随后生长,延迟手术仍可治愈肿瘤。研究指出,年龄较小的患者(小于40岁)进展率最高,而60岁以上的患者进展率最低。

日本的Sugitani博士及其同事发表的另一研究报告描述了230例活检证实为乳头状甲状腺癌患者的病程，随访持续了1~17年（平均5年）。其中7%的患者甲状腺癌结节体积增大，1%的患者出现可疑淋巴结转移。在1~2年的随访后，7%的患者进行了甲状腺切除术，截至报告发表时均没有复发，这与伊藤博士的结论相同。以上两项研究来自日本，而在美国Memorial Sloan Kettering癌症中心也进行了类似的研究，初步结果非常相似。但是对于微小甲状腺癌，目前还没有明确的特征可以决定到底应该进行主动监测还是立即手术。我和MedStar华盛顿医院的同事都看到许多微小乳头状甲状腺癌（通常小于5毫米）患者在初次诊断时已经有淋巴结转移甚至远处转移。因此，我们难以确定哪些低风险结节会保持惰性，于是大多数医生建议患者进行手术并且不敢推迟。一些专家希望可以找到帮助决策的分子标志物，目前已经有许多已知的突变与肿瘤侵袭性相关并可指导治疗，但还需要进一步研究以明确哪些肿瘤具有更高的生长和复发风险。目前，临床医生根据结节大小、超声特征、年龄、性别、肿瘤位置以及某些分子突变对活检证实的甲状腺癌患者提出治疗建议。

当决定放弃手术并通过主动监测对患者进行随访时，后续的许多问题还要进一步研究和澄清。例如，患者是否应该进行TSH抑制治疗？如果需要，TSH的抑制目标是多少？我们可能都同意应该检测甲状腺球蛋白这一明确的甲状腺癌标志物，但是甲状腺球蛋白在什么水平可能提示肿瘤的增长而需要进一步干预？关于淋巴结，是只有一个增大的淋巴结就足以敲响警钟，还是有一个以上淋巴结增大并进行重复FNA才能证明存在癌症？最后，结节尺寸的增加程度会有多大的风险，尺寸变化的测量的应该是直径还是体积？患者如果存在选择困难，建议手术治疗。

主动监测在不久的将来仍将是一个有争议的领域，需要从各个方面进一步研究这种管理方式。

第 11 章

甲状腺癌手术

Jennifer E. Rosen

简介

绝大多数甲状腺癌患者会以手术作为初始治疗方案。手术治疗的4个主要目标是：
- 切除全部肿瘤。
- 减少肿瘤复发。
- 方便其他的治疗（例如放射性碘治疗）。
- 方便随诊。

由于甲状腺在发病早期就可能扩散到颈部淋巴结，手术切除甲状腺（甲状腺切除术）和（或）清除受累淋巴结是治疗甲状腺癌的有效手段，并且方便进一步治疗及随访。

甲状腺的结构和功能

通常情况下，甲状腺一般很小，位于颈部中段、下段，紧贴着气管。甲状腺的轮廓呈蝴蝶形，有左右两叶，中间连接两片腺叶的部分叫作峡部（图11-1）。甲状腺是内分泌系统的一部分，能分泌两种甲状腺激素，即T_4（甲状腺素）和T_3（三碘甲腺原氨酸）。甲状腺激素是维持机体正常工作所必需的，当大部分或者全部甲状腺被切除后，为了提供身体所需的甲状腺激素，必须进行药物替代治疗。在第 2 章、第 3 章及第 30 章中对此有详细介绍。

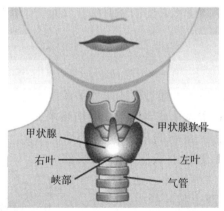

图 11-1　甲状腺有左右两叶和连接两个腺叶的峡部

甲状旁腺通常为4个小的腺体，每边各两个分布在甲状腺的背部，供应甲状旁腺的血管非常细。甲状旁腺也是内分泌系统的一部分，它分泌甲状旁腺激素。甲状旁腺激素帮助身体吸收和利用钙，而钙是骨骼健康和正常神经功能所必需的物质。甲状旁腺激素和维生素D也是人体正常运转所必需的物质。如果术前你体内维生素D水平偏低，那么它会刺激甲状旁腺产生更多的甲状旁腺激素，而术后偏低的维生素D会影响机体吸收钙的能力。如果手术去除了甲状旁腺或者影响了甲状旁腺的功能，那么它很难去调节血钙的水平。需要每天补充钙和维生素D以保证机体每天调节钙代谢的能力。淋巴系统是体内的第三个"运输系统"。机体的动脉使血液从心脏泵入身体，而静脉使血液回到心脏和肺脏。作为第三个"运输系统"的淋巴系统包含淋巴结和"通道"，帮助机体循环可以抗感染的白细胞和淋巴液，帮助从肠道吸收脂肪。事实上，身体内有成千上万个淋巴结，甲状腺癌可能扩散到淋巴结，其中最常见的是颈部淋巴结。

手术的选择

最适合分化型甲状腺癌（见第12章）患者的手术方式仍然是一个非常有争议的话题。原因在于迄今为止，没有哪项研究能肯定地证明某种手术方式明显好于其他术式。每一种手术方式都有其优点和缺点，在患者做决定之前，应当仔细权衡。

决定采用何种术式时，应当考虑下述影响因素：

大小：肿瘤有多大？这可以通过体格检查或甲状腺超声来判定。

肿瘤的范围：肿瘤是否局限在一侧腺叶或一侧颈部？另一侧腺叶是否也有肿瘤？

淋巴结：有无证据表明肿瘤扩散出甲状腺、侵袭颈部淋巴结？这同样可以通过体格检查和颈部超声来判定。

其他危险因素：例如，患者的全身或甲状腺区域是否曾经受过辐射？这是甲状腺癌发病的危险因素，而且可能会影响整个甲状腺。患者是否有甲状腺癌的家族史或其他影响内分泌器官的遗传疾病？

许多患者会问，在手术前需不需要评估甲状腺癌是否已经扩散到身体其他器官。当你准备做手术期间，可能还会看到其他有关核素扫描、血液检测或实验性治疗的信息，一般来说，除评估颈部淋巴结外，术前我们通常不做这些检查。这些检查在手术前通常都是不必要的，可能让你暴露于不必要的辐射中，反而会干扰你的治疗，因此一般会在甲状腺手术后进行。

外科治疗的选择

大多数分化型甲状腺癌患者可通过下述两种手术方式之一成功治疗。

1. 一侧甲状腺加峡部切除术（或半侧甲状腺切除术）

这可能是用于治疗甲状腺癌的最小范围的手术。它包括切除肿瘤所在侧的甲状腺腺叶和峡部（图11-2）。比如肿瘤在左侧腺叶，则切除左侧腺叶和峡部。切除峡部（或两个腺叶的中间部分）方便在必要的时候进行二次手术。

适应证：一般推荐在早期甲状腺癌患者中考虑应用。例如：

●最大直径小于1厘米的乳头状甲状腺癌，并且

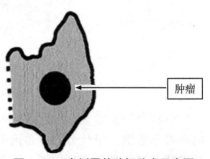

图 11-2　半侧甲状腺切除术示意图

没有扩散到甲状腺外。

●未切除的腺叶没有甲状腺癌迹象。

●没有淋巴结转移。

●没有遭受辐射的病史。

这种手术的优点是什么？

●相对于甲状腺全切除术，这种术式的术后并发症发生率略低。特别是损伤甲状旁腺腺体导致的低血钙（低钙血症）和对侧神经损伤的发生率几乎为零。这部分内容后面还会继续讨论。

这种术式的缺点是什么？

●随着时间的推移，复发的风险要稍微高一些（尤其在未切除的腺叶中）。

●这可能会给随后的^{131}I治疗带来困难。

●因为仍然留有有功能的甲状腺组织，这使随访时应用血中甲状腺球蛋白水平作为肿瘤标志物的方法可信性降低（甲状腺球蛋白是由甲状腺合成的蛋白，见第4章）

2. 甲状腺全切除（或近全切除）术

该手术摘除几乎全部的甲状腺。一般来说，多数甲状腺癌患者存活期很长，许多治疗甲状腺癌的外科医生认为，除部分患者外，切除整个甲状腺是甲状腺癌治疗术式的首选。这种术式的并发症发生率略高，但如果由经验丰富的外科医生操作，这些风险会很小。权威人士认为每年进行50例以上甲状腺手术的医生就可以被认为是经验丰富的医生，手术并发症的风险就会比较低。

适应证：通常在下述情况下，推荐应用甲状腺全切除术。

●肿瘤大。尽管"大"的定义各不相同，但一般是指肿瘤大于2厘米。

●某些甲状腺癌侵袭性较强，最好采用甲状腺全切除术。包括甲状腺髓样癌、未分化型甲状腺癌和某些特殊类型的乳头状甲状腺癌（如高细胞变异型乳头状甲状腺癌）等（见第13章）。

●有证据表明癌症扩散到了甲状腺以外（淋巴结转移或远处转移）。

此种术式的优点有哪些？

●因为整个甲状腺都被切除了，所以在术后长期的生存时间内，复发的可能性减少。

●有利于随后的^{131}I治疗。

●这种手术方法可以更准确地监测甲状腺球蛋白（见第4章）的水平，使随诊比较容易。换句话说，更容易检测肿瘤有无复发。

此种术式的缺点有哪些？

●术后必须终身服用甲状腺激素替代治疗，以保证人体对甲状腺激素的需求。

●手术并发症（包括喉返神经损伤、低钙血症等）的风险会比非全切除术略高，后面我们还会再详细谈这个问题。

切除甲状腺的同时清扫淋巴结

部分甲状腺癌会扩散到颈部淋巴结，因此外科医生可能在切除甲状腺的同时清扫邻近甲状腺的淋巴结。有的患者在手术前就被发现存在淋巴结转移，但有的患者直到手术当中或手术后才知道淋巴结被癌细胞侵袭。

如果癌细胞转移到颈部淋巴结，可以通过"中央淋巴结清扫术"切除，它可以与甲状腺切除术同时进行。

如果癌细胞扩散到侧颈部，可以通过"侧颈部淋巴结清扫"手术切除病灶，我们可以进行"根治性颈清扫术"，但是更常做的手术是"改良根治性颈清扫术"，外科医生会根据甲状腺癌的情况调整（或改变）手术方式，具体来说，外科医生在尽可能保留重要结构的同时去除所有癌症侵袭的淋巴结。这些需要保护的结构包括：脊髓副神经（支配帮助你耸肩的斜方肌）、胸锁乳突肌（耳朵和锁骨中间的肌肉）、颈内静脉（可以将血液从大脑运回心脏）。保留这些重要的结构通常需要更长的手术切口和更长的手术时间，需要手术医生有熟练的手术技术和手术经验。在改良根治性颈清扫术后，你的皮下可能会放置一个临时引流管，这个引流管你可以带回家并在1周后随访时拔除。术后颈部切口周围可能有短时间的麻木或感觉异常，除此之外，淋巴结清扫术后没有其他的远期影响。

手术的风险

和其他手术一样，甲状腺手术也有风险，但是经验丰富的甲状腺外科医生做手术，风险会比较小。甲状腺手术的风险包括出血、感染、喉返神经（RLN）损伤、甲状旁腺功能减退（由于手术破坏了甲状旁腺，造成血钙水平降低）。

出血：通常手术操作中能够控制出血，但仍有术后出血的现象。手术部位出现血肿意味着还有活动性出血。如果出现这种情况，需要及时进行二次手术，找到并控制出血点。术后出血通常发生在术后几小时之内。患者通常会出现颈部肿胀，并且可能出现呼吸困难。这种并发症的发生率不到1%。如果你有异常的出血倾向，一定要告知医生。

感染：感染是甲状腺手术的罕见并发症，因此目前的指南并不建议甲状腺手术的患者常规使用抗生素，这意味着在甲状腺手术前你可以不使用抗生素。术后感染的迹象包括：明显的肿胀、疼痛、切口处有引流液或者发热。术后积液也可能导致肿胀，这种积液被称为"浆液瘤"，它可能在术后几周形成，会引起颈部正中有强烈的压迫感。如果你感觉到以上症状，请务必告知医生。

喉返神经损伤：最令人担心的并发症是喉返神经（RLN）损伤，这可能导致声音的改变。颈部两侧各有一个喉返神经，走行在甲状腺的正后面，连接到喉内的声带。声带是位于喉部的肌肉皱褶，喉返神经调节声带运动，主管我们说话的能力。喉返神经在手术过程中可能会因被切断、挤压或移动而受伤。如果在手术过程中损伤被识别，手术医生可能会尝试用缝线或附近的神经帮助重建或重新将神经连接起来。有时在术后才能发现喉返神经的损伤，有时因为肿瘤的局部压迫作用，在术前患者的喉返神经就已经出现问题，有明显的声音嘶哑，并且很可能在术后仍然存在。喉上神经是甲状腺手术中可能损伤的另外一种神经，喉上神经位于甲状腺上方喉部肌肉中。

1%的甲状腺切除术后患者会出现声带麻痹，导致呼吸急促、声音嘶哑、声音无力。这些改变往往是暂时的，可在12个月内完全恢复。极少部分患者中，这种改变是永久的。更多的患者在术后出现轻微的声音变化（例如不能喊叫、大声说话或唱高音），但一般都是暂时的。

对于出现一种或多种并发症的患者，矫正手术可能会有帮助。你应该了解的很重要的一点是，气管插管（在手术中放置的临时辅助呼吸管）或咽喉刺激也会导致声音的改变。术后声音的改变非常常见，你的外科医生能够分辨并详细解释声音改变的不同原因，对你而言是非常重要的。

低钙：甲状腺全切除术后的一个常见问题是低血钙。这种并发症在半侧甲状腺切除术后很少发生。体内调节钙代谢的腺体——4个甲状旁腺，松散地贴在甲状腺后部，两个在右侧，两个在左侧（图11-3）。手术中如果甲状旁腺被切除，或术后甲状旁腺不能很好地起作用，就会导致血钙降低。大多数患者低钙时没有症状，偶尔会有嘴唇、手指尖、脚趾尖麻木或刺痛。治疗方法通常为每天服用钙片和帮助机体从肠道吸收钙的维生素D。一些患者会被告知在术后一段时间内（2～4周）需要服用钙片。极少数患者（大约1%）的低钙是永久性的，需要每天服用钙片和维生素D。

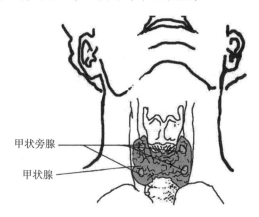

图 11-3　甲状腺后方 4 个甲状旁腺的典型位置

淋巴漏

淋巴漏是改良根治性侧颈清扫术后常见的问题。手术时，外科医生已经分离或结扎淋巴通道以便切除任何可能受癌症侵犯的淋巴结，这些通道中最大的是胸导管，可以收纳大量的淋巴液（每天可以多达几升），其中还包括乳糜液——一种肠道从食物中吸收的富含脂肪的液体。淋巴液或乳糜液通常呈乳白色，与血液的红色完全不同。外科医生通常会在颈部淋巴结清扫术后在皮下放置一根引流管，以便于监测和治疗可能出现的淋巴漏。这种问题一般比较少见，通常出现在术后3~5天。采用无脂肪饮食、奥曲肽、延长引流管的放置通常都可以解决这些问题。非常罕见的情况下，需要重新手术来解决淋巴漏。

甲状腺术后罕见的并发症

甲状腺术后还可能出现多种比较罕见的并发症。这些罕见但是可能致命的并发症包括深静脉血栓形成（即腿部的血块），这些血栓可以转移到肺部（即肺栓塞），引起呼吸困难、肺炎以及术后麻醉并发症。如果你出现以上的任何一种情况请告诉你的手术医生或到急诊室去就诊。恢复你的日常生活、散步以及使用诱导性肺活量器（即呼吸机）、做深呼吸训练可以避免这些并发症出现。如果你吸烟、肥胖或存在高血压、糖尿病等并发症，那么出现这些并发症的风险就会增加。

甲状腺手术的争议

术中神经监测的应用：对于是否有必要在术中常规监测喉返神经，外科医生的意见存在分歧。有关这个问题的临床研究结果存在矛盾。如果手术由经验丰富的外科医生操作，则喉返神经损伤率很低，神经监测的用处也就很小。但是，对那些神经损伤风险较高（如：以前做过甲状腺手术，神经难以分辨；肿瘤很大，有侵袭性）的患者而言，神经监测是有用的。

远程甲状腺切除术

有些医院可以使用一些新技术切除甲状腺（也称作机器人甲状腺切除术、经口甲状腺切除术、腹腔镜下甲状腺切除术或其他方式），这些新技术可以使切口远离颈部。人们通常会有一些误解，认为这些技术是"微创"手术的唯一方式。事实上，外科医生会在最大限度提高各种甲状腺手术操作能力的同时使颈部伤口最小化。远程甲状腺切除术可能在切口外观方面有一些微弱的优势。

术前准备

因为手术中可能会进行全身麻醉，所以术前会进行一些简单的评测。医生会根据患者的年龄和疾病状况做出必要的安排。从手术前一天的午夜开始，要禁食、禁水。医生还会告诉患者在手术当天如何服用日常药物。术前还有可能进行维生素D的检测并在术前开始服用维生素D。除非术前患者存在甲状腺功能的异常，否则并不需要服用甲状腺素。

住院天数（译者注：由于国情差异，仅供参考）

手术需要住院进行。手术通常在全身麻醉状态下（沉睡中）持续2～3个小时。改良淋巴结清扫或再次手术可能会延长住院时间。外科医生也可以采用局部麻醉的方式，这种麻醉方式就是在患者睡眠状态时将药物直接注射到手术部位，在患者从手术中清醒过来后，会被送至康复室（也称为PACU或麻醉后护理单元），在那里患者会被监测麻醉恢复的情况以及术后并发症的情况。大多数患者会在医院过夜并监测病情变化，术后第二天就可以办理出院。手术几乎不会带来疼痛，但有些人在术后24小时内会觉得嗓子痛，这与麻醉时气管插管有关，而不是手术造成的。

会留下瘢痕吗？

是的，你的颈部会留有瘢痕，这是机体治愈伤口的唯一机制，手术切口就是伤口。即使是远程手术也会留下瘢痕，没有一种手术是完全没有瘢痕的。最终的瘢痕外观受一些因素影响，其中最重要的是患者的伤口愈合能力。通常瘢痕的外观可被接受。有些药物可能有助于减轻瘢痕。如果你特别关心瘢痕问题，应该和外科医生仔细讨论。瘢痕达到稳定状态一般需要6个月到1年时间。

手术后可以做什么？

如果你进行的是甲状腺全切除术，术后你需要开始服用甲状腺素。医生会根据你的情况预估一个起始剂量，术后几个月，甲状腺素的药物将会调到一个合适的剂量。

术后返家时，你的医生将会处方一些药物帮助缓解手术引起的疼痛以及切口引起的其他可能的不适症状。许多外科医生会联合一些非阿片类药物缓解疼痛，多数术后疼痛在术后几天都可以缓解。

由于食道（"食管"）正好在甲状腺的下方，可能受到手术的影响，所以术后吞咽时你会有不适甚至牵拉的感觉。

手术后你应该移动颈部而不是保持固定的姿势不动。手术后应该避免举重物和极端的运动，甚至在术后至少24小时避免开车，或者直到你可以转头看你身后的车辆时再开始开车。

术后你不应该只待在床上不活动，这样会增加手术并发症出现的风险。

术后你可以恢复你的常规饮食习惯。如果你需要进行^{131}I治疗，治疗前几周医生会建议你低碘饮食，否则并不需要这样做（见第16章）。

再次手术

在最初治疗后，如果存在以下几种特殊情况可能会进行甲状腺癌的再次手术：
- 你已经进行了甲状腺部分切除术，因为疾病原因，需要切除剩余甲状腺。
- 甲状腺癌复发或者颈部淋巴结以及其他部位有复发迹象。
- 甲状腺癌并没有完全去除，或者叫作疾病残留。
- 甲状腺癌可能已经扩散到其他器官，例如肺脏、肝脏或骨骼。

外科医生可能会全部或部分清除这些病灶，目的是进一步明确转移病灶或切除所有的病灶。

再次手术要求在术前和手术室中都要进行非常认真仔细的准备。这不仅仅是让你可能处于无病状态，更是为了避免手术并发症的发生（其风险要远高于第一次手术）。一定要与你的手术医生沟通手术的目的，同时做好积极参与的心理准备。

手术结局与医生手术数量有关

做甲状腺癌手术的外科医生应该在这类手术方面受过专业的培训，同时具有非常专业的知识。外科医生每年至少要做超过最低限度的这一类手术才能保证减少手术并发症的风险，更好、更完整地完成手术操作。外科医生还可能进行其他癌症手术或复杂手术。如果你的外科医生是在教学医院工作，还会有实习医生、进修医生、住院医生、医学生参与到你的护理中。

甲状腺癌多学科治疗方法

多年的治疗经验使我们认识到，甲状腺癌最好由一个沟通良好的团队进行管理，这个团队成员包括：内分泌科医生、病理科医生、放射科医生和核医学科医生。如果病情更加复杂，团队中还需要增加甲状腺肿瘤学医生。这并不意味着团队中所有的成员必须在同一家医院甚至同一个科室中。

第三部分

分化型甲状腺癌

第 12 章

分化型甲状腺癌的分期和预后

Leonard Wartofsky

什么是肿瘤的分期?

　　肿瘤的程度以它的大小和是否有转移来衡量。甲状腺癌的生长最初局限在甲状腺内部，之后可能会不同程度地扩散到甲状腺以外的颈部区域（例如颈部淋巴结），最后某些甲状腺癌会远距离地扩散到身体其他部位。肿瘤的分期可以使医生更有效、客观地描述患者的病情，利于医生之间就病情进行交流，参考研究中报道的相同分期患者治疗结果，为患者选择更好的治疗方案。不同的分期系统与最终结局或预后有关，包括可能的死亡率。不同甲状腺癌的分期系统不同，医生会根据不同的分期对肿瘤的复发风险进行评估。在美国甲状腺学会指定的癌症复发风险分层中，基于手术和病理结果将肿瘤分为：低危组、中危组和高危组（见第31章）。

分期与预后有关系吗?

　　医学文献中，总结了成百上千处于相同肿瘤分期的患者的情况，根据这些资料，医生可以更好地预见患者的疾病结局（图12-1）。预后是指预测疾病的结果，即根据疾病的表现，预测患者将来要发生的事情、预期寿命、是否能够得到癌症痊愈或缓解、非致死性肿瘤残留的发生以及死亡的可能性等。分期为Ⅰ期或Ⅱ期的甲状腺癌，被认为是低风险肿瘤，可以有较好的预后，但是Ⅲ期或Ⅳ期的甲状腺癌常被认为具有较高风险，即治疗后癌细胞残留或复发风险较高。幸运的是，绝大多数甲状腺癌患者都是Ⅰ期或Ⅱ期，会有较好的预后和较低的复发风险及死亡率。在梅奥医学中心的一项研究中，对1400名甲状腺癌患者进行了回顾分析，发现甲状腺癌的病灶被彻底切除后，患者的25年生存率为97%，30年生存率为75%~80%，死亡率很低。Ⅱ期和Ⅲ期甲状腺癌患者虽然可能出现癌症复发而需要再次治疗，但是死亡风险仍然较低。预后较差的是那些有广泛的局部侵袭或者远处转移（尤其是骨转移）的甲状腺癌。不过，书中介绍的甲状腺癌分期和生存率、复发率的关系反映的是大量患者的平均情况，就每一名患者而言，有的人预后可能更糟，有的人预后可能更好。

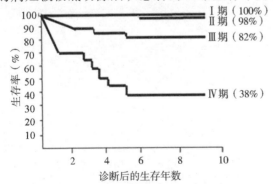

图 12-1　目前治疗方式对乳头状甲状腺癌生存率的影响
（摘自美国癌症学会《癌症》杂志）

如何分期?

我们用一些临床表现和病理特征来评估甲状腺癌的行为和患者的最终预后。其中一些因素参与分期的界定,包括:患者的年龄、肿瘤的大小、是否侵袭周围组织、是否侵袭到淋巴结、侵袭的淋巴结在颈部的单侧还是双侧、是否侵袭到离甲状腺较远的组织如肺或者骨骼。过去的几十年里,出现了多种甲状腺癌的分期系统,不同的医生可能会采用不同的分期标准。有时会见到临床医生应用不同的缩写来表示肿瘤分期,这和病理学家在甲状腺术后的手术病理报告中的分期描述并不完全相同。最常用的手术后分期标准是"TNM"分期,这3个字母分别代表肿瘤的大小(T)、区域淋巴结转移(N)和远处转移情况(M)。医生进行肿瘤分期时,还会用0~4来代表疾病的严重程度,4代表病情最严重(表12-1)。举例来说,一名年轻的乳头状甲状腺癌患者的分期为Ⅰ期(T1N1,M0),代表肿瘤大小不足2厘米,有淋巴结侵袭但无远处播散(表12-2)。一些分期标准中还包括子类分期,缩写为"A"或"B",例如:侵袭的淋巴结是在癌症病灶一侧(A)还是在病灶对侧(B)。不同子类分期的预后可能也不相同。

表 12-1　AJCC 第 8 版 TNM 肿瘤分期

原发灶(T)	TX	不能评价原发肿瘤
	T0	无原发肿瘤的证据
	T1	局限于甲状腺内的肿瘤,最大直径≤2厘米
	T2	肿瘤局限于甲状腺内,2厘米<直径≤4厘米
	T3a	肿瘤局限于甲状腺内,直径>4厘米
	T3b	无论肿瘤大小,肿瘤明显侵犯甲状腺周围带状肌群(即胸骨舌骨肌、胸骨甲状肌、甲状舌骨肌、肩胛舌骨肌)
	T4	肿瘤明显侵犯主要颈部结构
	T4a	任何大小的肿瘤浸润超出甲状腺包膜至皮下软组织、喉、气管、食道或喉返神经
	T4b	任何大小的肿瘤侵犯椎前筋膜,或包绕颈动脉或纵隔血管
区域淋巴结转移(N)区域淋巴结包括颈正中部淋巴结、颈侧淋巴结、上纵隔淋巴结	NX	不能评价区域淋巴结
	N0	无区域淋巴结转移
	N0a	一个或多个良性淋巴结
	N0b	没有明确淋巴结转移的证据
	N1	区域淋巴结转移
	N1a	转移至Ⅵ区淋巴结(包括气管前、气管旁、喉前淋巴结)
	N1b	转移至单侧、双侧或对侧颈部(Ⅳ或Ⅶ)、咽后或上纵隔淋巴结
远处转移(M)	MX	不能评价是否有远处转移
	M0	无远处转移
	M1	有远处转移

所有类型的甲状腺癌分期都是一样的吗?

因为乳头状甲状腺癌占全部甲状腺癌的65%~80%,滤泡状甲状腺癌占15%左右,所以本章节中介绍的分期系统主要针对这两种类型的甲状腺癌。如果想要了解其他类型甲状腺癌的分期和预后知识,可以阅读甲状腺髓样癌(见第40章)和未分化型甲状腺癌

（见第41章）章节。未分化型甲状腺癌的预后较差，因此不管肿瘤的大小、患者年龄如何，不管是否有远处转移，都属于Ⅳ期癌症（表12-3）。根据能不能手术和有无远处转移，又分为ⅣA期（无淋巴结转移和远处转移，可手术切除）、ⅣB期（有淋巴结转移，不可手术切除）和ⅣC期（有远处转移）。

同样是乳头状甲状腺癌，预后可能大相径庭。例如，一些病灶非常小（<1.0厘米），被称为"微小癌"，它们常常是在出于其他目的而做的甲状腺切除中偶然被发现的，较少出现侵袭、转移，预后较好。而另有一些乳头状甲状腺癌生长较快，迅速侵袭周围组织，广泛地转移到远处组织、器官，甚至导致死亡。

表 12-2　分化型甲状腺癌的临床分期（AJCC 第 8 版）

分期	年龄小于55岁	年龄大约55岁
Ⅰ期	任何T，任何N，M0	T1/T2，Nx/N0，M0
Ⅱ期	任何T，任何N，M1	T1N1或T2N1或T3任何N，M0
Ⅲ期	不适用	T4a，任何N，M0
ⅣA期	不适用	T4b，任何N，M0
ⅣB期	不适用	任何T，任何N，M1

表 12-3　未分化型甲状腺癌的临床分期（AJCC 第 8 版）

ⅣA期	T1，T2，T3a	NX/N0	M0
ⅣB期	T1，T2，T3a	N1	M0
	T3a，T4a，T4b	任何N	M0
ⅣC期	任何T	任何N	M1

分期是否能够准确地预测疾病结局？

通常医生要对甲状腺癌患者的疾病过程和肿瘤行为进行长达数月到数年的观察后，才能比较准确地预测出疾病结局。由于分期是在疾病的早期（甲状腺切除术后或者第一次放射性碘治疗后）进行的，那时医生尚不可能准确地预见出每个患者会出现的结果。现在能看到的预后数据资料都是很多患者的平均结果，而对每个患者来说，结果不是完全一样的，一些人可能会比预期好，一些人会比预期差。那些预后糟糕的患者，往往是随着时间推移，医生观察到他们的肿瘤的侵袭能力比同期肿瘤平均侵袭能力强。幸运的是，大多数甲状腺癌直径小于2厘米，表现上近似于良性疾病，治疗后可以痊愈，并且有良好的预后。但凡事总有例外。对于甲状腺癌，我们还有很多未知，许多研究正在继续探讨那些可能影响预后的因素。例如，20%～30%的甲状腺癌患者，同时伴有一种自身免疫（自身破坏）所致的甲状腺炎（炎症），如桥本甲状腺炎。最近的研究表明，伴有桥本甲状腺炎的甲状腺癌患者，治疗效果和预后都要比不伴有甲状腺炎的患者好。

最初的临床表现对分期有什么影响？

从表12-1可以看出，手术中找到的肿瘤的大小可以影响TNM分期中的"T"，但这仅限于大于55岁的患者。所有小于55岁的患者都属于低风险组（Ⅰ期或Ⅱ期）。大多数

（约70%）患者的甲状腺癌病灶局限在一侧甲状腺，约20%的患者两侧甲状腺各有一个病灶，极少部分患者甲状腺内有多个病灶，有时甚至出现多达10~15个小癌灶。一些研究认为有多个病灶者预后较差。多个病灶可能是癌症在全甲状腺内播散的结果，有时也可能与某些致癌的环境因素（如放射性辐射等）有关。1986年4月在白俄罗斯受到核泄漏事件影响的儿童中，多病灶甲状腺癌的发生率增高。

　　淋巴结（TNM中的"N"）转移情况同样也会影响肿瘤分期。35%~40%的甲状腺癌患者会在颈部或者胸部中上部（纵隔）的淋巴结中发现癌细胞。当乳头状甲状腺癌侵袭性较强、波及较大范围的甲状腺时，淋巴结转移的可能性高达75%。除手术外，还可以利用颈部超声、颈部磁共振（MRI）、胸部或纵隔CT扫描来评价淋巴结转移情况。CT或者磁共振还可以用来有效地判定是否出现了远处转移，即TNM分期中的"M"。滤泡状甲状腺癌发生远处转移（肺或者骨骼转移）的可能性比乳头状甲状腺癌大。放射性碘扫描对骨转移的检测效果比 ^{99m} 锝（ ^{99m} Tc–HDP）扫描的效果要好。磁共振扫描常常是评价骨骼病灶的最佳影像学手段，尤其在发现脊柱下段或骨盆病灶方面有优势。

最初的临床表现对预后有什么影响？

　　美国梅奥医学中心在过去的40年中，对大量乳头状甲状腺癌患者进行了观察，从中可以看到甲状腺癌患者最初的临床表现对预后的影响。确诊20年后，由甲状腺癌造成的死亡率随着肿瘤大小的增大而升高：直径小于2厘米，死亡率为0.8%（小于1%）；直径2.0~3.9厘米，死亡率为6%；直径4.0~6.9厘米，死亡率为16%；直径大于7厘米，死亡率高达50%。如果肿瘤局限在甲状腺内，20年死亡率为1.9%；但是如果突破甲状腺包膜而扩散到周围组织，死亡率升高到28%。有远处转移的患者预后较差，他们的10年死亡率为69%，而无远处转移患者的10年死亡率为3%。

　　梅奥医学中心和其他医院的医生发现，3项临床表现与甲状腺癌的复发有关，包括：①术后有无淋巴结转移。②病灶局限于甲状腺内还是侵袭到周围组织。③是否出现远处转移。相对于传统的TNM分期系统（表12-1），梅奥医学中心的医生采用了一项新的评分系统——MACIS，其中包括5个指标。他们认为这项基于最初临床表现的评分系统，比只有3项指标的TNM系统更能有效地预测疾病预后。

TNM 分期的标准是什么？

　　回顾性分析数百例（而非数千例）甲状腺癌患者治愈率、复发率和死亡率资料，结果证实了TNM（肿瘤原发灶–淋巴结–远处转移）分期是一种有效的分期方法。患者年龄（特指患者被确诊为癌症时的年龄）是影响分期的重要预后因素。45岁之后，甲状腺癌往往会有更强的侵袭性，但目前的分期切点在2017年以后增加至55岁（表12-2）。在一项对15 000例甲状腺癌患者进行的大型回顾性研究中发现，滤泡状甲状腺癌中年龄对预期生存率的影响较乳头状甲状腺癌更明显。

　　表12-1为TNM系统的具体内容。肿瘤大小是指最大癌灶的直径。尽管不如年龄重要，但肿瘤大小也是重要的预后影响因素，小于1.5厘米的肿瘤往往有较好的预后，

大于4厘米的肿瘤预后最差。区域淋巴结指双侧颈部淋巴结和胸部中上部（纵隔）淋巴结。

年龄对 TNM 分期的影响是什么?

乳头状甲状腺癌的临床分期

乳头状甲状腺癌的分期有赖于TNM数据和年龄，分为Ⅰ期、Ⅱ期、Ⅲ期和Ⅳ期。年龄是预后的重要影响因素：小于55岁的甲状腺癌患者，只要没有远处转移，都属于Ⅰ期；如果有远处转移，小于55岁的甲状腺癌患者归属于Ⅱ期（表12-2）；小于55岁的患者没有Ⅲ期或Ⅳ期。梅奥医学中心长达40年的观察数据表明，甲状腺癌造成的20年死亡率与确诊时的患者年龄有关：确诊时小于50岁者20年死亡率为0.8%，50～59岁者20年死亡率为7%，60～69岁者20年死亡率为20%，大于70岁者20年死亡率为47%。

TNM 分期举例

TNM 分期举例分别见表 12-4~ 表 12-6。

表 12-4　病例 1

患者#1	23岁，女
肿瘤大小	1.0厘米，乳头状甲状腺癌
淋巴结	活检发现侧颈部的5个淋巴结中有3个癌细胞阳性
远距离转移	无
TNM分期是什么?	T1，N1b，M0
为第几期?	Ⅰ期
预后如何?	非常好

但在这个病例中，淋巴结转移意味将来可能出现甲状腺癌复发，患者也许要接受放射性碘例如[131]I的治疗。完全治愈的可能性为95%以上。

表 12-5　病例 2

患者#2	59岁，男
肿瘤大小	2.5厘米，乳头状甲状腺癌
淋巴结	活检发现侧颈部的5个淋巴结中有3个癌细胞阳性
远距离转移	胸部X线示：4～5个可能的小转移灶，放射性碘治疗后的全身扫描中呈现阳性显像
TNM分期是什么?	T2，N1b，M1
为第几期?	ⅣB期
预后如何?	不好

2个病例有相同数目的淋巴结转移，患者#2的肿瘤只比患者#1稍大一点，但他们的分期有天壤之别，很好地体现了年龄和远处转移对分期结果的影响。

虽然这个病例年龄小于55岁，但是任何年龄的未分化型甲状腺癌都被划分到Ⅳ期。患者不能通过手术切除肿瘤，这属于T4b。尽管诊断时没有明确的远处转移，而且患者年龄较轻、肿瘤较小，但是未分化型甲状腺癌的预后很差。

表 12-6　病例 3

患者#3	44岁，男
肿瘤大小	2.8厘米，未分化型甲状腺癌，侵袭气管并且不易切除
淋巴结	肿瘤转移到同一侧的淋巴结群
远距离转移	未检测到
TNM分期是什么?	T4b，N1b，M0
为第几期?	ⅣB期
预后如何?	非常不好

治疗对预后有什么影响?

绝大多数内科医生认为甲状腺癌的初次手术治疗应当选用甲状腺全切除术或近全切除术，并且认为这样的手术之后，癌症复发的可能性较小，患者预后较好。对于乳头状甲状腺癌和滤泡状甲状腺癌，手术后常常要进行[131]I治疗。当然，实际情况并非总是如此，因为是否需要放射性碘治疗还要结合肿瘤的大小等多种因素。一方面，[131]I治疗可能有副作用，另一方面，一些小的甲状腺癌无论是否接受[131]I治疗都可能会出现相同的结果或预后，因此，[131]I治疗对预后的影响以及是否有必要对所有患者进行[131]I治疗还是有或多或少的争议的。就这个问题医患应进行全面的讨论和沟通。对于低危和极低危的肿瘤患者，目前美国及国际的趋势都是强烈建议不进行[131]I治疗。我们治疗的方案不是固定不变的，随着更多经验的积累，方案也可能有所改变。而且，每个患者的具体情况不同，因此治疗也应该是个体化的。例如，我们不能声称所有小于5毫米的甲状腺癌都不需要[131]I治疗，因为极少部分的微小肿瘤也可发生淋巴结转移或远处转移。这种情况下，不能单独考虑肿瘤大小，而应考虑肿瘤的所有临床特征。一项多年前发表的研究数据表明，[131]I治疗清除手术后残留的甲状腺组织（简称"清甲"）可以显著降低癌症复发率，但很多新的研究数据对是否所有患者都需要这样的治疗，以及这种治疗是否真的显著改善预后提出了质疑。

梅奥医学中心对1500例乳头状甲状腺癌患者的资料进行了回顾性分析，结果发现946例患者仅用手术治疗，220例患者接受手术联合[131]I清甲，但两组患者的复发率和甲状腺癌引起的死亡率并没有差别。另一个医学中心的研究则提示，对那些肿瘤小于1.5厘米且没有远处转移（Ⅱ期、Ⅲ期）的甲状腺癌患者，术后进行[131]I清甲能够明显降低肿瘤复发率（16%：38%）和甲状腺癌引起的死亡率（3%：9%）。我们认为，不同研究中研究方案的差异、回顾性研究的局限性和选择患者的倾向性，造成了对[131]I清甲利弊的争议。此外，在进行[131]I治疗时，[131]I的使用已经从高剂量转变为低剂量。最近两项研究显示，30毫居里[131]I与100毫居里[131]I对残余甲状腺清除的效果是相似的，有关[131]I治疗及剂量的选择将在第24章和第25章进行详细的讨论。无论[131]I的类型还是剂量，在多数癌症治疗中心，对大于1.5厘米的肿瘤以及有可能存在淋巴结转移的肿瘤，还是常规进行[131]I清甲。很多内分泌科医生不推荐对小于1厘米且没有淋巴结转移的甲状腺癌进行[131]I清甲。而大小在1.0～1.5厘米的甲状腺癌，则处于"灰色地带"，如何处理它们，意见还不统一。对于一些医生而言，患者的年龄大于55岁是他们倾向于推荐患者进行[131]I清甲的因素之一；有的医疗中心认为，大量的患者资料表明，未经[131]I清甲者癌症复发的风险会增高一倍（尽管死亡率的比较没有差别），因此还是倾向于进行放射性碘清甲。

根据近年来的治疗经验，很多较小的甲状腺癌不再是[131]I治疗的对象，这在权威专业机构如美国甲状腺学会（ATA）和欧洲甲状腺学会（ETA）发布的指南中有所体现。例如ATA不推荐使用对直径小于1厘米的甲状腺癌进行术后放射性碘清甲，除非癌症有了淋巴结转移，或有多发病灶，或侵袭到血管或甲状腺周围组织，或肿瘤属于侵袭性较强的类型（见第13章）。放射性碘治疗不适用于甲状腺髓样癌和未分化型甲状腺癌（见第40章和第41章）。值得一提的是，放射性碘治疗除了破坏残留的甲状腺癌细胞外，也破坏残留的正常甲状腺细胞。无论是癌细胞还是正常细胞，都可能产生甲状腺球蛋白，也都可能在同位素扫描中显影（见第24章）。如果用放射性碘清除了所有甲状腺细胞（包括癌细胞和正常细胞），那么就很容易通过甲状腺球蛋白水平和同位素扫描确定癌症是否复发：甲状腺球蛋白水平几乎测不到、扫描无显影提示无复发；反之提示可能复发。试想一下，如果仍有甲状腺细胞存在，在甲状腺球蛋白水平升高时，医生根本没法判定它是由正常甲状腺细胞产生的，还是由癌细胞产生的。方便监测肿瘤复发也是放射性碘清甲带来的益处之一。

所有类型的乳头状甲状腺癌的预后都一样的吗？

大多数甲状腺癌是乳头状甲状腺癌，如果能够早期发现，肿瘤特征又提示属于低风险癌（Ⅰ期、Ⅱ期），治疗起来就比较容易。但是，乳头状甲状腺癌中有一些亚型具有较强的侵袭性，因此预后要比通常的乳头状甲状腺癌差。这些亚型一般是根据显微镜下看到的癌细胞特点区分的，包括高细胞变异亚型、柱状细胞变异亚型和岛状乳头状变异亚型甲状腺癌（见第13章）。不少情况下，乳头状甲状腺癌中会看到很多滤泡成分，这种被称为滤泡变异性乳头状甲状腺癌，它们的生物学和临床特性类似于乳头状甲状腺癌，不同于滤泡状甲状腺癌。有关甲状腺髓样癌（MTC）新的AJCC肿瘤分期将在第40章进行叙述。

滤泡状甲状腺癌的预后和乳头状甲状腺癌有何不同？

滤泡状甲状腺癌的分期和乳头状甲状腺癌的分期类似。Ⅰ期滤泡状甲状腺癌和乳头状甲状腺癌一样，都有很好的预后。这两种癌的主要不同在于滤泡状甲状腺癌有较强的侵袭性，癌细胞容易侵袭甲状腺内的血管，进入血液，并随血液到达身体其他部位，因此，滤泡状甲状腺癌更容易发生远处转移，特别容易转移到肺和骨骼。一些研究探讨了与滤泡状甲状腺癌预后较差有关的因素，结果表明与乳头状甲状腺癌类似，造成预后欠佳的因素包括：患者确诊时年龄大于55岁、肿瘤大于4厘米、癌细胞侵袭到甲状腺周围血管或突破包膜、癌细胞转移到甲状腺以外的组织、出现肺或者骨骼转移等。总结梅奥医学中心过去35年中的100例滤泡状甲状腺癌患者的资料，癌症相关的20年死亡率为29%。有多个不良因素的患者比只有一个不良因素的患者预后更差。例如，仅有一个不良因素的患者20年死亡率为14%，而有两个或更多不良因素者20年死亡率高达92%。

儿童分化型甲状腺癌（乳头状甲状腺癌和滤泡状甲状腺癌）的分期和预后与成人相同吗？

儿童和青少年的分化型甲状腺癌在治疗上通常与成人相同，包括：甲状腺近全切除术，^{131}I治疗（例如：清除残余病灶、辅助治疗或治疗已知的局部病灶或远处转移灶），通过检测血清Tg对肿瘤进行长期监测。肿瘤的分期标准也与成人类似（见第14章）。甲状腺髓样癌和未分化型甲状腺癌的相关信息见第40章和第41章。由于年龄是甲状腺癌预后的一个重要因素，所以年龄小的患者即便发生了肿瘤转移，其预后也可能仍然比较好。实际上，与成人相比，大多数患有甲状腺癌的儿童在首次诊断时就已经伴有颈部淋巴结转移，出现远处转移的比例也高达10%～20%（成人的比例仅为5%）。尽管甲状腺癌在儿童中表现得更有侵袭性，但治疗以后的预后还是很好的，死于甲状腺癌的比例不超过10%，比成人的甲状腺癌死亡率低。儿童甲状腺癌的治疗效果好也带给医生一个问题：对儿童进行大剂量^{131}I治疗（常在成年患者中使用）是否必要？因为这很有可能给儿童带来长期的副作用。目前还没有一项研究能明确回答这个问题，但很多医生仍然选择仅对那些肿瘤转移到甲状腺以外组织的儿童甲状腺癌患者进行^{131}I治疗。与成人一样，对儿童甲状腺癌的治疗也应该采用个体化方案，而不是武断的、统一的所谓标准疗法。更为重要的是，因为甲状腺癌生长缓慢，长期的随访和监测非常必要。期待未来的研究能帮助我们找到最安全、最有效的成人和儿童甲状腺癌的治疗方法。

第 13 章

分化型甲状腺癌的变异亚型

Babette C. Glister，Victor J. Bernet*

*本章节内容仅代表作者本人观点

甲状腺癌有4种类型：乳头状甲状腺癌、滤泡状甲状腺癌、甲状腺髓样癌和未分化型甲状腺癌。乳头状甲状腺癌和滤泡状甲状腺癌有更多的变异亚型。原发性甲状腺淋巴瘤在临床上也有，但是比较少见，而且由于它并不是来源于甲状腺细胞，因此不在本章节进一步讨论。恶性肿瘤的一个重要区分方法就是肿瘤细胞是分化型细胞还是未分化型细胞。分化型甲状腺癌虽然是恶性肿瘤，但是仍然保留了正常甲状腺细胞的大部分功能，而未分化型肿瘤例如未分化型甲状腺癌，已经从原来可以识别的具有正常功能的甲状腺组织变成一种与它来源细胞不同、分化不完全的细胞。因此未分化型肿瘤细胞的生物行为更无序而且具有侵袭性，很容易侵入局部组织并向身体其他部位扩散（转移）。

"分化"一词意味着特定的甲状腺癌可以分为乳头状甲状腺癌和滤泡状甲状腺癌。分类原则主要基于细胞核（内部结构）的特征性外观、细胞聚集或相互关联的方式，或者两者兼而有之。乳头状甲状腺癌通常不会在自身周围形成囊状结构，因此它们更容易形成多病灶（例如，在甲状腺的一侧或两侧甲状腺腺体可以同时出现小的病灶）和局部淋巴结的转移。滤泡状甲状腺癌更容易形成纤维性肿瘤包膜，包膜内是较大的孤立性肿瘤，这在乳头状甲状腺癌中并不常见，同时滤泡状甲状腺癌很少转移到淋巴结。相反，滤泡状甲状腺癌通过血液进行播散，这使得肿瘤在体内传播得更远，而不是在肿瘤原发灶的附近进行播散。分化良好意味着这些肿瘤细胞还保留着其来源细胞的功能（例如：正常甲状腺滤泡细胞），可以很好地浓聚碘，从而可以将放射性碘（例如：^{131}I）作为一种主要的治疗方法。因此，分化型甲状腺癌细胞像正常甲状腺细胞一样，可以产生甲状腺球蛋白。甲状腺球蛋白（见第4章）是甲状腺滤泡上皮细胞分泌的大分子糖蛋白，富含酪氨酸，是甲状腺激素的前体物质。甲状腺经外科手术切除及^{131}I治疗后，甲状腺球蛋白可以作为检测肿瘤复发或肿瘤是否持续存在的主要血液标志物。

分化型甲状腺癌包括一些不常见的亚型，它们在显微镜下与经典的乳头状甲状腺癌或滤泡状甲状腺癌表现不同。总体来说，这些亚型的生物学行为比经典分化型甲状腺癌更具有侵袭性。但这种说法过于简单，一种肿瘤的行为取决于多因素，而亚型只是其中因素之一。

乳头状甲状腺癌（PTC）占肿瘤的70%~80%，多数患者5年及10年的生存率都在95%以上。然而，有些特殊的变异亚型肿瘤的临床过程会更令人担忧。目前被报道的乳头状甲状腺癌的变异亚型包括：滤泡变异亚型（最常见的变异亚型）、高细胞变异亚型、柱状细胞变异亚型、弥漫性硬化变异亚型、"鞋钉样"变异亚型、岛状变异亚型等（表13-1）；后3种变异亚型非常罕见，每一种变异亚型在全世界的文献报道记载中都不足50例。有些学者建议弥漫性硬化变异亚型（一种分化非常差的亚型）应该与其他亚型分开分类。因为它表现出更强的具有侵袭性的行为，但也有一些患者的病程与典型的乳头状甲状腺癌相似。本章节我们将讨论PTC的变异亚型，从惰性肿瘤、分化良好的肿瘤到具有侵袭性的未分化型肿瘤。滤泡状甲状腺癌的主要变异型是许特尔（Hürthle）细胞变异亚型，这种细胞变异亚型在行为上也属于灰色地带。最后我们会简单讨论一类被称为"低分化甲状腺癌"的未分化肿瘤。值得庆幸的是，这些亚型（包括岛状、小梁状、硬化型变异亚型甲状腺癌）都非常罕见。由于它们只是从完全未分化型甲状腺癌中分离出来的，这些分化不良的细胞亚型的治疗应从诊断开始就受到高度关注和警惕。

表 13-1　分化型甲状腺癌细胞变异亚型

变异亚型	隶属癌的类型	组织学特点	预后	提示恶性度较高的表现
滤泡变异亚型	乳头状甲状腺癌	有包膜型伴有乳头状细胞核样特征的非浸润性甲状腺滤泡性肿瘤（NIFT-P）*被认为属于癌前病变 具有经典PTC的细胞核特征，但却排列成微小滤泡形式；无包膜型/弥漫型	NIFT-P癌前病变；弥漫型亚型与PTC分期相似	有3处以上（包含3处）包膜浸润；或侵犯血管；出现远处转移
高细胞变异亚型	乳头状甲状腺癌	30%或更多细胞的高度是宽度的2倍 其他细胞特征与典型PTC相似 约占所有乳头状甲状腺癌10%	5 年生存率为84% 低风险肿瘤与PTC分期相似	肿瘤在3~4厘米以上 出现血管或包膜浸润 年龄在45岁以上 早期可能发生淋巴结和（或）远处转移
柱状细胞变异亚型	乳头状甲状腺癌	非常细长的细胞比高大的细胞要多 其他特征与典型PTC特征相似	如果有浸润倾向，40个月的生存率为33%，如果是低风险/有包膜型，生存率与经典型PTC相似	血管浸润；有3个及以上位点包膜浸润，出现淋巴结转移或远处转移
弥漫性硬化变异亚型	乳头状甲状腺癌	明显纤维化和淋巴细胞浸润 常发生钙化 其他特征与典型PTC相似；通常肿瘤比较大	8 年生存率为98%，出现远处转移的复发率高；复发和带瘤生存风险是典型PTC的3倍，对放射性碘治疗反应良好	出现远处转移；高水平的甲状腺球蛋白抗体可能会干扰甲状腺球蛋白的检测

续表

变异亚型	隶属癌的类型	组织学特点	预后	提示恶性度较高的表现
"鞋钉样"变异亚型	乳头状甲状腺癌	10%~30%及以上的肿瘤具有顶端变长和隆起的细胞 具有典型PTC细胞核的特征		
岛状变异亚型	分化较差的乳头状甲状腺癌	癌细胞被纤维包裹形成癌巢，常可见有丝分裂和坏死区域	5年生存率为65%~85% 10年生存率为34%~67%	出现有丝分裂或坏死 与典型的乳头状甲状腺癌或滤泡状甲状腺癌不共存
实体/小梁性变异亚型	分化较差的乳头状甲状腺癌	不成熟的滤泡细胞成褶皱状或环状排列，伴有丝分裂和坏死	5年生存率为65%~85% 10年生存率为34%~67%	出现有丝分裂和坏死 与典型的乳头状甲状腺癌或滤泡状甲状腺癌不共存
许特尔细胞变异亚型	滤泡状甲状腺癌	有正常细胞核结构、大量胞质的滤泡细胞；排列成微小滤泡形式	与相同期别的滤泡状甲状腺癌预后类似	血管浸润 包膜浸润≥3处 远处转移

*：NIFT-P，伴有乳头状细胞核样特征的非浸润性甲状腺滤泡状肿瘤。

分子遗传学检测时代：癌症基因组图谱项目（Cancer Genome Atlas Project）

2014年，癌症基因组图谱项目的甲状腺分析工作组公布了乳头状甲状腺癌数据的完整基因组特征，这个新的进展令人非常兴奋。这些研究人员包括当前甲状腺领域中非常有声望的科学家和临床医生。他们使用目前最新的基因检测工具分析了496例从美国20个著名医学中心获得的乳头状甲状腺癌的样本，从而得出肿瘤的分子和基因变化，这也是迄今为止最大的样本库。在所有样本中，324例（占65.3%）是经典的PTC，99例（占20%）是滤泡变异亚型，35例（占7.1%）是高柱状细胞变异亚型，9例（占1.8%）是其他不常见的乳头状甲状腺癌变异亚型，29例有放射暴露史的患者无法进行分类，其特征与PTC一致。值得注意的是，低分化肿瘤和未分化肿瘤被排除在外，以便于更好地关注常见的PTC模型。

纳入研究患者的年龄跨度从儿童到老年，平均年龄是46岁。与样本有关的人口学信息特征如下：73%的患者为女性，64%的患者为白种人，10%为亚洲人，4%为非洲人。根据AJCC评分系统，57%的患者为低风险的Ⅰ期肿瘤，肿瘤平均大小为2.9厘米（范围是0.3~8.0厘米），只有4%的病例既往有已知的放射线暴露史。在获得组织样本之前，没有患者因诊断甲状腺癌接受放射治疗或化疗。

研究小组发现除3.5%的病例以外，所有病例可能发生了"驱动性改变或基因融合"（允许肿瘤生长和扩散的基因突变）。发现这些结果之前，有25%的乳头状甲状腺癌患者通过现有的检测方法没有发现任何的突变。前期的研究发现在侵袭性更强的乳头状甲状腺癌和滤泡状甲状腺癌中，更容易出现影响有丝分裂原活化蛋白激酶（MAPK）信号通路的基因突变，尤其是*BRAF*和*RAS*基因突变。如果没有出现以上这些基因突变，那么它们可能出现包含肿瘤启动子也叫*RET*或*NTRK1*酪氨酸激酶的基因融合。有趣的是，甲状腺肿瘤似乎不会同时出现所有基因突变，而是只有一个或另一个基因突变存在。这个发现非常有用，因为它提示基因突变影响了下游机制，导致肿瘤传播，同时也为肿瘤的独特特征如何影响肿瘤行为和（或）对各种治疗是否有反应给出了一些提示。我们希望通过掌握这些信息，更容易预测患者肿瘤的自然病程，从而影响治疗或后续治疗计划。

正如目前我们所做的通过显微镜下评估肿瘤特征的同时，也应该利用基因和分子特征来预测甲状腺癌细胞的生物学行为，从而可能会提出一些新的治疗方法。时间会告诉我们，新的技术和发现例如肿瘤分子图谱是否比通过显微镜的评估更有优势，是否会让临床医生能更准确预测甲状腺癌的预后。

滤泡变异亚型乳头状甲状腺癌

自从1960年文献中首次对滤泡变异亚型乳头状甲状腺癌报道以来，滤泡变异亚型乳头状甲状腺癌（FVPTC）就开始是分化型甲状腺癌中最常见的一种变异类型，在所有乳头状甲状腺癌中占20%～30%。特别是有完整被膜包裹的FVPTC，其患病率增长非常迅速，全世界每年都有大约4.5万新诊断的病例。

FVPTC中的癌细胞具有典型乳头状甲状腺癌的一些特征，看起来就像"孤儿安妮的眼睛"的细胞核（Warner 1971），但是它们却按照滤泡状甲状腺癌的排列方式（细胞围绕着一个中间是胶质的区域排列），而不是按照乳头状甲状腺癌的排列方式（细胞像乳头样突出）。这导致了肿瘤的行为更像典型的乳头状甲状腺癌还是典型的滤泡状甲状腺癌的困惑出现。研究显示无包膜包裹的FVPTC可以转移到局部的淋巴结，这一事实加上肿瘤典型的乳头状甲状腺癌的细胞核特征显示，它与乳头状甲状腺癌关系更密切。然而，当相同的肿瘤，即使是更大的肿瘤，完全被包膜包裹而没有砂粒体（PTC的典型特征，不在本书范围之内）或侵犯的证据时，它的行为与惰性的、微小浸润性滤泡状甲状腺癌相似。

全世界病理学家都用有包膜型（由一层薄薄的、连续性纤维膜包裹）和无包膜型（弥漫性）的标准术语来预测肿瘤复发风险。在2006—2016年间，对大量仅接受手术治疗的FVPTC变异亚型的患者进行10~13年的随访发现，有9.1%的肿瘤复发，这些复发的患者中均不包含有包膜型。实际上，由于良性的生物学行为，有包膜型FVPTC不应该被称为癌症。重要的是，这些肿瘤不具有以下的任何特征，包括：血管浸润、包膜浸润（即癌细胞穿破了包膜）超过4处、快速分裂的细胞、坏死（坏死组织），或砂粒体（在典型PTC中可见到的异常钙化斑块）。

基于这些新的发现，有包膜的FVPTC被重新命名，以反映其良性的生物行为。对于这种病情进展非常缓慢的病灶，医生常常会将其诊断为癌症或开始相关的积极治疗（例如放射治疗、甲状腺全切除术），而新术语"NIFTP"（伴乳头状细胞核样特征的非浸润性甲状腺滤泡状肿瘤）的应用，避免了这种过度诊疗。这一举措反映出医学界越来越意识到肿瘤的"过度诊断"带给患者的精神创伤，特别是对于那些随访了20年，肿瘤也没有生长或扩散的惰性肿瘤的患者。新的NIFTP的诊断需要更认真仔细检查肿瘤包膜是否受到浸润，以及评价滤泡细胞是否具有高风险的细胞核特征，以避免漏诊潜在的、真正的肿瘤细胞。经过3.5年随访，FVPTC中出现真正肿瘤细胞的概率有9.1%。其他报道显示：无包膜（弥漫性）FVPTC中，有5%~20%患者在诊断大约3年内有淋巴结和远处转移的风险。这些病灶在显微镜下呈现多口袋或手指状穿过甲状腺，在初次手术切除时淋巴结中的病变更常见（40%~65%）。它的行为和预后与相同分期和分级的乳头状甲状腺癌相似，分期较低的肿瘤也同样较好，制订治疗计划时应考虑这一点。

高细胞变异亚型乳头状甲状腺癌

高细胞变异亚型乳头状甲状腺癌（TCV）首次发现于1976年，这种亚型类似于典型的乳头状甲状腺癌，但在肿瘤中至少有30%的细胞高度是宽度的两倍。TCV占所有乳头状甲状腺癌的近10%。

TCV被认为是最常见的恶性度较高的乳头状甲状腺癌，其原发灶（3.7～4.2厘米）通常比典型的乳头状甲状腺癌大（2.5～2.8厘米），并且首次诊断时患者的年龄偏大。不少TCV患者在确诊时肿瘤已经扩散到甲状腺以外：67%浸润到甲状腺外的软组织，57%出现颈部淋巴结转移，近19%~22%出现远处转移（典型乳头状甲状腺癌转移率是2%）。一些专家认为由于病理诊断存在一些分歧，可能导致这种亚型的肿瘤被低估。近期一项研究试图明确具有较低比例高细胞特征（30%~49%与50%或更多）的乳头状甲状腺癌的生物行为比典型的乳头状甲状腺癌更差，研究纳入的453例患者中，134例患者为高细胞变异亚型乳头状甲状腺癌，31例患者为具有高细胞特征的乳头状甲状腺癌，在初始诊断时经过甲状腺全切除术及^{131}I治疗，之后经过了平均9年的随访。两组含有至少30%高细胞特征的患者在诊断时即有较高的甲状腺外侵袭的比例，两组患者发展为未分化型甲状腺癌的比例大约为2.4%，而在典型PTC组的比例为0。10年疾病特异性生存率在30%~49%组最低为91%，在50%或更多高细胞变异组为96%，两组均低于典型乳头状甲状腺癌组（100%）。

有趣的是，近期一份研究报告对500例乳头状甲状腺癌患者进行分析，其中有61例Graves病患者，Graves病被认为可能会使乳头状甲状腺癌预后恶化。Graves病患者中TCV比例高于其他组，两组比例分别为18%与6%。另外一种罕见的变异亚型——弥漫性硬化变异亚型在Graves病组中比例也比另一组高，分别为6.6%与3.7%。因此，TCV可能更多地出现在存在刺激甲状腺生长因素的情况下，就像Graves病中存在甲状腺刺激免疫球蛋白一样。

TCV的侵袭性较强。确诊时年龄超过50岁且病灶较大的患者预后较差；而小于50岁的患者其肿瘤往往相对较小，手术和术后放射性碘治疗可能会取得较好疗效。然而，因为这种变异亚型在生物学行为上侵袭性更强，即使年轻患者的肿瘤在最初诊断时很小，肿瘤也会复发，肿瘤也可能突破甲状腺侵犯局部淋巴结或者发生远处转移到肺或骨骼。据报道，TCV的5年死亡率高达16%，而典型的乳头状甲状腺癌还不到1%。一项最近的研究发现，尽管一些TCV肿瘤很小（不到1.0厘米），并且没有侵犯到甲状腺以外，但也可能已经侵犯了肿瘤的包膜、甲状腺内的血管，或者已经发生局部淋巴结转移。经过随访还发现，对于肿瘤分期和年龄组相同的患者而言，TCV的远处转移率较典型的乳头状甲状腺癌明显增高。不过，如果肿瘤小于4厘米，并且还没有出现淋巴结转移、血管浸润以及包膜浸润，患者的年龄又小于45岁，这种情况仍属于低风险组，通常预后较好，与典型的乳头状甲状腺癌相似，至少在手术后14年之内是这样的。

和典型的乳头状甲状腺癌相比，复发或癌细胞持续存在的TCV患者很难进行手术治疗，术后的放射性碘治疗常常也效果欠佳，可以考虑外放射治疗。

柱状细胞变异亚型乳头状甲状腺癌

柱状细胞变异亚型乳头状甲状腺癌（CVPTC）仅占所有乳头状甲状腺癌的0.15%~0.40%，这种变异亚型首次被报道是在1986年，是一种具有较强侵袭性的甲状腺癌亚型，它的细胞比较高并且与只有部分胞内特征和乳头状甲状腺癌的细胞相同（细胞核拥挤，但无核沟或假包涵体，本书不涉及此内容）。因此，这种亚型经常在术后才能被发现，很难通过细针穿刺取得标本进行的细胞学检查来判定。这些肿瘤甚至可能被误诊为肺或其他系统转移的甲状腺癌，但可通过免疫组检查发现甲状腺癌特有的标志物（甲状腺球蛋白和TTF-1）。1964年的报道中，2名柱状变异亚型甲状腺癌患者在诊断时就已出现远处转移的证据，患者在诊断2年后死亡。之后，世界上共有41例这种亚型的病例报道。在41例患者中，仅有几例在确诊时还有完整的肿瘤包膜，没有发生局部或者远处转移，没有或仅有很轻的包膜浸润。这几例幸运儿在确诊5年后肿瘤没有复发。但多达87%的柱状细胞变异亚型乳头状甲状腺癌于首次确诊时就已经有远处转移存在，随访40个月死亡率为67%。

一个研究小组最近对6个已确诊的柱状细胞变异亚型乳头状甲状腺癌病例进行基因组学分析发现，4例患者表达肿瘤标志物CDX2，CDX2是一种促进肠道细胞生长的转录因子。在6个病例中，侵袭性最强的病例CDX2和BRAF均呈阳性，但是迄今为止，多数CVPTC病例并未发现有BRAF基因突变。然而另一个有关CVPTC的研究显示仅有1/10患者CDX2是阳性。因此这种情况下，没有可靠的分子标志物对这种变异型肿瘤的预后进行预测。

由于这种类型的甲状腺癌恶性程度较高，因此，全甲状腺切除术和颈部淋巴结清扫是首选的治疗方法，同时也推荐术后131I治疗，但目前还不清楚对他们究竟应该使用多大剂量的131I以及肿瘤对放射性碘治疗的反应到底如何。如果术后有癌组织残留或者放射性碘治疗失败，应考虑外放射治疗。

弥漫性硬化变异亚型乳头状甲状腺癌

弥漫性硬化变异亚型乳头状甲状腺癌（DSV）占所有乳头状甲状腺癌的0.7%~6.0%，首次发现于20世纪80年代。这种类型的乳头状甲状腺癌伴有桥本甲状腺炎，甲状腺两个腺叶发生广泛的纤维化（如瘢痕）、钙化（如砂粒体）和明显的淋巴细胞浸润。DSV可以引起甲状腺双叶对称性增大，或是类似于桥本甲状腺炎的炎症表现，很容易被漏诊。最近的文献显示DSV的特点是血清中抗甲状腺抗体阳性，甲状腺超声出现"暴风雪"样的钙化点，这提高了DSV的术前诊断率。

DSV的大小通常比典型的乳头状甲状腺癌大，平均6厘米左右。发病年龄比较年轻，儿童的甲状腺癌人群中常可看到这一类型。切尔诺贝利事故中受到辐射的人群，DSV的平均发病年龄是27岁，而典型的乳头状甲状腺癌是46岁。

据报道，DSV患者经过8年随访，虽然肿瘤的远处转移率是19%，但死亡率仅为2%。2016—2017年，有两个不同研究对分别对585例和732例DSV患者进行分析，结果显示与64 000例典型乳头状甲状腺癌患者相比，DSV复发和癌细胞持续存在的风险增加3倍。2016年的研究结果显示，尽管在初次诊断时，患者常常就已经存在淋巴结转移和远处的肺转移，DSV患者经过甲状腺全切除术、颈部淋巴结清扫和术后^{131}I治疗后，整体的预后与典型的乳头状甲状腺癌患者相似。相比之下，2017年的研究显示，DSV患者总体生存率显著降低，总体死亡率比典型乳头状甲状腺癌患者增加了2倍。因此应该将DSV作为一种高风险肿瘤进行管理。

DSV变异亚型乳头状甲状腺癌的分子组学结果显示*RET/PTC*基因重排和*BRAF-V600E*基因突变。*RET/PTC*基因重排与肿瘤晚期风险及远期预后差相关。

DSV患者血中的甲状腺球蛋白抗体会持续处于很高的水平，造成甲状腺球蛋白检测值假性降低，因此靠甲状腺球蛋白监测肿瘤是否复发并不准确（见第4章）。一些专家建议可随访甲状腺球蛋白抗体本身的水平，因为肿瘤变小或消失后，这个抗体的水平是应当随之降低的。或许通过新开发的串联质谱法测定甲状腺球蛋白水平，可排除DSV患者中甲状腺球蛋白抗体的干扰，但仍需更多临床证据支持其有效性。

实体变异亚型乳头状甲状腺癌

实体变异亚型乳头状甲状腺癌（SVPTC）指实体、片状排列的滤泡细胞的成分大于50%，周围围绕薄到致密的胶原蛋白带，看起来像鸟巢状。它占所有乳头状甲状腺癌的3%，2015年一项对68例SVPTC的荟萃分析显示肿瘤体积偏小，肿瘤平均直径为1.0厘米。肿瘤的其他部分仍有典型乳头状癌的细胞核特征，这一特征与之后讨论的有实性和鸟巢状细胞的低分化甲状腺癌不同。这种变异亚型就像弥漫硬化型甲状腺癌一样，在曾接受高剂量电离辐射暴露的甲状腺癌儿童中更普遍，多见于切尔诺贝利核事故之后。SVPTC与DSV均与辐射暴露密切相关，容易出现*RET/PTC3*基因重排，而没有辐射暴露的肿瘤中则没有这种基因突变。然而与DSV不同，即使乳头状甲状腺癌仅有10%的实体变异亚型甲状腺癌的特征，也会使患者无病生存时间缩短，无病生存是指患者在初始治疗之后无肿瘤复发的证据存在。SVPTC可以携带一种独特的*BRAF*基因的变异形式（*BRAF-V600E+K601*）。

"鞋钉样"变异亚型乳头状甲状腺癌

这种乳头状甲状腺癌变异亚型是2010年才被诊断的一种新的变异亚型。诊断的标准是10%~30%以上的肿瘤必须有特征性的"鞋钉样"细胞：细胞细长、极性消失、顶端隆起；具有典型PTC细胞核的特征，包括核沟，但是有更丰富的细胞质和明显的有丝分裂。在进行细针穿刺时，这些分散的细长细胞具有彗星样的外观，可能被误诊为高细胞变异亚型（TCV）。

"鞋钉样"变异亚型乳头状甲状腺癌患者的年龄偏大，年龄在57~65岁，但是也有28岁的患者。肿瘤平均直径大约3厘米，大于典型乳头状甲状腺癌患者。目前为止来自有限数据（该变异亚型占全部PTC的比例少于2%）的专家共识显示，如果肿瘤对^{131}I治疗耐药，患者死亡率要高于典型乳头状甲状腺癌，通过8.5年随访发现，即使乳头状甲状腺癌仅有10%"鞋钉样"特征，死亡率也可达到57%。这一变异亚型有72%患者出现*BRAF-V600E*基因突变，55.6%患者出现*TP53*突变，后一种标志物与进展为未分化型甲状腺癌的风险显著相关，同时这一种突变亚型中也可以发现*hTERT*与*PIK3CA*基因突变，发生率分别为44%和27%。

岛状变异亚型甲状腺癌和实性/小梁性变异亚型甲状腺癌——低分化的甲状腺癌

是否应当把这两种类型的甲状腺癌放在这里讨论，专家们的意见并不统一。有的专家认为，这两种类型的甲状腺癌细胞分化程度较差，类似于未分化型甲状腺癌，与之前提到的分化较好的甲状腺癌归入一类，会引起误导。事实上，确实有不少专家更愿意把这部分甲状腺癌算作恶性程度略低的未分化型甲状腺癌，而不是乳头状或者滤泡状甲状腺癌的某个亚型。

岛状甲状腺癌中的"岛状"是指癌细胞形成的一个个小细胞团，被纤维（瘢痕组织的胶原带）包裹，像岛状或鸟巢一样。实性/小梁性变异亚型甲状腺癌中的癌细胞则呈褶皱状或环状紧密地排列在一起。

与分化较好的甲状腺癌相比，这两种类型甲状腺癌的癌细胞生长速度更快。在细胞核内常能看到活跃的有丝分裂，这是细胞迅速分裂和细胞数目扩增的一种征象。这种肿瘤亚型自身的血液供应不能满足细胞的过度生长，手术切除的癌组织中可能出现坏死（死亡的肿瘤细胞、衰老的红细胞、细胞碎片和废物）。有丝分裂频繁和坏死都是预后更差的征象。

这两种类型的甲状腺癌预后介于分化较好的甲状腺癌（10年生存率为98%）和未分化型甲状腺癌（5年存活率为0）之间。总体来说，这两种亚型的5年生存率是65%~85%，10年生存率是34%~67%，平均生存年是3.9年。

有时，这些恶性程度较高的癌细胞会与典型的乳头状或滤泡状甲状腺癌细胞并存。如果岛状和实体/小梁性变异亚型甲状腺癌的成分不超过肿瘤的50%，那么患者的预后将和典型的乳头状或者滤泡状甲状腺癌相似；但如果超过50%，那么肿瘤的生物学行为接近于纯粹的岛状和实性/小梁性变异亚型甲状腺癌，预后较差。

许特尔细胞变异亚型滤泡状甲状腺癌

1928年首次发现了这种甲状腺癌的变异类型。许特尔细胞变异亚型滤泡状甲状腺癌占所有乳头状甲状腺癌的3%～4%。这种类型的癌细胞有很多细胞质，染色后呈比典型滤泡状甲状腺癌细胞颜色更为明显的深紫色，也被叫作"嗜酸细胞"。由于长期炎性浸润，细胞线粒体损伤，细胞质可见粉棕色颗粒。这些嗜酸细胞也会形成一个个小滤泡结构，这一点和典型滤泡状甲状腺癌一样；如果形成典型的细胞核体征，那就与乳头状甲状腺癌一样。是否存在包膜侵犯以及包膜侵犯的程度决定了许特尔细胞变异亚型的侵袭程度。典型的滤泡状甲状腺癌和许特尔细胞变异亚型甲状腺癌（HCV）又可分为：①无浸润或轻微浸润（低于4个浸润病灶）。②广泛浸润。最近的报道表明：癌细胞浸润血管是否超过4处是预测滤泡状甲状腺癌和HCV恶性程度的指标之一。

许特尔细胞变异亚型甲状腺癌中，有50%以上的患者会有慢性淋巴细胞性甲状腺炎，分子学检测显示在恶性度较高的许特尔细胞变异亚型甲状腺癌中存在*BRAF*基因突变和*RET/PTC*基因重排。

HCV常有多个病灶，比典型的滤泡状甲状腺癌更容易发生淋巴结转移。HCV更容易比乳头状甲状腺癌通过血液向远处转移。如果在显微镜下，癌细胞呈现为实体或小梁性，往往说明癌细胞的恶性程度较高；只有轻微包膜浸润的HCV与传统的滤泡状甲状腺癌的恶性程度相似。有必要对整个肿瘤的包膜进行详细的组织学检查，从而决定选择何种治疗方案。

基因组学检测显示，HCV具有与PTC或FTC不同的独特的基因。与典型的PTC或FTC不同，HCV主要包含了PIK3CA-Akt-mTOR以及Wnt/-catenin信号通路的基因突变，而这些在常见的甲状腺癌中并不常出现。

虽然^{131}I治疗对很多HCV患者有一定疗效，有效率在38%左右，但总体而言HCV的癌细胞对^{131}I的敏感性没有典型的滤泡状甲状腺癌好。放射性碘治疗无效的HCV患者如果出现复发或肿瘤残留，最好的治疗方法是再次手术和外放射治疗。

结论

乳头状甲状腺癌有多种少见的变异亚型，滤泡状甲状腺癌只有一种变异亚型——许特尔细胞变异亚型。我们分析人类基因组以获得独特分子特征的能力不断增强，这在深入分析肿瘤发病原因方面带给我们新的视角，有可能彻底改变我们对甲状腺癌的治疗和随访方案。我们最终的目标是改善患者的远期结果，包括患者的生活质量，同时尽量减少因诊断甲状腺癌带给患者的思想负担。

有些变异亚型的癌细胞比典型的乳头状或滤泡状甲状腺癌细胞恶性程度更高，但有些与典型癌相似。显微镜下的一些细胞病理学特点能够显示肿瘤细胞的恶性程度到底如何，了解这些能够有助于医生采取合理的治疗方案，因此可以做到个体化的治疗而避免不必要的过度治疗方案。侵袭性特征和基因标志物的存在可以让我们选择更早以及更强有力的治疗方案。

目前美国甲状腺学会制定的指南对这些潜在的侵袭性甲状腺癌亚型的管理在诊断时就采取了强有力的措施。包括甲状腺术后采用较高剂量的^{131}I（100~200毫居里）治疗，以及甲状腺切除术时广泛中央区及侧区淋巴结清扫。这些少见变异亚型的甲状腺癌至少属于中度复发危险分层，这有助于治疗人员对患者进行更严格的监测和更密切的随访。很多情况下，当放射性碘不敏感时，PET/CT影像学对低分化甲状腺癌检测的敏感性更好。

尽管现在有望延长这一类侵袭性肿瘤患者的平均寿命，但在疾病治愈方面仍是非常有限的。越来越多的药物可以用来治疗对传统治疗无反应的晚期肿瘤的患者。虽然这类药物对甲状腺癌的各种变异亚型是否有效还需进一步观察，但至少丰富了我们的治疗选择。肿瘤基因的多激酶抑制剂，例如肿瘤启动子抑制剂，是一种前景很好的药物。其他一些靶向药物主要针对RET、BRAF、MEK激酶、血管内皮生长因子受体（VEGFR）或磷脂酰肌醇（PI3K）通路的基因突变位点。

第 14 章

儿童和青少年甲状腺癌

Andrew J. Bauer, Gary L. Francis

大部分家庭可能从未想到自己的孩子会有甲状腺结节和甲状腺癌。

在疾病的诊断和治疗过程中，人们会关注很多问题。对这些新涌现出来的问题，不了解的时候难免会产生很多焦虑。大多数人都想知道癌症是怎么发生的，并且患者貌似非常健康没有任何症状。有些人可能毫无困难地度过这个过程，而有些人可能会不接受、愤怒或者难过。这些都是对疾病的自然反应，可以在诊断和治疗过程中的任何时间出现。

本章节将会通过提供给患者、患者父母以及其他亲属的一些信息，帮助他们理解患者可能面临的情况。我们希望通过科普将这种焦虑降到最低，但由于疾病和患者情况的差异，很难面面俱到。我们鼓励提出问题并从专业资源获取可靠的信息及选择最佳治疗，鼓励参加近10年越来越多的与癌症相关的研究及教育。

概述

儿童甲状腺癌的诊断，多是在影像学检查或体格检查时偶然发现甲状腺部位出现了无症状的结节或包块。像成人一样，儿童也会有甲状腺结节。但是，儿童甲状腺结节其实很少见（发病率：儿童1%，青少年15%，成人50%），多发生于儿童时期接受过放射性治疗的非甲状腺癌的幸存者中，或者有甲状腺结节或甲状腺癌家族史的患者中，以及患有甲状腺功能亢进（Graves病）和甲状腺功能减退（桥本甲状腺炎/淋巴细胞性甲状腺炎）等自身免疫性甲状腺疾病的儿童中。

过去10~15年间，患甲状腺癌的儿童（以及成人）的数量有所增加，这可能与一些环境因素的改变有关，也可能与甲状腺疾病家族史和放射暴露史有关，还与人们对甲状腺癌的认识提高、对颈部结节进行早期评估和诊断有关。

虽然与成人相比，儿童甲状腺结节比较少见，但只要儿童得了甲状腺结节，就要进行全面的检查，因为儿童中20%~30%的甲状腺结节是癌（成人结节中有10%~15%是癌）。在过去15年，有越来越多关于儿童为什么患甲状腺结节和甲状腺癌的研究，但是仍然还需要更多的研究。研究发现，绝大多数儿童甲状腺癌的情况都很好，然而，甲状腺癌并发症的风险是增加的，往往与不完全评估及手术的并发症相关。为了获得最佳治疗结局，需要进行个体化治疗，治疗的目标是减少并发症，对于已经转移到颈部淋巴结和肺脏的侵袭性甲状腺癌应采取更积极的治疗措施，对病变局限在甲状腺内的癌症可以不采取积极的治疗方案。

在一个治疗经验丰富的儿童甲状腺癌治疗中心进行治疗是减少并发症的一个重要方法。你可以询问你的治疗医生治疗儿童（19岁以下）甲状腺结节和甲状腺癌的经验情况，如果你没有得到满意的答复，还可以到第二家医疗机构进行咨询。

甲状腺结节和高分化甲状腺癌

患甲状腺结节的儿童通常被分为两组：青春期前和青春期后。这些并不绝对，但两组在制定治疗方案时会有不同。青春期前儿童甲状腺癌发生淋巴结和肺脏转移的风险更高，手术并发症的风险更大，疾病持续存在的风险更高（疾病缓解率更低）。

青春期后（青少年）的孩子中，甲状腺癌在女孩中比男孩中更多见。有些青少年小时候为了治疗其他疾病而接受过放射治疗，青春期后也可能发生甲状腺结节和（或）甲状腺癌。甲状腺对辐射十分敏感，接受放射性治疗时年龄越小，甲状腺疾病发展得越快。在辐射暴露之后，甲状腺疾病［甲状腺功能减退、甲状腺结节和（或）癌］的发病率会增加40倍，继发肿瘤的发病时间通常在治疗后的5～30年。

为什么儿童会得甲状腺癌？

目前我们还不清楚甲状腺癌的确切病因，但已经发现某些因素是甲状腺癌的危险因素。正常细胞的生存时间有限，但癌细胞却可以无限生长，究其原因，一种理论认为：癌细胞可以绕过生长的"生理检查点"，所以可以实现永生化。DNA异常（某些与癌症相关的特殊基因突变）和某些生长因子异常在上述过程中起一定作用。另外，免疫应答反应（我们体内抗击感染的过程）以及儿童甲状腺还处于生长期也是重要的原因。

医疗辐射暴露

曾暴露于辐射环境下的儿童，发生甲状腺结节和甲状腺癌的概率较大，因为甲状腺对辐射比较敏感。1980年以前，许多儿童因多种疾病而接受了放射治疗，如头皮癣、面部痤疮、胸腺增大等。现在这些治疗已经被摒弃，因为人们已经了解到儿童接受放射治疗后甲状腺癌的发生概率会大大增加。另外，与大剂量放射线相比，小剂量放射线更易导致甲状腺异常甚至甲状腺癌，这是因为大剂量放射线通常会杀死所有的细胞，而小剂量放射线会损伤细胞的DNA，这种损伤（DNA突变）增加了细胞无序生长的风险，导致了甲状腺结节和（或）甲状腺癌的形成。

儿童因为患其他肿瘤（如脑瘤、白血病和淋巴瘤）而进行放射治疗时，甲状腺也会暴露在放射线辐射中。即便辐射量不大，如50拉德（1拉德=1戈瑞或100拉德=1厘戈瑞），也能对甲状腺造成足够的伤害并增加甲状腺结节和甲状腺癌的发病风险。如果在10岁之前，头颈部接受过200～2000拉德的辐射照射，则发病风险更大。总体来说，头颈部放射治疗后的患者中，约10%将来可能会得甲状腺癌，其中大多数潜伏期（从暴露到发病的时间）为15年左右，少部分直到暴露35年后才发病，但是儿童的潜伏期可短至5年。目前还不清楚为什么儿童的甲状腺会比成人更容易受到辐射损伤。

环境中的辐射暴露

大多数人都会担心污染、污染物以及电子设备（手机、电脑）的使用会不会增加癌症的风险。已有数据清晰显示几种毒素暴露后可以增加癌症的风险，这取决于毒素暴露的剂量和持续时间以及个人的遗传背景。一些与癌症相关的常见毒素包括：太阳辐射（皮肤癌）、烟草（口腔癌、肺癌以及膀胱癌）、煤焦油/煤沥青（皮肤癌）、木屑（鼻窦和鼻旁窦癌）、氯乙烯（肝癌）。然而，在400种可能的潜在致癌物中，与甲状腺癌相关的是因非甲状腺疾病和（或）非甲状腺癌接受头颈部放射治疗、吞食或吸入放射性碘（^{131}I），例如在1986年发生于白俄罗斯的切尔诺贝利核电站核泄漏事故。此外，最新的研究证据表明接触多溴二苯醚（PBDEs）会增加患甲状腺癌特别是乳头状甲状腺癌的风险。多溴二苯醚是一种用于建筑材料、电子产品、塑料和纺织品的阻燃剂。目前没有证据显示过度使用手机可以增加甲状腺癌的风险。

核泄漏事故发生时，可以采用一些防护措施使甲状腺免受放射性物质的损伤。包括食用未受放射性物质污染的水、牛奶等食物以及使用稳定的碘化钾阻断甲状腺对^{131}I的吸收。如果发生辐射和核事故，当地卫生部门和应急机构应启动应急计划，对人们是应就地防护还是撤离做出相应指导，并教会人们何时有必要以及如何通过碘剂保护甲状腺。若您想了解更多信息，可登录疾病控制预防中心（https：//emergency.cdc.gov/radiation/ki.asp）和世界卫生组织网站（http：//www.who.int/ionizing_radiation/pub_meet/iodine-thyroid-blocking/en/）进行查询。

其他遗传性甲状腺癌综合征

一些乳头状甲状腺癌是遗传的（一代传给下一代），而且是显性遗传（父母任何一方患病，都会有50%的可能传给孩子）。如果家族中的多代人中都有同一种癌症或同一组癌症，要考虑到由遗传因素造成癌症的可能。如果癌症患者年龄较小，应考虑遗传因素的存在。如果家族中之前并没有癌症的患者，那么第一个被诊断为癌症的患者通常被称为"首发病例"。一旦癌症易感综合征被确诊，应该对家族中其他成员进行癌症基因筛查，筛查的结果可能让一些人很愤怒，而另外一些人可能会更放心，但不应将携带疾病基因视为"罪过"。这些肿瘤综合征的出现无法解释也不可避免，但通过筛查会使那些可能受影响的成员更早发现癌症并及早治疗。

表14-1中列举了与甲状腺癌风险相关的常见的肿瘤综合征。这些肿瘤综合征中一些与良性相关，而一些与恶性相关。有时我们可以基于对肿瘤综合征的了解对疾病进行预测。然而，每一个个体都是不同的，可以出现或不出现相关的肿瘤（术语为"外显率"），同一个家族中不同人的肿瘤可能会出现不同的生长和扩散速度（术语为"表达性"）。

表 14-1　与分化型甲状腺癌相关的遗传性肿瘤综合

肿瘤综合征	甲状腺癌类型	其他癌症	相关基因
PTEN错构瘤综合征	乳头状甲状腺癌或滤泡状甲状腺癌	女性：乳腺癌或子宫内膜癌； 男性与女性：肠息肉、肾脏肿瘤	*PTEN*
家族性腺瘤性息肉（FAP，也称Gardner's综合征）	乳头状甲状腺癌（筛状–桑葚胚变异型）	肠息肉、直肠结肠癌、皮肤癌、骨肿瘤	*APC*
DICER1综合征	乳头状甲状腺癌或滤泡状甲状腺癌	肺囊性肿瘤（出生到5岁）、卵巢肿瘤、肾脏肿瘤、眼鼻肿瘤	*DICER1*
Carney综合征	乳头状甲状腺癌或滤泡性甲状腺癌	神经性肿瘤、肾上腺肿瘤、垂体肿瘤、卵巢肿瘤和睾丸肿瘤	*PRKARIA*
多发内分泌腺瘤（MEN）2型	甲状腺髓样癌	甲状旁腺肿瘤和肾上腺肿瘤	*RET*原癌基因

成人和儿童的甲状腺结节和甲状腺癌在表现上有区别吗？

有区别。大多数甲状腺结节不是癌，不过儿童甲状腺结节的恶性风险明显高于成人。因此，所有儿童甲状腺结节都应当尽快接受全面的检查。幸运的是，初步进行的检查为超声检查，其风险比较低，不会造成伤害，可以对需要进行进一步检查的结节进行初筛。超声检查非常敏感，可以检测直径只有2~3毫米的异常包块，但这些小结节不一定需要进一步评估。超声检查操作者和报告者的丰富经验有助于对疾病做出确切的诊断。

与成人不同的是，大约半数的甲状腺癌儿童在诊断时会发现颈部肿物（淋巴结肿大）。淋巴结肿大的原因通常是炎症，但是对于一个甲状腺癌的患者来说，往往是癌细胞转移的结果。成人甲状腺癌的淋巴结转移往往预示着预后较差，但在儿童中并非如此。炎症引起的淋巴结肿大通常在下颌，而与甲状腺癌相关的淋巴结肿大通常出现在颈部的中下部，通常只在右侧或左侧。淋巴结不红肿、摸起来温度不高也不痛，通常患者没有感冒或感染的症状。您可在一个关于甲状腺体格检查的视频中看到淋巴结肿大的病例（点击http：//www.youtube.com/watch？v=Z9norsPKfU，患者为8分45秒的二号患者）

约15%儿童甲状腺癌患者出现颈侧淋巴结转移，也会同时发现肺转移。如果成人发生癌症的肺转移，存活率往往明显下降，但儿童肺转移多数不会恶化。

目前缺乏对儿童甲状腺癌患者的长期随访资料。目前为止的数据显示儿童和青少年甲状腺癌的生存率是98%，不过，有些患者在随访中出现癌症复发，即使在诊断后的30~40年也可能会出现。目前没有好的方法可以预测哪些癌症患者可能会复发，所以建议所有在19岁之前诊断为甲状腺癌的患者都需要进行终身监测随访，包括实验室检测和影像学检查，随着时间的推移检查的频率可能减少。

最重要的研究领域之一是发现临床和分子学标志物，以便可以更好地评价患者是否可以从更积极的治疗及^{131}I治疗中获益。这有助于减少过度治疗及降低相关并发症的风险，同时可以维持良好的生存率。

美国甲状腺学会儿童工作组于2015年发表了甲状腺结节与分化型甲状腺癌诊治指南（https：//www.thyroid.org/professionals/ata-professional-guidelines/），同时工作组的联合主席成立了一个儿童甲状腺医生组成的联盟，目的是更好地提高治疗路径、优化治疗方案，以便获得更好的治疗结果。

评估

评估甲状腺结节良、恶性的检查包括：甲状腺功能检查（血清TSH）（见第3章和第4章）、甲状腺超声（见第22章）、甲状腺结节细针穿刺细胞学检查（见第8章）等。通常情况下，没有血液检查可以区分甲状腺结节是否是癌症。最重要的检查是甲状腺超声。甲状腺超声检查可以显示是否有甲状腺结节、结节的形态以及是否有颈部淋巴结转移的证据。尽管甲状腺超声检查在一些儿童中可以很好地区分良性结节以及恶性结节，但对于大多数患者，超声的目的是区分哪些结节需要进一步进行FNA检查。尽管每一项检查结果都很重要，但是决定最佳治疗方案需要综合考虑所有检查（TSH、超声、细针穿刺）。

因为评价与处理儿童和青少年甲状腺结节和甲状腺癌的重要部分与成人相似，在第2章、第3章介绍了甲状腺功能如TSH和甲状腺激素水平的检查，第8章介绍了甲状腺结节细针穿刺细胞学检查，第22章将介绍甲状腺超声和CT检查，第19章、第20章将介绍放射性核素扫描，第23章将介绍PET检查。本章节将介绍儿童与成人的处理方法的不同之处。

儿童和青少年良性甲状腺结节的处理

对儿童或青少年而言，如果超声检查和细针穿刺细胞学结果提示为良性，应该进行随访，不需要手术。如果超声检查强烈提示为良性结节，那么可以不进行细针穿刺检查。如果结节含有50%~75%的液体而没有实性或非囊性结节的特征，这个结节符合囊性结节的标准，另一种情况是结节中没有实性组织只含有液体，那么这个结节为单纯囊性结节。如果不进行手术治疗，要通过仔细查体和超声检查以确定结节的大小和形态没有明显的改变。一旦结节比较稳定，随访的频率可以减少。大多数良性结节大小稳定，如果通过超声检查发现结节长大，就需要再次行细针穿刺细胞学检查或手术切除。一些临床特点也能帮助我们决定对结节是随访还是手术切除，包括：①患者年龄。②辐射暴露史。③甲状腺结节或甲状腺癌家族史。④患者及家属的意愿。

如果结节患者同时伴有血清TSH水平偏低或下降，那么结节本身可能有分泌甲状腺素的功能。这种类型的结节被称为"热"结节、"毒性"结节、"高功能"结节或"自主功能"结节。这一类结节的最佳处理方法还没有定论。"热"结节是癌症的可能性比较小，但还是应该通过超声特征来判断是否需要进行细针穿刺（FNA）。因为有的报道显示这些结节可能为甲状腺癌，有些外科医生会对儿童和青少年结节进行手术切除，但是对这种做法目前还存在争议。在成人和较大的青少年中，如果超声检查不考虑甲状腺癌，同时TSH水平低于0.1毫单位/升，结节周围正常组织没有摄碘活动，那么可以考虑使用^{131}I而不是手术对结节进行治疗。对于接受手术的患者来说，如果结节只在一侧的甲状腺，那么可以切除部分甲状腺，使剩下的甲状腺组织有足够的功能将患者甲状腺激素的水平维持在正常范围。这种情况下需要反复进行实验室检查以确保正常的甲状腺激素水平。一些患者即使甲状腺还剩下一半，仍需要服用左旋甲状腺素进行补充治疗。原因可能是"热"结节对TSH抑制的延迟反应影响到对侧甲状腺，或者是由于桥本甲状腺炎导致剩余甲状腺腺体功能不佳。

甲状腺癌的治疗

儿童和成人甲状腺癌类型包括：乳头状甲状腺癌（PTC）、滤泡状甲状腺癌（FTC）（见第12章和第13章）和甲状腺髓样癌（MTC）（见第40章）。分化型甲状腺癌包括乳头状甲状腺癌（PTC）和滤泡状甲状腺癌（FTC），它们的癌细胞与正常甲状腺细胞具有相似的功能，但是DNA发生的改变导致它们可以生长和扩散（转移）。最重要的是，在19岁以前诊断为PTC和FTC的患者保持了吸收碘的能力，这使我们有机会在甲状腺术后使用^{131}I对残存甲状腺癌细胞（如颈部及远至肺脏的癌细胞）进行治疗。甲状腺髓样癌来源于另外一种类型的细胞，这些细胞分泌不同的蛋白同时没有吸收碘的能力，因此如果甲状腺髓样癌发生转移，我们不能使用^{131}I进行治疗，因为^{131}I治疗很难对转移的癌细胞进行破坏。然而，对于不吸收碘或对^{131}I治疗无反应的分化型甲状腺癌或已经发生转移的甲状腺髓样癌，每年都会有新的治疗药物开发出来。有关药物的进一步讨论见第39章。

治疗概述

总体而言，儿童和青少年甲状腺癌的初始治疗方案与成人相同，包括手术治疗（见第11章）和放射性碘清甲治疗（见第24章）。

手术治疗

一半以上的乳头状甲状腺癌儿童在确诊的同时发现淋巴结转移（50% ~ 80%），还有不少出现了远处转移，主要转移部位是肺部和骨骼。手术的目的是切除整个甲状腺以及所有转移的淋巴结。

很多家长会问，为什么在一侧甲状腺中发现结节却要建议切除全部的甲状腺？多项研究显示，20%以上的甲状腺癌患者即使超声检查显示组织结构正常或未受累及，仍在对侧甲状腺发现了甲状腺癌。这些研究显示如果另一侧甲状腺没有一起切除，那么将显著降低疾病的缓解率和增加癌症的复发率。复发率增加的原因很可能在于手术未切除的甲状腺中还有非常小的癌组织，小到只能通过显微镜看到，而在体格检查和超声检查时却无法发现。因此即使是仅在一侧甲状腺腺叶中看到恶性结节，也应该切除全部甲状腺，以减少复发的风险。

遗憾的是，儿童和青少年甲状腺癌手术的并发症风险也比较高，尤其当术者不是专业的儿童甲状腺外科医生时，并发症发生率更高。并发症包括：甲状旁腺（紧紧附着在甲状腺后面的4个小腺体）损伤所致的低钙血症、喉返神经损伤所致的声带功能障碍等。因为术后常见一过性的低钙血症，所以多数患儿术后需要留院观察血钙情况2 ~ 7天，如果血钙下降，应及时给予钙剂和维生素D。一过性低钙血症往往在2 ~ 4周可以恢复。为了减少并发症的发生，我们推荐由专业的甲状腺外科医生来实施手术。

^{131}I 治疗

第24章将详细讨论放射性碘（^{131}I）清甲治疗。第25章将介绍^{131}I的剂量选择，儿童^{131}I剂量的选择有多种方法，包括：①根据体重（1.0 ~ 3.0毫居里/千克）。②基于成人用药经验［清甲治疗常用剂量30 ~ 100毫居里，软组织/肺脏转移100 ~ 200毫居里，骨转移200 ~ 250毫居里（见第25章）］采用剂量百分比（与70千克成人相比，儿童体重所占百分比）来确定^{131}I的治疗剂量。③剂量测定法（一种确定患者体内^{131}I清除率的方法）可以使患者有机会使用尽可能高的安全剂量（见第21章）。^{131}I的剂量可以基于全身扫描的结果，全身扫描是在给予治疗剂量的放射性碘之前，通过低剂量的放射碘检查可以使临床医生了解术后有多少残余甲状腺组织（见第19章和第20章）。基于体重和体重百分比计算的^{131}I剂量是最常用的两种方法，通常用于特别年轻的患者及需要重复进行^{131}I治疗的患者，特别是发生肺脏转移的患者。

^{131}I治疗后的全身骨扫描通常在治疗后的3~10天进行，扫描的目的是检查其他部位是否还有低剂量全身骨扫描未发现的甲状腺癌。有20%以上的患者在身体其他部位都存在甲状腺癌，这并不意味着要立即进行额外治疗，而是决定了随访监测的安排。

患者进行^{131}I治疗之前需要低碘饮食（见第16章），同时停用甲状腺激素药物2~3周（见第17章）或者注射两次基因重组人TSH（rhTSH或Thyrogen®）（见第18章和第26章）。你的治疗小组会为你详尽介绍^{131}I治疗前的准备工作，以及治疗后的安全注意事项。按照计划，^{131}I治疗的过程中，你需要5~8天不去上班或上学，具体时间取决于多种因素。^{131}I的副作用将在第27章中介绍。

对于肺部发生转移的甲状腺癌患者，重复^{131}I治疗可能使甲状腺癌患者获益，治疗的时机取决于多种因素，具体需要与你的医生共同讨论。许多发生肺部转移的患者需要多次^{131}I治疗以消除癌症，可能与初次治疗间隔1年或更久。尽管目前没有明确每个患者的最大累积剂量，但是在进行额外的^{131}I治疗之前需要权衡多种因素，包括获益和治疗的副作用。

促甲状腺激素抑制治疗

促甲状腺激素抑制治疗和甲状腺激素制剂将在第30章中详细介绍。通常来说，所有进行甲状腺全切除术的患者都需要进行甲状腺激素替代治疗。大多数患者每天服用一次左旋甲状腺素（LT$_4$）可以达到很好的效果。与没有甲状腺癌的甲状腺功能减退患者相比，甲状腺癌患者需要服用更大剂量的LT$_4$从而使血清促甲状腺激素（TSH）水平低于正常范围（低于0.5毫单位/升以下或更低，具体根据癌症侵袭程度确定）。将TSH保持在较低水平，可以降低刺激残留癌症生长的概率，因此患者服用甲状腺激素是甲状腺癌治疗的关键部分。一旦患者病情达到缓解，可以减少LT$_4$的剂量，将TSH水平控制在正常范围的下限就可以（接近1~2毫单位/升）。

治疗结局

高分化型甲状腺癌的预后非常好，儿童乳头状甲状腺癌患者的生存率大约有95%。因此，治疗的目标是减少并发症的出现，患者最好就医于一个在该领域有丰富经验，并可对癌症进行分层管理的医院。

有很多乳头状甲状腺癌患儿在第一次手术和^{131}I治疗后病情缓解，但也有一些患者可能需要再次手术及多次^{131}I治疗后才能缓解，也有一小部分患者尽管进行手术及^{131}I治疗，也无法获得缓解。

对于这些即使反复治疗，仍发生了癌症进展的患者，最好的治疗方法是服用靶向化疗药物。这些药物大多通过抑制甲状腺癌细胞的生长通路，减慢癌症的生长，但是并不能杀死癌细胞。然而随着新的药物相继应用于临床，一部分药物在杀死癌细胞方面取得了一些效果。了解甲状腺癌患者基因改变（突变）可以帮助选择治疗药物。一些新型药物目前仅用于大型中心的临床试验。

缓解

符合下述所有条件时，提示甲状腺癌缓解：①没有癌细胞残留或复发的实验室证据（检测不到甲状腺球蛋白和抗甲状腺球蛋白）（见第4章）。②没有癌细胞残留或复发的影像学证据：a. 首次术后放射性碘扫描或者近期全身放射性碘扫描中，甲状腺区域外没有出现碘的摄取。b. 颈部超声扫描是阴性的。c. 胸、肺CT扫描结果是阴性的（对于有肺转移的患者）。甲状腺球蛋白＜2纳克/毫升符合缓解的标准。对于未进行甲状腺全切除术或部分甲状腺切除术后未进行[131]I治疗的患者，可以检测到甲状腺球蛋白，如果甲状腺球蛋白水平偏低（＜5纳克/毫升）或者没有继续增长的趋势，也有可能是癌症缓解，但是仍有残留的非癌性甲状腺组织存在（见第4章）。

有的患者可以产生抗甲状腺球蛋白抗体，这类患者占所有患者的20%~30%。这种抗甲状腺球蛋白抗体可以持续升高很多年。如果抗甲状腺球蛋白抗体在开始时就很低，最终可能无法检测到。如果抗甲状腺球蛋白抗体开始时很升高，则应该呈下降趋势，最终可能无法检测到。抗甲状腺球蛋白抗体会干扰甲状腺球蛋白的准确测量，使治疗方案的制定更加困难（见第4章）。

基于影像学检查结果，有几种方法可以确定疾病缓解的程度。对于癌症局限于颈部的患者，颈部超声检查阴性，同时甲状腺球蛋白水平＜2纳克/毫升提示疾病缓解。对于存在肺部转移的患者，胸部CT扫描阴性，同时甲状腺球蛋白水平＜2纳克/毫升提示疾病缓解。如果甲状腺球蛋白＞2纳克/毫升，超声和胸部CT没有发现明确病灶，需要进行TSH刺激（TSH＞30毫单位/升）下的血清甲状腺球蛋白测定和放射性碘全身扫描，以发现残余甲状腺癌。某些情况下，放射性碘全身扫描后3~10天可以进行[131]I治疗。如果没有发现放射性碘的摄取，无法解释血清甲状腺球蛋白水平升高的原因，可以考虑使用[18]F-FDG-PET-CT检查，以发现失去摄碘能力的癌症病灶（见第23章）

疾病的持续存在和复发

疾病持续存在是指：疾病从来没有获得缓解（患者没有任何时间处于无癌症状态）。疾病的复发是指：疾病缓解至少6个月到1年，癌症再次复发。疾病复发通常最初通过显微镜检查发现，但是实验室或影像学检查无法检测出，但会逐渐进展到可以检测的程度。复发的疾病可能在癌症明显治愈几年到十几年都无法检测出来，因此对于甲状腺癌患者长期监测随访非常重要。

出现肺转移的儿童，1/3以上的患者病程发展比较慢，但是疾病长期存在。换句话说，尽管使用了[131]I等多种治疗方法，癌症仍可能存在，但是不会生长。然而，多年后癌症可能开始生长并需要额外治疗。根据以往的经验，这些儿童的长期存活率比较理想。基于这一点，对Tg阳性且水平比较稳定、胸部CT显示肺部转移病灶数量及大小没有增加的儿童，可以不考虑重复使用[131]I治疗。

尽管存活率比较高，但是儿童甲状腺癌比成人更容易复发。符合下列条件的儿童更容易复发：①小于10岁。②有广泛淋巴结转移特别是甲状腺外生长的证据和（或）淋巴结向周围组织侵犯的证据。③有远处转移的病史。幸运的是，儿童疾病复发的结局比成人好。

监测

　　监测通常是指规律进行血液检测以及影像学检查。血液检查有两个目的：①检测甲状腺激素水平以便可以根据儿童生长发育的特点调整左旋甲状腺素的剂量。②检测甲状腺球蛋白和抗甲状腺球蛋白抗体的水平。甲状腺球蛋白和抗甲状腺球蛋白抗体并不是甲状腺癌所特有的，但是通常都是由甲状腺细胞产生的。在治疗初始阶段，血液检测通常每3个月复查一次，在青春期结束特别是复查结果显示疾病完全缓解后复查频率可以减少。疾病完全缓解后，至少每年要进行一次血液检测或者根据残余疾病的情况进行更多的检测。

　　影像学检查通常每6~12个月进行一次。如果患者证实为治愈，则可以减少检查的频率。颈部超声检查是监测最常用的以及最有帮助的影像学检查，其他的检查技术还包括：CT、MRI以及放射性碘全身扫描。

预后

　　通常来讲，儿童甲状腺癌预后比较好，远期生存率达95%以上。很多患儿在首次治疗后就会缓解。对于疾病持续存在和复发的那些儿童，有3/4最终也能缓解。由于在治疗后长达30~40年的时间都有复发的风险，所以要对甲状腺癌患儿进行长期随访。

儿童甲状腺髓样癌

　　甲状腺髓样癌（MTC）是甲状腺癌的一种特殊类型。与其他类型的甲状腺癌相比，它的评估方法和治疗方案不同，第40章将详述。MTC可能是散发的或遗传的。多数儿童患者属于遗传性MTC，很可能伴随甲状腺旁腺肿瘤和肾上腺肿瘤。MTC通常是遗传性多发性内分泌腺瘤2型（MEN2）的一部分，在第9章和第40章中有更详细的阐述。

背景

　　MEN2是一种常染色体显性遗传疾病，意味着如果父母一方患病，则有50%的概率将该基因（RET原癌基因）传给下一代。MTC在治疗上也不同于其他的甲状腺癌，在出现淋巴结转移之前就应该切除甲状腺，为恢复提供最佳机会。后面的内容中，我们将讨论MTC和其他类型甲状腺癌的区别，希望在疾病评估和治疗上为患儿及其家庭提供帮助。

什么是 MTC？

　　MTC是甲状腺癌的一种类型，它是从甲状腺嗜铬细胞（或者叫C细胞）发展而来的。C细胞不同于其他类型的甲状腺癌细胞，起源于胚胎时期的神经系统。因此，与甲状腺的其他细胞不同，C细胞不吸收或者利用碘，不产生甲状腺球蛋白，也不对甲状腺激素做出反应。不幸的是，这意味着我们不能使用^{131}I治疗MTC，也不能在术后使用大剂量甲状腺激素抑制 MTC 的癌细胞生长。

细胞生长方式的某些异常导致了 MTC 的出现,使细胞呈持续生长状态。这种异常发生在一种叫作 RET 受体的蛋白中。在正常情况下,这种受体处于"关闭"状态,即这种蛋白无活性。MTC 或 MEN2 患者及其家庭成员的 RET 受体的 DNA 发生了异常改变(基因突变),使各部位(甲状腺、甲状旁腺、肾上腺)的嗜铬细胞不受正常调节和控制。这种基因异常称为"活化突变",导致细胞进入了一种不受调节的生长方式。随着细胞的变化和分裂,它们进入早期癌前病变阶段,称为 C 细胞增生(CCH)。细胞继续分裂,就会到下一个阶段,称为微小髓样癌,这个阶段肿瘤非常小,仍会留在甲状腺内。随着 MTC 进一步生长,肿瘤具有扩散(转移)到甲状腺以外,到淋巴结以及其他区域例如肺脏、肝脏和骨骼的能力。

C 细胞分泌的主要蛋白叫作降钙素,血液中降钙素的水平随着肿瘤的生长而升高。降钙素主要用于检测和预测肿瘤是否增大或扩散,也可根据降钙素倍增的速度(倍增时间)对预后进行预测。随着肿瘤继续生长并出现更具有侵袭性的行为,它可能还会分泌另一种叫作癌胚抗原(CEA)的蛋白。

RET 受体 DNA 的特异性基因突变使患者出现了特定的临床疾病。基因变化的位置由"密码子"决定,密码子存在于受体的不同部位,其存在的位置决定了不同组织(甲状腺、甲状旁腺、肾上腺)的激活程度。由于该基因是遗传性的,可以通过血液检测来判断家族中其他成员是否存在异常基因。因为家族成员之间遗传的密码子相同,一旦知道特定的密码子,就可以以更快的速度、更低的成本对其他家族成员进行检测。医疗团队可根据密码子决定监测和治疗方案。美国甲状腺学会等多个学会对 MTC 和 MEN 的评估与治疗制定了相关指南。(https://www.thyroid.org/professionals/ata-professional-guidelines/)

谁会罹患 MTC?

MTC 以两种不同的方式发生:①作为一种非遗传的独立疾病(散发 MTC,儿童中不常见)。②作为遗传性肿瘤综合征(多发性内分泌腺瘤 2 型,MEN2)的一部分,通常缩写为 MEN2 或 FMTC(家族性甲状腺髓样癌,一种由 RET 原癌基因突变引起的常染色体显性遗传疾病)。

MEN2 有两种类型,包括 MEN2A 及 MEN2B。有多个密码子与 MEN2 相关,其中某些密码子具有较高发展为 MTC 的风险。与 MEN2B 有关的密码子只有一种,为 M918T。美国甲状腺学会(ATA)将可以发展为 MTC 的特定密码子根据危险分层分成 3 类:低风险、中风险和高风险(表 14-2)。

表 14-2　美国甲状腺学会 MTC 风险分类

风险程度	突变的密码子	切除甲状腺的推荐年龄
高风险	918	1 岁以前
中风险	634,883	根据降钙素的水平,在 5 岁或 5 岁以前
低风险	533、609、611、618、620、630、631、666、768、790、804、891、912	当血清降钙素水平升高或当父母或患者不想再继续进行监测血清降钙素时

MTC 患者就诊的原因

MEN2和（或）MTC患者去医院就诊最常见的原因为：①医生发现其存在甲状腺结节。②具有MEN2的临床表现。③其他家庭成员被诊断MTC和（或）MEN2（儿童和成人均常见）。多数被诊断为MEN2A的儿童患者没有症状，但以下几种情况除外：①患者患有一种肾上腺肿瘤（称为嗜铬细胞瘤），可以过度分泌肾上腺素及其代谢产物，临床表现为发作性头痛，并伴有脸红、出汗及高血压。②患者患有一种可以过度分泌升血钙激素的肿瘤（称为甲状旁腺功能亢进症），可以引起恶心、便秘、骨痛、意识障碍、嗜睡和疲劳。

随着年龄增长，MEN2B可以出现一些特征性表现。表14-3列出了这些与年龄相关的典型表现和诊断；MEN2B的遗传方式与MEN2A相同，但散发性比不易累及其他家庭成员的MEN2A更高。能够早期识别出婴儿的无泪、肌张力下降、便秘，对于及早诊断非常关键，这可以增加MTC扩散之前切除甲状腺的可能性。

表 14-3　MEN2B 的临床表现

症状或体征（具有相关表现患者的百分比）	表现/诊断的年龄
无泪（85%）	婴儿
肌张力下降（足内翻、髋关节脱位、肌力下降）	婴儿~2.5岁
喂养困难（45%）	婴儿
慢性便秘*，巨结肠风险增加	婴儿~1岁
长形脸	4~5岁
嘴唇或舌头有结节（黏膜神经瘤）	4~5岁
眼睑增厚和外翻（折叠）	10岁以上

＊：便秘与神经节细胞瘤（也称为假性巨结肠病）有关，主要表现是大肠神经异常导致的收缩力下降。

MTC 患者可能合并何种其他肿瘤？

表14-4对MTC的各种遗传形式与相关肿瘤进行了总结。

●嗜铬细胞瘤是能够使肾上腺激素和肾上腺素样激素大量增加的一种肾上腺肿瘤，症状包括头痛、高血压及阵发性面部潮红。

●甲状旁腺功能亢进是甲状旁腺异常增大，甲状旁腺产生的激素增加所致。症状是骨破坏导致的血钙升高、骨痛和骨质疏松。

表 14-4　MTC 的各种遗传形式

肿瘤或疾病	MEN2A	MEN2B
MTC	100%	100%
MTC的发病年龄	5~ 20岁或更迟或以上	1岁以内
伴嗜铬细胞瘤	10%~50%	50%
伴甲状旁腺功能亢进	20%~30%	0
伴特殊体征*	0	100%

＊：参见表14-3注释。

MEN2A

MEN2A是MTC综合征中最常见的类型，在所有病例中占75%。ATA指南中提到的"高危""中危"密码子突变的患者中，几乎有一半MEN2A患者会发生肾上腺嗜铬细胞瘤，还有30%以上的患者伴发甲状旁腺功能亢进（通常累及一个以上甲状旁腺）。肾上腺肿瘤的实验室筛查主要检测血液和尿液中肾上腺素的代谢产物（分解产物：3-甲氧基肾上腺素），甲状旁腺肿瘤主要通过检查血钙、血磷和甲状旁腺激素水平进行筛查。对于ATA高危密码子相关肿瘤的筛查从11岁开始进行，中危密码子相关肿瘤的筛查从16岁开始进行。

MEN2B

MEN2B不如MEN2A常见，通常发生于没有MEN家族史的家庭中。这是一种新的、罕见的、散发的突变。与MEN2B相关的MTC最大的不同是，患者出生时就患有MTC，它的侵袭性比与MEN2A相关的MTC侵袭性更强。因此治疗的目标是尽早识别患有此病的患者，并尽早进行甲状腺切除手术。患儿4岁时癌症可能已经从甲状腺扩散到周围淋巴结，因此如果4岁后才进行甲状腺手术，此病治愈的可能性就非常低。不幸的是，很多MEN2B患者是家族中第一个患有此病的家庭成员，因此直到儿童晚期或青少年期才被确诊，多数这样的患者MTC已经发生转移，即使是大范围手术也不能根除癌症。尽管如此，很多患者可以生存几年甚至数十年，但是可能需要重复手术或服用针对RET信号通路的靶向药物以减缓肿瘤的生长。

如前所述（表14-3）MEN2B有特殊的体征，可以提醒医生对其做出诊断。这些体征包括无泪、长形脸、舌头或者嘴唇上有质软的结节、便秘、肌张力下降、关节松动或过伸。

评估

尽管DNA检测发现RET突变患者的MTC可能几十年都不进展，但有90%最终将发生MTC，这取决于密码子突变和其他一些不确定的因素。大约有85%以上合并MEN2相关肿瘤的患者存在RET突变。在没有MTC家族史同时不合并其他肿瘤的散发MTC中，只有小于10%的患者有遗传性的RET突变。但散发患者也应该进行RET基因的检测，因为一旦发现基因突变，意味着他们也有发生其他内分泌腺体疾病的风险，并且有50%的可能把这种MEN2患病基因遗传给后代以及家族中其他成员（兄弟、姐妹、父母）。检测发现RET突变后，医生可以监测甲状腺C细胞增生（CCH）或微小MTC的进展，并且在甲状腺癌发生转移前及时进行甲状腺切除。

有MEN家族史的儿童

对于有MEN2家族史的儿童，应该尽早抽血检测RET突变。MEN2A家庭的儿童应在5岁之前检测；MEN2B家庭的孩子，一出生后就应进行RET突变检测。甲状腺切除手术的时间应该根据DNA异常情况即突变类型来确定（表14-2）。

在建议时间进行甲状腺切除术可以提高疾病治愈的机会。目的是在癌症转移到淋巴结或其他部位（肺、肝、骨骼）之前就进行甲状腺的切除（称为预防性甲状腺切除）。患者手术时间根据不同情况决定：①对于极高风险基因突变（918和MEN2B），手术应在1岁之前进行。②高风险的基因突变（634和883），手术应该在5岁之前进行。③中度风险基因突变，手术在5岁或5岁以后进行，手术时机取决于血清降钙素水平和（或）家族中其他成员的临床表现。对于选择推迟手术的患者和家庭，应该每6~12个月复查降钙素的水平以及每年进行一次甲状腺超声检查。

血清降钙素的水平应该随着年龄的增长逐渐降低：3岁之前血清降钙素的水平为35皮克/毫升左右，从3岁到成年阶段，血清降钙素的正常水平低于10皮克/毫升。如果血清降钙素水平升高但是在40纳克/毫升以下，提示有较高MTC风险（转移前期）。在临床工作中，如果血清降钙素水平开始升高，即使进入青少年阶段，也应尽早进行甲状腺切除术，因为升高的血清降钙素水平与甲状腺C细胞增生（癌前病变）的风险相关，随着血清降钙素水平的升高，进一步进展为MTC。如果血清降钙素水平正常，MEN2A患者可以继续进行监测。有些患者只想进行甲状腺切除手术，因为监测给他们带来的焦虑胜于对甲状腺手术的担忧。

如何评估有 MEN 家族史但 DNA 检测正常的儿童

在发生MEN2A相关疾病［MTC、嗜铬细胞瘤和（或）甲状旁腺功能亢进］的家庭中，有一些家庭的*RET*基因检测结果是正常的，这使得这些家庭的儿童有发生MTC或者其他MEN2肿瘤的不确定风险。对这些病例应该进行更全面的*RET*基因突变检测，以排除常见突变位点以外的其他基因突变。

MTC 儿童的评估

一些儿童是在检查甲状腺结节或者颈部肿大的淋巴结时发现了MTC。这些患儿发生局部侵袭、转移、疾病长期存在或者复发的风险更大。对于这些病例，应该进行*RET*基因检测，并且应该对颈部、胸部、腹部进行全面的检查。

治疗和随访

MTC的治疗方案是手术切除甲状腺。在手术之前，应该进行降钙素测定，明确诊断的同时也可以作为筛查疾病复发的依据。有MEN2家族史且大于10岁的儿童，应该在手术之前筛查一些相关的肿瘤（嗜铬细胞瘤和甲状旁腺功能亢进）。目前的指南建议基于密码子与肿瘤相关风险进行甲状腺全切除术。

通常在术后3个月检查血清降钙素，之后每6~12个月进行复查。之所以术后几个月才检测降钙素，是因为在有些病例中血清降钙素水平可能下降缓慢，过早检测会造成肿瘤没有切除干净的错误判断。6个月后，降钙素是评价疾病是否存在的一项很好的检测指标。在血清降钙素测不出的患者中，至少应该每年复查一次血清降钙素，因为有些MTC患者在多年后仍有可能复发。如果术后仍能检测到降钙素，则应该通过颈部超声来观察是否存在残余的MTC，同时也可以对颈部、胸部、腹部做其他的影像学检测，例如CT或者放射性同位素成像^{18}F–FDG–PET–CT以及其他影像学检查。如果经过影像学检查没有发现疾病的征象，最好进行临床随访并反复检测降钙素水平和间断影像学检查。

对于被诊断为MEN2的儿童，应该根据其*RET*突变的不同类型，从11岁开始进行ATA指南建议的极高危和高危密码子基因突变相关肿瘤的筛查，16岁开始进行中危密码子基因突变相关肿瘤的筛查（表14–2和表14–4）。嗜铬细胞瘤的筛查是检测血或尿中的肾上腺素样的激素，包括甲氧基去甲肾上腺素和甲氧基肾上腺素（肾上腺素的分解产物）。甲状旁腺功能亢进的筛查是检测血钙水平和甲状旁腺激素水平。应该在每年的常规体检（包括血压、身高、体重）中加入这些筛查。MEN2B患者不会发生甲状旁腺功能亢进，因此只需要对MTC和嗜铬细胞瘤的患者进行相关随访。

甲状腺手术后还需要服用药物吗？

甲状腺切除术后，所有患者都需要甲状腺激素的替代治疗。甲状腺激素（甲状腺素或者左旋甲状腺素）需要每天1次按时服用，对于婴儿也是如此。应该定期验血以确保用药量正确。如果药量合适，MTC患者的血清TSH水平应该在正常范围内。按时服药非常重要，因为甲状腺激素对于维持体温和能量是非常重要的，同时也维持体重、排便习惯、心率和血压、胆固醇代谢、月经周期和其他代谢系统的正常运转，甲状腺激素也是婴儿的神经智力发育所必需的。患者必须终身用药，并且定期检测血清甲状腺激素水平来确保药量恰当。

疾病长期存在、复发或者进展时该怎么办？

对于有淋巴结或者远处转移（多为肺脏、肝脏或骨骼）的甲状腺癌儿童，疾病长期存在和复发的风险很高。可以通过CT扫描（见第22章）、放射性同位素成像（^{18}F–FDG–PET–CT或其他）（见第23章）检查是否存在远处转移。如果血清降钙素水平高于1000皮克/毫升，MTC转移到颈部以外区域的可能性就会增加。

应该基于原来手术的范围、血清降钙素的水平和增加的速度（倍增时间）以及与癌症相关的症状/体征决定是否再次手术治疗。多次手术会增加手术并发症的风险，而切除所有癌症的可能性非常低。因此对于已经发生转移的MTC患者，治疗的目标是避免反复手术，其他可以选择的治疗方法包括外放射治疗和化疗。和其他类型的甲状腺癌相比，导致MTC发生的C细胞不能摄取碘，所以进行放射碘扫描和^{131}I治疗没有意义。

对于所有MEN2患者，尤其是MTC发生转移和进展性疾病（需要手术以外其他治疗方案）的患者，为优化治疗结局，有必要选择一家权威并且手术经验丰富的医学中心，以寻求最佳治疗方案。

我们需要对其他孩子和家庭成员做些什么？

MEN2的基因检测已经改变了患者和他们的家庭。在确定其他家庭成员存在*RET*基因突变之前，患者及其家庭成员应该明白什么是MTC和MEN2，应该做什么样的实验室检查，以及怎样根据检查结果进行诊疗。医生们有责任告诉患者本人或者未成年患者的父母RET基因突变的遗传风险，包括其他家庭成员也有可能有相同的基因突变。大多数医生认为他们没有权利告诉其他家庭成员此病的风险，但是他们很鼓励并愿意安排专人来帮助患者的家庭了解这方面的知识。

如果患者拟再次生育，并且担心RET基因异常会遗传给这个孩子，应该进行产前检查。对于准备进行体外受精的患者，应该进行胚胎植入前遗传测试。在MEN2A或者MEN2B的家庭，下一个孩子有50%的风险出现RET基因突变，从而发生MTC和其他相关的疾病。

疾病的危险因素会给家庭带来精神压力，让自认为身体健康的家人相信自己可能会得MTC和（或）MEN也是非常困难的，不相信、罪恶感、愤怒都是正常的反应。许多医院为患有家族遗传性肿瘤易感综合征的家庭设立了专门的医学中心。在那里，具有癌症综合征知识的遗传学家和社会工作者可以帮助他们渡过这一难关。

第 15 章

妊娠期甲状腺癌

Henry B. Burch*

*本章节内容仅代表作者本人观点

概述

　　妊娠是人生中一个重要事件。大部分夫妇会努力做好每个环节来确保平安无恙地度过妊娠期，最终生育一个健康的孩子。这期间如果发现患有某种疾病，会让人非常沮丧。本章我们将讨论一些关于妊娠期甲状腺癌的话题，包括在妊娠期间被诊断为甲状腺结节或甲状腺癌，以及先前曾被诊断为甲状腺癌而现在处于妊娠期或者计划妊娠时期。

第一部分：妊娠期间被诊断为甲状腺结节或者甲状腺癌

妊娠期间发生甲状腺结节是常见的吗？

　　妊娠期间第一次发现甲状腺结节并不完全是巧合。对大部分妇女来说，妊娠可能是她们成年后第一次遇到的医学问题。由于甲状腺结节在人群中非常普遍，而且更加常见于女性，所以进行孕期医学检查时可能会发现很多甲状腺结节患者，这并不意味着妊娠期甲状腺结节的发病率比其他时候更高。内科医生指出：病例数量明显增加的原因在于人们对这种疾病的认识不断提高。妊娠期间容易发现甲状腺结节的另一个原因是怀孕后的一些症状与甲状腺功能紊乱的症状（怕热、心悸等）有很多相似之处，所以常常会进行甲状腺方面的检查。如第2章所述，碘摄入量与甲状腺健康直接相关。在碘缺乏地区，多次怀孕的妇女其甲状腺结节数量增多，而在像美国这样的碘充足地区就没有这种情况。

妊娠期间发现的甲状腺结节更可能是癌吗？

　　大部分甲状腺结节不是癌，这一点在妊娠期间也成立。然而，有些数据表明：妊娠期发现的甲状腺结节与同龄非妊娠期妇女相比，恶性的比例可能更高。很多已经发表的流行病学调查提示妊娠期发现的甲状腺结节中，癌的发生率较高。不过，这些调查中可能在选择研究对象上有一些问题（选择性偏倚），因此结果还需要由更多研究来证实。目前难以解释为什么会出现这个现象，也许是因为怀孕后升高的雌激素水平会促进原已存在的、隐匿的甲状腺癌长大。妊娠期间发现的甲状腺癌和非妊娠期发现的甲状腺癌，在行为学表现上没有任何区别。

妊娠期间，哪些针对甲状腺结节的检查是安全的？

　　无论在妊娠期还是在非妊娠期，几乎所有的甲状腺结节都需要通过细针穿刺细胞学检查，来帮助判定是不是癌。这在第8章已有详细介绍。孕妇能够很好地耐受细针穿刺检查，而且这项检查对孕妇和胎儿都没有损伤。还应当定期做颈部超声检查（见第20

章），以便医生确定是否还存在其他的结节，结节是否有微小钙化或其他一些恶性征象。超声检查同样不会对妊娠造成风险。医生会检测孕妇血清中的甲状腺激素水平，以此判断结节是否处于功能亢进状态（结节能产生过多甲状腺激素），虽然这种情况很少见，但是这一点很重要，因为高功能结节是癌的可能性远低于没有功能或低功能的结节。

妊娠期应该避免哪些检查？

妊娠期间禁止进行放射性碘扫描，以免给胎儿带来不必要的放射性损伤。好在放射性碘扫描不是评估甲状腺结节必需的检查。在哺乳期间也禁止放射性碘扫描和治疗。

检查可以推迟到产后吗？

目前的指南建议，妊娠期间一旦发现甲状腺结节就应该安排细针穿刺，以便更早、更好地做出诊断并确定最后的治疗方案，如外科手术和甲状腺素抑制治疗等。然而，如果超声和临床特征表明结节是良性的，或者患者愿意的话，细针穿刺可以等到产后再做。在后一种情况下，通常要在妊娠期间重复进行甲状腺超声检查，以防结节突然增大或出现恶性征象。

如果细针穿刺细胞学检查结果是良性的，我们将如何处理？

有75%~80%的甲状腺细胞学结果为良性。这意味着手术不是必需的，但是妊娠过程中及分娩之后需要对结节进行随访。如果超声结果显示结节增大或者怀疑恶变，要再次进行细针穿刺检查，虽然这种情况并不常见，但一定要密切随访。

如果细针穿刺细胞学检查结果怀疑是癌（但不肯定是癌），我们将如何处理？

怀疑是癌但不明确的细针穿刺结果通常需要进行外科手术，手术一般可以等到产后进行。对于此类结节，有时可以检测穿刺标本的基因改变，从而增加癌症诊断的准确性，如果基因检测提示良性，可能就不必手术。然而，目前没有研究证实孕期基因检测的准确性，因此可以在产后进行检测。

如果细针穿刺细胞学检查结果是癌，下一步怎么治疗？

大约有5%的结节细针穿刺细胞学结果是癌。最近美国甲状腺学会修订了指南，指南规定：对于孕早期发现的甲状腺结节，应该在怀孕24或26周之前监测其生长，如果结节显著增长或出现可疑恶性的临床特征，如颈部淋巴结肿大，那么手术应该在孕中期进行，因为这期间手术引起流产的风险比较低。如果一名孕妇在怀孕6个月后被发现甲状腺癌，那么应该在分娩后进行手术。妊娠晚期进行手术可能会造成早产。大多数内分泌科医生不建议将甲状腺手术的时间推迟到哺乳期。

手术推迟到分娩之后会有风险吗？

大多数甲状腺癌在几个月内不会发生明显的变化，因此一般来说把手术推迟到分娩后进行也是可以的，不过这也不是绝对的。有一项回顾性研究观察了妊娠期甲状腺癌患者的远期结局，发现产后手术和怀孕期间手术对预后没有影响。但是，也有一小部分患者癌症进展非常迅速，甚至在怀孕时就出现转移。因此我们要根据肿瘤的临床特征，由患者和医生认真考虑后确定手术时机。

甲状腺手术后还需要什么治疗吗？

手术后的治疗方案取决于病理的结果。如果是良性的（见第7~9章），就不需要进一步手术，只需定期监测；如果是乳头状甲状腺癌或滤泡状甲状腺癌（见第10章和第11章），根据肿瘤的大小和其他特点，下一步治疗可能会采用放射性碘（[131]I）来根除残留的癌组织和正常甲状腺组织（见第24章和第25章）。但是，妊娠期和哺乳期妇女不能进行[131]I治疗。

还能哺乳吗？

放射性碘扫描和放射性碘治疗后，不能再进行哺乳，因为放射性碘能进入乳汁中。放射性碘扫描（而非治疗）通常使用的同位素是[123]I，它能从人体中迅速清除，因此检查后要暂停哺乳，挤出含有放射性的乳汁，几天之后就可以恢复哺乳。因此，如果你想母乳喂养，你应该与医生讨论[131]I治疗的时间。根据肿瘤的临床特点，医生可能会建议你及时进行[131]I治疗而放弃母乳喂养，但对于低风险肿瘤（小的、非侵袭性的、没有转移的、非特殊的细胞类型）患者，可以进行母乳喂养，推迟或取消[131]I治疗。

第二部分　曾被诊断为甲状腺癌而现在处于妊娠期或者希望怀孕

妊娠对甲状腺激素药物的服用剂量有影响吗？

甲状腺癌患者如果已经接受了甲状腺全切除术，通常术后要用甲状腺激素进行替代治疗（常用的是左旋甲状腺素）。怀孕后，很多因素会导致对甲状腺激素的需求量增加，因此应该增加药物的剂量。有两项研究显示：妊娠之前服用甲状腺激素治疗的患者中，有75%需要增加原剂量的50%。美国甲状腺学会（ATA）指南建议患者一旦发现怀孕，每周就应该多服用两片左旋甲状腺素片，并立即通知内分泌科医生。怀孕期间需要密切监测甲状腺功能，调整甲状腺激素剂量，应该每月复查一次，直到孕中期，并在孕30周左右再化验一次。还有许多内分泌科医生建议整个孕期每月复查一次促甲状腺激素（TSH）水平。分娩后，内分泌科医生会再次复查你的甲状腺激素和TSH水平，并把你的左旋甲状腺素药量重新调整回到怀孕前的最佳剂量。

左旋甲状腺素会对胎儿产生影响吗？

左旋甲状腺素其实就是人甲状腺生产的一种主要甲状腺激素——甲状腺素（T_4）。在怀孕过程中，医生将检测孕妇的甲状腺功能，以确保各项激素指标都在正常范围内。正常范围内的甲状腺功能不会对胎儿造成不良影响。

如果忘记服药了，会对胎儿产生不良影响吗？

大多数患者可能都会偶尔忘记吃药。如果你意识到某一天忘记服药了，第二天就应该吃双倍单日剂量的药。经常忘记服用药物的患者会有甲状腺功能减退的风险，这可能对胎儿的发育造成不良的影响。因此，在妊娠过程中要确保按时规律服用甲状腺药物。

[131]I治疗会影响女性怀孕吗？

虽然在[131]I治疗后会出现短暂的月经不调，但永久的卵巢功能障碍和不孕是很少见的。在对500例年龄小于40岁的女性患者的研究中，8%出现了长达10个月的闭经，12%有轻度的月经不调，仅仅有一例想怀孕的妇女没有成功受孕。在这些女性生出的孩子中，没有发现先天异常。另一项更早期的研究显示，600多名曾经用[131]I治疗的女性与没有用[131]I治疗的女性相比，怀孕的成功率没有差别。然而，2015年的一项加利福尼亚研究发现，35~39岁之间接受[131]I治疗的甲状腺癌女性患者与没有甲状腺癌病史的女性相比，生育率略低，且第一次妊娠时间较晚。最近的另一项研究发现，接受[131]I治疗的甲状腺癌女性在治疗后至少1年内，反映生育能力的血液指标有所下降。因此，研究结果是矛盾的，尽管[131]I治疗对部分甲状腺癌患者来说是利大于弊，但可能会对生育能力产生潜在危害，还需要更多的研究加以证实。

[131]I治疗后多长时间才能妊娠？

口服治疗用的[131]I通常是胶囊或者液体，通过胃肠道吸收，经血液循环进入甲状腺组织，没有被甲状腺吸收的[131]I通过尿液排泄。女性的卵巢会受到血液中小剂量的放射性碘的辐射，也可能受到来自肠道和膀胱中的微量辐射。一项研究发现，接受[131]I治疗12个月内就妊娠的女性中自然流产率较高，但是这一点并没有在其他研究中得到证实。大多数医生建议在[131]I治疗后半年到一年之后再妊娠。

如果[131]I治疗后很短时间就怀孕了，将会发生什么？

有时患者在[131]I治疗后很短时间就发现怀孕了，胎儿的风险取决于怀孕的阶段。因为放射性碘能通过胎盘到达胎儿体内，所以胎儿已经发育好的甲状腺会受到放射性碘的损伤。内分泌科医生和核医学科医生应该根据胎龄，共同评估胎儿受到的放射性碘的剂量和时间，来决定是否可以让患者继续妊娠。

如果切除了甲状腺，体重会增加吗？

虽然你的甲状腺被切除，但是可以通过口服LT$_4$来维持身体的正常代谢。因此，只要你按照医生建议的药量服药，就不会有体重增加的风险。这个药量是根据甲状腺功能测定结果来制定和调整的。当然，怀孕后你可能出现体重增加，但与甲状腺没有关系。

后代会有发生甲状腺癌的风险吗？

最常见的甲状腺癌类型往往都是散发的，这就意味着甲状腺癌不是遗传病，也不是家族性疾病。然而，乳头状甲状腺癌的两个家族性综合征——家族性息肉病和Cowden's综合征是遗传性疾病。对于少见的甲状腺髓样癌，有近25%的病例是遗传的。可以通过基因测定来判断甲状腺髓样癌是否是由遗传因素引起的（见第5章、第14章、第40章）。对甲状腺髓样癌进行家族性筛查非常重要，但对于一般的乳头状甲状腺癌或是滤泡状甲状腺癌，无须进行家族性筛查。

第 16 章

低碘饮食

Kenneth D. Burman

　　甲状腺癌专家认为，为了确保诊断性放射性碘扫描和放射性碘治疗达到最佳效果，之前要低碘饮食。碘是一种化学元素，存在于多种食物（例如加工食品、海鲜、碘化盐和牛奶）和化学制剂（如放射线检查时的含碘造影剂）中。非放射性形式的碘的分子量是127，叫作^{127}碘（^{127}I）。一些自然界中存在的或是人工合成的碘的其他形式（^{127}I的同位素），可用于临床疾病的诊断和治疗。除了^{127}I，其他形式的碘都是有放射性的，也就是说，它们能发出可以被测量到的放射线，用于诊断和治疗。20世纪30年代，放射性碘被应用于医学研究；20世纪40年代，首次将其应用于人类。甲状腺癌患者的治疗和随访扫描检查中，最常用的放射性碘是^{131}碘（^{131}I）。^{131}I也常被用于治疗由于毒性结节性甲状腺肿或者Graves病引起的甲状腺功能亢进。碘的另外一种形式为^{123}I，可被用于非甲状腺癌患者的甲状腺扫描，评估甲状腺的摄碘功能。

　　甲状腺利用所有碘分子（包括^{131}I、^{123}I和非放射性的^{127}I）的方式完全一样。也就是说，甲状腺（有时甚至包括转移性甲状腺癌）可以摄取所有形式的碘，把它们当作合成甲状腺激素的原料（见第2章）。

　　甲状腺本身不能区分碘的不同形式。^{127}I是能够合成甲状腺激素的碘，而其他形式的碘（如^{131}I）如果达到一定剂量，就会破坏甲状腺。放射性^{131}I治疗的目的就是通过甲状腺（或甲状腺术后残余甲状腺组织或甲状腺癌细胞）的摄取来杀伤和破坏癌细胞。

　　不含放射性的碘元素主要来源于饮食，或者是甲状腺激素在体内的代谢分解。正常生理状态下，甲状腺每天摄取循环中碘的 10% ～ 30%。正常甲状腺含有 5~10 毫克碘，其中绝大部分以甲状腺素（T_4）和三碘甲腺原氨酸（T_3）两种形式存在。

　　用^{131}I治疗的甲状腺癌患者，通常需要在接受治疗之前进行甲状腺全切除术或近全切除术。由于大部分甲状腺组织已被切除，仅剩下一小部分组织可以摄取碘，所以对碘的摄取率会比较低，通常为1% ~ 10%。低碘（^{127}I）饮食可以让剩余的甲状腺细胞处于缺碘状态，而对放射性碘的摄取更加猛烈，使放射性碘能够最大限度地进入剩余甲状腺细胞，从而让扫描和治疗达到最佳效果。

　　相反，如果非放射性碘（^{127}I）足够多，那么它会和放射性碘竞争进入甲状腺组织，甲状腺对放射性碘的摄取将减少。但由于非放射性碘来源丰富，并且甲状腺吸收非放射性碘的能力是放射性碘的100万倍，甲状腺并不会吸收很多的放射性碘。实际上，非放射性碘过量时（如CT检查中应用了含碘造影剂），甲状腺对放射性碘的摄取率将低于1%。

　　有正常甲状腺组织的健康人每天从食物、水或药物中获取的非放射性碘的量与从体内代谢并从尿中排泄出去的量大致相同。这意味着健康人处于"碘平衡"状态，从饮食中摄入足够的碘，然后排出甲状腺利用后的碘的代谢产物。例如，如果一个人每天摄入

500微克碘，那么24小时尿中也约含500微克碘。因此，尿碘水平能够反映饮食中碘的摄入量。单次随机尿碘检查可用于评估甲状腺癌患者的饮食碘情况，测量结果以微克/升为单位。因为多数患者每天的尿量大约是1升，所以微克反映的就是其大致饮食碘量。与收集一整天尿液来测量总尿碘和肌酐相比，只留取一次的尿液测量尿碘与尿肌酐的比值表示碘水平更为便捷。在华盛顿医学中心，我们会为即将进行放射性扫描和治疗的每一名患者进行尿碘检测，以确保甲状腺能最大限度地摄取放射性碘。美国甲状腺学会的指南也推荐：在分化型甲状腺癌的术后放射性碘治疗前，至少要低碘饮食2周，特别是以前碘摄入量较高的患者。如果尿碘水平比较高，就应该推迟放射性碘的诊断性扫描或治疗。一些专家认为：放射性碘治疗之前要低碘饮食2~4周，在第3周时测定尿碘，如果尿碘水平仍然很高，就推迟治疗，继续低碘饮食2周，直到碘排出到足够的水平。

美国人饮食来源的碘摄入量为200~600微克/日，因此尿碘水平也为200~600微克/日。低碘饮食的目的就是减少甲状腺摄取非放射性碘的数量，让甲状腺可以摄取更多的放射性碘，使治疗更加有效。决定治疗效果的是真正进入到甲状腺或组织中的放射性碘的剂量，而不是口服的剂量。低碘饮食2~4周就可以明显降低尿碘水平。^{131}I治疗前用重组人促甲状腺激素（rhTSH）（见第18章）的患者会服用含有碘剂的T_4或T_3进行替代治疗，日常用药中的碘也会从尿中排出，会导致尿碘水平的升高。因此当使用重组人促甲状腺素代替甲状腺素来提高TSH水平，为同位素扫描做准备时，他们每天的尿碘水平为60~200微克，而不是更低；而通过停用甲状腺素来为放射性碘治疗升高TSH者，除了饮食之外没有碘的额外来源，如果他们能够坚持低碘饮食，尿碘水平就可能非常低，每天10~50微克。这两种准备接受扫描检查或治疗的患者的尿碘水平都在可以接受的范围。

由于放射线造影剂中含有大量的碘，因此通常会有超过100 000微克的碘进入做放射线造影（如冠脉CT或肾静脉肾盂造影等）者体内，造成检查后2~3个月内的尿碘都会处于很高水平。随着时间流逝，部分碘被储存在甲状腺，逐渐向外周释放，而更多的碘经尿液排出，6~8周或更长时间后尿碘才能恢复正常。对这样的患者，在安排放射性碘扫描和治疗时间时，必须进行尿碘检测以确定多余的碘已经排出。

我们以正准备接受放射性碘扫描或者治疗的甲状腺癌患者为例进行说明。在开始低碘饮食之前，该患者每天摄入并排出200~600微克碘。停用甲状腺激素后，他坚持低碘饮食，碘摄入量小于50微克/日。几周之后，他的尿碘水平下降为低于50微克/日。这也说明他最近没有用含碘造影剂做过CT或其他检查。

一个健康人的甲状腺可以摄取10%~30%放射性碘。甲状腺切除术后，患者仅剩余少量的甲状腺组织，能摄取的碘量可能仅仅是正常甲状腺的1%~10%。剩余的组织会同等程度地摄取放射性碘和非放射性碘。当患者低碘饮食后，碘的摄入量为50微克或者更低，比起正常情况下的500微克，甲状腺摄取的非放射性碘减少，因此，会吸收更多的放射性碘，治疗的效果就会更好。

准备做放射性碘扫描或治疗的患者应该避免吃那些含碘丰富的食物和药物。含碘丰富的食物包括加碘盐、海盐、乳制品、海鲜及其他海产品、某些食用色素及加工、包装或腌制的罐头食品和牛奶等（表16-1）。为了避免服用含有碘盐或其他含有碘的食品，仔细阅读食品成分标签非常重要。有时，饮用水中含有消毒用的碘，因此建议饮用蒸馏水。由于某些面包、糕点中会加入防腐剂碘酸钾，所以也要尽量避免食用这些食品。一些新鲜的鱼和药物，尤其是那些含有红色食用色素的药物，很可能含有大量的碘。另外也要避免食用海带、海藻和鱼肝油等。此外，一些含碘量适中的食物（而不是含量低或高）也应该适量食用。美国泽西市有一家Manischewitz食品公司，专门制作不添加碘盐的食物，包括各种糕点、肉类和汤等。

表 16-1　低碘饮食阶段的食品选择

食品种类	避免食用	可以食用
饮品	奶、热巧克力、含红色食用色素的软饮料	咖啡、茶、果汁、白酒、啤酒、大多数软饮料
面包	含碘的商业产品	中等量的熟麦片、家庭自制面包
家禽和红肉	经过加工的肉制品和罐头食品（注意鲜肉上的食物成分标签）	新鲜的，不含碘盐的
水果	经过加工的水果和罐头水果	新鲜水果
蔬菜	保鲜蔬菜和罐头蔬菜	大多数新鲜蔬菜
乳制品	所有乳制品，尤其是牛奶	无
其他	泡菜、酱油、番茄酱（需仔细阅读食品成分标签）	新鲜的药草和香料

注：本表格所列内容摘自美国甲状腺癌患者协会（ThyCa）网站和美国国立健康研究所（NIH）。这些内容并非全部。详细信息请下载并阅读ThyCa网站（www.thyca.org）上提供的免费食谱。

更权威的信息请见其他专业资源，如：《内分泌代谢学的理论与实践（Principlesand Practiceof Endocrinology and Metabolism）》第3版，由BeckerK.L.主编，2002年J.B Lippincott公司出版。也可从美国甲状腺患者互助组（www.thyca.org）或生命之光基金会（www.checkyourneck.com）获取更多信息。两个组织均提供免费的低碘饮食食谱（附录C）。

如果你不能肯定某种食物是否含有碘，就最好不要吃，特别是在外就餐的情况下。即便低碘食物种类有限，但为了提高放射性碘治疗的效果，还是必须坚持2～4周的低碘饮食。许多患者的经历证实，低碘饮食确实是有益的。对于餐馆的食物，只要能确定是如何烹调的并证实为低碘食物（为此甚至应该找餐馆的厨师好好了解一下），也但吃无妨。很多餐馆乐于满足顾客的需求，定做特殊的饮食。

坚持低碘饮食阶段，患者应当经常自测体重，补充合适的液体（低碘）以防脱水。注意：正常摄入盐和水是非常重要的；不是不能吃盐，而是要避免吃加碘盐。要提前安排好放射性碘扫描或治疗的时间。为了避免一些事情（如假期、出差、婚礼或生日等家庭聚会）与检查、治疗时间冲突，所以要事先排出日程表。许多正在服用氢氯噻嗪利尿剂治疗的患者停用甲状腺素，准备进行甲状腺扫描（或者准备进行放射性碘治疗）时，容易出现低钠血症，因此应密切关注患者的临床表现和血清电解质水平。

低碘饮食通常开始于放射性碘扫描或治疗之前2～4周，并一直持续到放射性碘治疗之后。一般来说，患者在放射性碘治疗出院后就可以恢复正常饮食。

在执行低碘饮食期间，有必要就上述问题与医生进行沟通。

关于碘的更多信息

与甲状腺癌管理无关的一些情况：碘广泛存在于自然界中，食物、水、化学物质和药物等都含有不同量的碘。碘是生命所必需的一种元素。对健康成人，推荐的摄碘量是每天150微克，孕妇每天至少应该摄入220微克的碘。长期缺碘可能造成甲状腺肿或者甲状腺功能低下。缺碘的女性生出的孩子可能会出现甲状腺肿和甲状腺功能低下，而且神经发育也可能受到影响。妊娠妇女不应该限制碘的摄取，也不应该接受放射性碘治疗。

对于甲状腺癌患者而言，实际上，短期低碘饮食仅仅对那些准备接受放射性碘检查和治疗的甲状腺癌患者才是有好处的，一般人不应该连续数周低碘饮食。如果患者因为癌组织残留需要不断接受放射性核素扫描和治疗，则要在较长时间内持续低碘饮食。

在接受放射性碘检查和治疗前，要避免从食品、水、化学物质和药品等物质中摄取过量的外源性碘。检查和治疗之前至少8周内，要停止使用放射线检查的含碘造影剂，包括在CT扫描时使用的增强剂（表16-2）、冠脉或者心脏导管造影中使用的动脉造影剂等，因为它们会使患者处于碘过量的状态。在^{131}I检查和治疗前，要通过尿碘（^{127}I）检测来判定是否可以按期进行检查和治疗。

表 16-2　含碘的造影剂或药物

成分	应用	含碘量（毫克）*
碘泊酸盐，碘番酸	甲状腺功能亢进	1650～6300
泛影酸，碘达胺	CT扫描，血管造影	540～4200
碘葡酸胺	脊髓放射线造影	450～4200
胺碘酮	心律失常	75～300/日
碘化钾	咳嗽药物	90～3900/日
碘	产前维生素	15/片
碘	海带片	至少15/片
卢戈氏液	治疗甲状腺功能亢进	378～760/日
聚维碘	皮肤消毒	不定（10～100）

*：1毫克=1000微克。

表中数据摘自：《内分泌代谢学的理论与实践（Principles and Practiceof Endocrinology and Metabolism）》第3版，第37章，作者Nuovo和Wartofsky。该书由Becker K. L.主编，2002年J. B Lippincott公司出版。

磁共振和PET检查中所使用的增强剂、静脉造影剂或放射性药物不含有碘，因此如果需要此类检查，在低碘饮食期间可照常进行。不过，PET检查中使用的放射性药物本身可能干扰放射性碘扫描，鉴于它们在体内停留的时间约为几个小时，PET扫描和放射性扫描所用的药物可能会相互干扰。如果需要同时进行这两种检查，核医学科医生将尽量协调开这两种检查的时间，以减少相互之间的干扰。PET扫描通常与CT扫描同时进行，CT扫描使用的静脉造影剂通常是含碘的，因此应该避免使用。然而由于造影剂的使用可以使CT扫描获得更多的信息，因此越来越多的CT扫描都需要使用造影剂。如果这样，那就必须遵循上述指南，延迟进行放射性碘扫描和治疗的时间，并监测尿碘的水平，相关问题你可以向内科医生和核医学科医生详细咨询。

　　胺碘酮是一种治疗心律失常的药物，由于疗效确切，目前被广泛使用。但是，这种药物中含有大量的碘。由于它在心脏疾病治疗中的重要性，决定了不能轻易停用这种药物，所以放射性碘检查和治疗都不适合处于胺碘酮治疗中的患者。而且，即便停用该药，也需要数月或数年的时间才能使体内的碘减少到可以进行放射性碘治疗的程度。总之，对于用胺碘酮者，必须与医生讨论是继续应用胺碘酮，还是在另一个合适的时间治疗甲状腺癌，两者的利弊需要仔细权衡。

第 17 章

暂停甲状腺激素治疗（撤药）

Kenneth D. Burman

暂停分化型甲状腺癌患者的甲状腺激素治疗

第2章、第3章中提过，甲状腺功能减退时血清促甲状腺激素（TSH）水平升高。分化型甲状腺癌患者在进行放射性碘扫描和治疗时，为确保甲状腺细胞能够摄取足够的放射性碘，需要较高水平的TSH。目前，升高血清TSH水平的方法有2种：①使用重组人TSH注射剂。②使用传统方法——暂停甲状腺激素治疗，造成甲状腺功能减退，几周之后反馈刺激垂体释放TSH。一般要在接受放射性碘扫描和治疗之前停用左旋甲状腺素（LT_4）5~6周，之所以要停用这么长时间，是因为T_4的半衰期为7天，也就是说，每经过7天，血清T_4减少一半；经过5~6个半衰期后，血清T_4水平才能低于1微克/分升（$\mu g/dL$），反馈刺激TSH升至足够高的水平。进行放射性碘检查和治疗之前，要对TSH水平进行确认，最好此时的TSH能高于40毫单位/升（mIU/L）、血清总T_4（TT_4）小于1微克/分升（正常范围为4~8微克/分升）或游离T_4（FT_4）小于0.1纳克/分升（ng/dL）（正常范围为0.8~1.8纳克/分升），不过也有一些医生认为TSH水平高于25毫单位/升或30毫单位/升也可以接受。一般情况下，需要通过血液化验来确认TSH水平是不是达到了要求。

有的时候，尤其在手术后接受第一次放射性碘扫描或者治疗之前，停止服用甲状腺激素后，TSH水平难以升高到40毫单位/升以上。出现这种现象的原因包括：第一，患者可能并没有按照医生的要求完全停用甲状腺激素；第二，手术没有切除所有的甲状腺，剩余的甲状腺组织还能够分泌足够的甲状腺激素，保持血清中的T_4和三碘甲腺原氨酸（T_3）水平基本正常，因为T_4水平正常，因此血清TSH正常或偏低（抑制作用）。很少见的情况下，甲状腺癌的转移病灶合成和释放甲状腺激素导致T_4或T_3水平的升高，TSH水平也不会升高。

甲状腺癌患者接受甲状腺切除术及术后[131]I清除残余甲状腺组织治疗之后，就没有了自己的甲状腺，因此需要通过长期服用LT_4代替甲状腺的功能，不然就会出现甲状腺功能减退。当为了检查或治疗需要暂停LT_4来升高TSH水平的时候，可以采取两种方案：一种是在检查或治疗前停用$LT_4$5~6周，这种方法的缺点是停药后血清T_4水平会逐渐下降，患者也因此会逐渐出现明显的甲状腺功能减退症状。另一种可以使患者甲状腺功能减退的替代方案，也是医生和患者最喜欢的方法，也是要在检查和治疗前停用$LT_4$6周，但在停用LT_4的第二天，加用T_3口服（25微克，1日2次，根据患者具体情况调整用量），直到在检查或治疗的2周前，停掉T_3（因为T_3的半衰期仅为24~30小时），T_3在体内代谢要比T_4快很多，T_3水平的迅速下降会刺激垂体释放TSH。与停止T_4相比，T_3水平在停药后下降更快，意味着患者甲状腺功能减退的症状持续的时间更短，可能只有2周，而不是4周。这种方法的优势在于可能维持患者"正常甲状腺功能"更长时间，不会出现甲状腺功能减退的不适症状；不过最后2周停用T_3后，患者会迅速（停药几天后）出现甲减症状，TSH水平也会升高。

T_3本身也有一些缺点，如可引起心跳加快、情绪紧张、焦虑，有时候也会带来心律失常。出现这些症状的原因可能是由于T_3超剂量使用，导致T_3水平超出正常范围。因为T_3的半衰期很短，所以靠口服T_3来维持全天的T_3和TSH水平稳定几乎是不可能的，这也是为什么T_3不能用于甲状腺癌术后替代治疗的理由。通常T_3的用量为25微克，每日2次，或者更多，要根据患者的不同情况予以调整；尤其是对那些老年人、低体重或者心脏病患者，T_3的用量更要谨慎。

如果计划进行放射性碘扫描或治疗，患者要做一系列的准备工作。如果是刚刚做完甲状腺切除术，可使用T_3或者不服用任何甲状腺激素类药物；如果已经用了一段时间LT_4，可改为使用T_3。一般来说，在扫描或治疗前6周，患者要停用LT_4，换为每天服用T_3两次，每次25微克；到扫描或治疗前2周，也要停用T_3。这段时间内，还要低碘饮食。扫描或治疗前2～3天，医生会进行一些化验检查，包括：全血细胞计数（CBC）、全面代谢指标（CMP）检测和TSH，生育期妇女还要化验绒毛膜促性腺激素（βHCG）。同时要化验甲状腺球蛋白（Tg）水平以确定何时停用甲状腺激素，以及是否有残余的甲状腺组织或癌组织（见第4章）。另外，应该取随机尿样进行尿碘检测（见第16章）。如果上面这些检查结果达到要求，就可以进行放射性碘扫描或者治疗。有几点特殊说明一下：①如果TSH结果没有超过40毫单位/升，应该检验血清FT_4和TT_3水平。②服用放射性碘前必须确保βHCG是阴性的；单纯βHCG阴性有时不能完全排除怀孕，因此对育龄期妇女必须结合问卷调查来确认患者没有怀孕（见第15章）。③化验CBC的目的是确保患者没有贫血，并且白细胞数量正常，及时发现骨髓抑制；^{131}I治疗可以引起暂时性或非常少见的骨髓抑制以及全血细胞计数下降。如果全血细胞计数太低，放射性碘剂量需要减少或者极少数情况下不能给予放射性碘治疗。化验CMP则有助于认定患者没有低钠血症（常见于甲减患者）、其他血中电解质紊乱或肝肾功能异常等问题。④化验血清Tg水平（见第4章）可以更好地评估是否存在残余的甲状腺组织或癌组织。如果Tg升高，可能还要做其他影像学检查，如磁共振、颈部超声、胸部CT扫描（见第22章），或者联合PET-CT检查（不用增强剂，见第23章），以便寻找颈部残留组织和其他部位的转移病灶，协助制定进一步的治疗方案。

患者做完放射性碘扫描或治疗后，应该服用LT_4，或者联合应用LT_4和T_3。对于大多数患者，特别是年龄小于50岁者，开始可使用充足剂量LT_4；对于少数年龄大的或有一些其他特殊情况的患者，LT_4要逐渐加量，如先用原剂量的一半，慢慢增加回到检查或治疗前2个月时的相同剂量，让血清TSH达到适当水平。鉴于血清T_4和T_3水平突然增加可能会给患者造成一些不适反应，对撤药后重新用药的患者要给予足够的重视，如：有心血管疾病的老年患者应该慢慢增加LT_4的用量，以免引起心律失常和心绞痛；既要使T_4和T_3恢复到正常水平，治疗甲状腺功能减退的症状，也要同时避免出现心血管副作用，找到两者之间的平衡点非常重要。

有些医生更愿意联合应用T_4和T_3药物来恢复甲状腺激素水平，根据多种因素制定的个体化的治疗目标非常重要，但目前尚无被广泛接受的方案。对于联合应用T$_4$和T$_3$是否能比单独使用LT$_4$更快地恢复甲状腺功能，医学界还存在争论。如果确定要联合应用T$_4$和T$_3$，可行的方法是：首先口服抑制治疗期间所用T$_4$剂量的一半，同时口服T$_3$ 25微克/次，每日2次，联合应用3~7天后，停用T$_3$并将T$_4$用量增至足量。

在恢复LT$_4$治疗初期的短时间应用T$_3$是基于两点考虑：第一，为了尽快恢复正常的甲状腺功能，减少甲状腺功能减退的症状；第二，升高的TSH可能会刺激残余的癌细胞生长，应用T$_3$有助于尽快降低血清TSH水平。尽管理论上联合应用T$_3$和LT$_4$可能比单独使用LT$_4$有更好的效果，但在实际的临床经验中并没有得到证实。

如果患者做完放射性碘诊断性扫描后不再接受放射性碘治疗，就可以重新服用甲状腺激素并恢复正常碘饮食。如果患者决定进行[131]I治疗，在治疗后的第二天可以开始恢复正常碘饮食。

但是，即便重新服用甲状腺激素，患者撤药阶段出现的甲状腺功能减退症状也不可能立即消失，体内甲状腺激素水平恢复正常是一个逐渐的过程。有些患者重新服药几天后不舒服的感觉就会明显减轻，但恢复到完全正常一般需要一两个月或更长时间。由于T$_4$的半衰期是7天，补充LT$_4$ 4~6周后TSH值才会稳定，因此恢复LT$_4$治疗6周左右要检测FT$_4$和TSH，根据结果调整LT$_4$剂量，以确保TSH水平处于理想的范围内。有些患者可能要在数个月的时间内多次调整LT$_4$剂量。

甲状腺功能减退

甲状腺功能减退（甲减）通常会出现以下症状：乏力、嗜睡、怕冷、苍白、皮肤干燥、毛发粗糙、便秘（表17-1）等，以及一些其他症状如反射（例如膝腱反射）迟钝、指甲脆、血压高、心率慢等。甲状腺癌患者为了进行放射性碘检查和治疗而停用LT$_4$的6周时间里，会出现甲减的症状，但一般都是轻度或中度的。有的患者除了觉得有些劳累之外，没有其他不适感觉；有的患者会感觉极其疲劳；年龄大的患者常有比较多的甲减表现，甚至可能影响他们的日常生活。处于甲减状态的患者在接受放射性碘检查和治疗前、后的1~2周，应当尽量避免做那些重要的事情，或是驾驶、操纵大型机器等。很多媒体宣传甲减造成体重明显增加，这并不完全正确。停用甲状腺激素后，患者的体重可能会增加，但这主要是因为甲减带来的水分潴留所致，而并不是脂肪增多了。一旦患者重新服药，甲状腺激素水平恢复正常，体重也可以恢复到撤药前的水平。

表 17-1 甲状腺功能减退的临床表现

器官、组织	体征/症状
皮肤/头发	皮肤干燥、怕冷、苍白、毛发粗糙、指甲脆、毛发稀少
消化系统	味觉下降、便秘
呼吸系统	气短
血液系统	贫血、出血倾向（轻度）
肌肉/神经	乏力、行走困难、注意力不集中、肌肉抽筋
心血管	心率慢
声音	声音嘶哑

不过，一些患者在撤药期间，并不出现上面提到的甲状腺功能减退的症状和体征。

表17-1列出的症状和体征主要出现于那些长期甲状腺功能减退者，如甲状腺癌手术后几个月不服用甲状腺激素治疗的患者，这种情况非常危险，应该予以避免。及时服用甲状腺激素治疗既可以避免不必要的长期甲状腺功能减退，也可以避免高TSH对残余肿瘤细胞的刺激。

结语

撤药带来的甲状腺功能减退期间，很多患者可能出现多种症状。一小部分患者与撤药之前感觉相似，多数患者感觉到体力状态和精神状态都明显变差，有些人变得对诸事反应淡漠，还有一些人在做需要集中注意力的工作时容易出错，甚至一些人的症状比表17-1中列出的表现更严重。甲状腺功能减退的表现通常持续几周到几个月，持续时间长短也取决于把甲状腺激素的剂量调整到合适水平所需要的时间。

本章主要介绍了分化型甲状腺癌患者在接受放射性碘扫描和治疗之前，停用甲状腺激素（撤药）的有关知识。

1998年，重组人TSH（rhTSH）问世并用于放射性碘扫描前停用甲状腺激素的替代治疗，当时还没有获得协助甲状腺癌^{131}I治疗的适应证。2007年12月，美国食品药品监督管理局（FDA）批准rhTSH可以用于辅助放射性碘清除残余的甲状腺，但未批准其用于治疗转移性甲状腺癌。各医疗中心已经开始建立甲状腺癌患者进行放射性碘扫描或^{131}I治疗前停用LT$_4$或使用rhTSH的诊疗规程。

第 18 章

基因重组人促甲状腺激素（rhTSH）

Leonard Wartofsky

前面的多个章节都提过，在大多数患者中，甲状腺癌的常规治疗包括甲状腺全切除手术、放射性碘（即^{131}I）治疗以破坏残留的甲状腺组织、甲状腺素替代治疗和抑制促甲状腺激素（TSH）治疗几个部分。只要还有甲状腺癌残存或复发的可能性，治疗中的重点就要通过足量的甲状腺素把TSH抑制在低水平，否则，血中的TSH就可能刺激甲状腺癌细胞生长。因此，从这个角度而言，甲状腺素也应该被看作一种抗癌药物或化疗药物，必须按照医生的指导按时按量服用。

甲状腺癌患者要接受长期的随访监测，以便及早发现残存或复发的肿瘤。监测复发的2个重要检查项目是：①放射性碘扫描。②化验血中的甲状腺癌标志物——甲状腺球蛋白（Tg）（见第4章）。进行放射性碘扫描时需要患者处于高血清TSH水平状态下，虽然可以在TSH水平较低的状态下服用甲状腺素，然后检测Tg的基本水平，并且实际上常规也是这样做的，但最好是在高TSH水平状态下检测Tg水平，因为高TSH会刺激肿瘤细胞向血液中释放Tg，此时测得的Tg水平更能反映残留肿瘤的存在。1998年以前，升高TSH一般是通过停用甲状腺素治疗实现，这就会让患者出现甲状腺功能减退的情况。这种方法称为暂停甲状腺激素或甲状腺素（T$_4$）（撤药）戒断。由T$_4$戒断或暂停T$_4$引起的甲状腺功能减退是使大脑释放TSII的一种信号。在没有进行甲状腺切除术的正常受试者中，TSH的升高会使甲状腺的摄碘率增加，并刺激Tg释放到血液中。由于升高的血清TSH刺激了碘的摄取吸收，因此可以使用放射性碘进行全身扫描，以检测残留或转移性病灶。在甲状腺切除术后，没有甲状腺对升高的TSH水平做出反应，当停止甲状腺素治疗时，TSH水平会继续升高，在没有甲状腺激素的情况下，患者最终变成甲状腺功能减退。甲状腺功能减退时，患者会出现一系列不适症状，比如疲乏无力、困倦、注意力难以集中、皮肤和毛发干糙、记忆力下降、面部和四肢肿胀、便秘、月经紊乱、体重增加、怕冷或体温降低等。这种甲状腺功能减退期往往要持续3~6周，甚至更长，与这种甲状腺功能减退有关的症状可以说是随访检查过程中最糟糕的部分。甲状腺功能减退时，生活质量下降，许多患者的工作也受到影响。

对于进行残留肿瘤评估的患者来说，1998年，基因重组人促甲状腺激素（促甲状腺激素-α注射液；rhTSH）的问世，彻底改变了只能通过人为造成甲状腺功能减退来升高TSH的状况。rhTSH是人工合成的TSH，能够让患者在不出现甲状腺功能减退的情况下就能有足够高的TSH水平；应用rhTSH时，患者不需要停用甲状腺素。医生和患者可能都会担心TSH升高可能刺激甲状腺癌细胞生长。总体来说，无论是停用甲状腺素还是使用rhTSH，它们造成的TSH水平升高都是短期的、暂时的，应该不会造成癌细胞生长；无论如何，TSH升高期应该被视为诊断和治疗所必需的。因此，rhTSH的优势之一在于它升高TSH水平的持续时间远远短于停用甲状腺素的时间，不会带来促癌细胞生长的风险；rhTSH的另一个优势是它不会造成停用甲状腺素带来的那些甲状腺功能减退症状。

甲状腺细胞是血中Tg的唯一来源（甲状腺素片和甲状腺激素替代疗法中没有）。因此，在甲状腺切除术和^{131}I清甲后测量血清Tg可作为残留或复发性肿瘤的潜在标志物（见第4章）。血中Tg水平一方面反映出甲状腺（癌）组织有生成Tg的能力，另一方面也反映了残留甲状腺（癌）组织的大小。放射性碘清甲处理之前，血Tg既可能来自甲状腺癌细胞，也可能来自手术无法切除干净的残留正常甲状腺组织。甲状腺全部切除和放射性碘清甲处理后，正常甲状腺组织被清除干净，血中Tg就可被用作衡量甲状腺癌残留或复发的标志物。患者服用甲状腺激素替代治疗或抑制治疗后，TSH水平可能较低，这时血中检测不到Tg，意味着肿瘤很可能没有复发，但不能完全排除；如果TSH水平升高后仍然检测不到Tg，则可比较肯定地排除复发的可能性。在这种情况下，医生就会为患者处方rhTSH，以图升高血中的TSH，进一步排除或发现肿瘤复发。在rhTSH问世以前，通过升高TSH、测量Tg水平来测试甲状腺残留肿瘤的唯一方法是停用甲状腺素，但这种方法造成甲状腺功能减退。而使用rhTSH进行检测通常不会出现明显的症状。

根据目前存在的甲状腺癌类型来看，手术以后，在颈部邻近原先甲状腺的部位可能还会残留一些能产生Tg的甲状腺细胞（正常细胞或癌细胞）。甲状腺癌细胞通过血液或淋巴系统，还可能播散（转移）到全身各处。如果TSH水平很低时仍能够检测到Tg或Tg升高，就说明体内仍有甲状腺癌细胞，此时没有必要再用rhTSH升高TSH后复测Tg，因为即使复测的Tg更高，也提供不了更多的有用信息。但是，如果通过监测患者的Tg水平，发现Tg升高，医生就会考虑患者体内又出现了甲状腺癌细胞，为了确定它们的位置，要做一些影像学检查，例如颈部超声、CT、MRI或PET-CT，以尝试确定Tg的分泌来源。其中重要的一项检查就是放射性碘全身扫描，该扫描可以定位和识别肿瘤细胞的部位。rhTSH在放射性碘全身扫描检查时可派上大用场。

对甲状腺切除和放射性碘清甲处理后的甲状腺癌患者而言，rhTSH改变了传统的随访监测模式。我们应该将Thyrogen®视为TSH或人工合成的TSH。由美国健赞公司研制的rhTSH与人垂体生成的TSH一模一样，也就是说，与人甲状腺功能减退时升高的TSH一模一样。它能够刺激人体内残留的甲状腺癌细胞（正常细胞或癌细胞）生成Tg释放入血，以及摄取血中的放射性碘（用于扫描检查或治疗的放射性碘）。

研究显示：rhTSH能够提高通过血Tg测定和放射性碘扫描发现甲状腺癌残留、复发病灶的敏感性，并且检查效果与停用甲状腺素后所做的检查效果相当。有时医生可能会推荐你做另外一项影像学检查——正电子发射断层扫描（PET）（见23章）。PET检查时用到的不是放射性碘，而是放射性葡萄糖，并且常常同时做CT扫描，即PET-CT检查。应用rhTSH也能增加这项检查的灵敏度。因此，检测甲状腺癌是否有残留或复发时，rhTSH是一个安全、有效的药物，能替代停用甲状腺素的作用，可作为甲状腺癌定期随访监测的辅助用药，避免患者出现甲状腺功能减退。事实上，根据目前的研究，一些甲状腺癌专家甚至建议不再采用停用甲状腺素来升高TSH，因为几乎所有的患者都适用rhTSH辅助下的放射性碘扫描和Tg测定。

在本书即将出版前，一些已经完成的和正在进行中的研究进一步提示，rhTSH在甲状腺癌和其他甲状腺疾病的检测和治疗中有重要的作用。但是，目前医生只在几种情况下考虑应用rhTSH：①用于甲状腺切除术后或甲状腺切除并放射性碘清甲术后的随访监测。②作为术后放射性碘清甲的辅助用药，以利于放射性碘更好地发挥作用。在第26章中讨论了使用rhTSH进行放射性碘清甲的方法，这是美国甲状腺学会指南为大多数低危、中危甲状腺癌患者推荐的。

前面说过，TSH刺激后的Tg测定要比甲状腺素替代或抑制状态下的测定更为敏感，升高TSH的方法有两种选择：①停用甲状腺素，造成甲状腺功能减退。②应用人工合成的TSH（rhTSH）。两种方法都试过的许多患者更喜欢采用rhTSH，因为它能够避免甲状腺功能减退造成的不利影响，门诊即可进行。

甲状腺切除术后或甲状腺切除并放射性碘清甲术后，在随访监测阶段应用rhTSH辅助检查的常规流程为：使用rhTSH前测定血清Tg，使用rhTSH后测定血清Tg并行放射性碘扫描。扫描时使用的放射性碘活度一般为4毫居里（4mCi），研究证明这个剂量下的扫描效果与停用甲状腺素后进行的放射性碘扫描效果相当。但是，某些设备使用较低剂量的^{131}I，而某些设备使用^{123}I。第一次抽血测定Tg之后，当天和第二天分别肌肉注射一针rhTSH，第三天口服4毫居里放射性碘，第五天进行扫描，并再次抽血测定Tg。最常用的流程如下所示：

周一　抽血测定Tg；注射rhTSH 0.9毫克

周二　注射rhTSH 0.9毫克

周三　口服4毫居里放射性碘（^{131}I）

周四　无处置

周五　抽血测定Tg；全身扫描

rhTSH的副作用非常罕见。注射后48小时内，一小部分患者出现一过性头晕目眩、头痛、恶心，极少数患者出现呕吐症状。这些症状也有可能是患者在检查前情绪紧张造成的。在上臂、臀部或大腿进行rhTSH的肌肉注射时，注射部位可能会有点儿疼痛、局部发红或瘙痒，但一般都是暂时现象。

决定使用rhTSH而非通过停用甲状腺素来升高TSH时，要考虑到价格因素。在美国，rhTSH价格很高，并且医疗保险常常不承担其费用，除非有明确的应用指征。但如果患者的病情不能耐受停药造成的甲状腺功能减退，或是由于垂体病变，导致即使停用甲状腺素TSH也不会升高到检查所需的水平，这些情况下，使用rhTSH是升高TSH以完成检查的唯一办法。由于垂体疾病的性质，停用甲状腺素后垂体不能产生足够的TSH，从而不能刺激Tg的产生或放射性碘的摄取以进行扫描或治疗。对于这些患者，应用rhTSH为进行必要的诊断研究提供指导和方法。此时美国的大部分医疗保险公司还是会支付rhTSH费用的。建议患者和医生在使用rhTSH前，确认保险公司是否报销其花费。在美国，rhTSH的制造商健赞公司也会协助患者和医生获取相关信息。如果医疗保险不能支付rhTSH的费用，患者和医生要做好沟通。尽管停用甲状腺素要比应用rhTSH便宜很多，但一些研究显示应用rhTSH不仅显著改善患者的生活质量，而且从减少由于甲状腺功能减退造成患者工作能力降低甚至丧失的角度衡量，rhTSH的性价比比停用甲状腺素更优。

　　如果早期发现，并且按照适应证进行甲状腺切除手术、放射性碘清甲、甲状腺激素替代治疗或抑制（TSH）治疗，定期进行放射性碘扫描和Tg测定监测癌症残留或复发，大多数分化型甲状腺癌就能够得到治愈。rhTSH的应用，大大提高了扫描发现病灶和Tg监测的敏感性，并且与停用甲状腺素相比更为便利，因此有助于更早期地发现病灶。经常被问到的一个问题是："是否rhTSH刺激后的检查全阴性（放射性碘扫描阴性；rhTSH刺激后血Tg测不到）肯定意味着治愈？"换个问法："是否需要重复进行rhTSH刺激后的检查？如果需要，何时做？隔多长时间做一次？"最近的一项研究表明，rhTSH刺激后检查全阴性的患者，后来再次检查时得到一致结果的比率为97%（不是100%）。因此，医生往往会在两三次检查都得到阴性结果的时候，才认定甲状腺癌治愈。这以后，每年只需要一次TSH化验（确定甲状腺素用量是否合适）及Tg化验（确定仍然没有复发的迹象），发现病情变化时再调整监测频率和检查项目即可。

　　上面关于rhTSH的应用几乎全部集中于它在监测、发现甲状腺癌残留或复发中的作用。但实际上，rhTSH还有一个重要的用处，即辅助手术后的放射性碘清甲，请详见第24章和第25章。在除美国以外的其他几个国家，rhTSH还用于难治性、顽固性疾病的后续放射性碘治疗。该申请尚未获得美国食品药品监督管理局（FDA）的批准，但根据目前收集的数据，不久的将来可能会证明rhTSH用于其他放射性碘治疗的功效。如果能够证实rhTSH在辅助清灶治疗中可以达到与停用甲状腺素一样的效果，那么甲状腺癌患者就将不再必须经历甲状腺功能减退的难熬日子了。

第 19 章

放射性碘全身扫描（一）：
概述、用于分化型甲状腺癌的不同扫描类型

Douglas Van Nostrand

放射性碘全身扫描是一项非常有价值的影像学检查手段，广泛应用于分化型（乳头状和滤泡状）甲状腺癌的评估、治疗和监测阶段。放射性碘全身扫描的开展历史已有几十年，其优点包括操作步骤相对简单、辐射暴露量极小。不过，这项检查有时也会让人觉得摸不着头脑，因为它可通过多种不一样的、但都是恰当的方式进行，医疗机构内部及医疗机构之间使用的专业术语也不一致。本章节主要介绍放射性碘全身扫描的不同类型及常用术语，虽然不能保证读者成为这方面的专家，但希望能帮助读者更好地理解这项检查。

扫描类型

要想更容易地了解放射性碘全身扫描检查，更好地理解为什么医生选择这种扫描而不选择另一种扫描，请记住以下3个因素：

A. 在治疗过程中进行扫描的时间点
B. 在扫描前"刺激甲状腺"的方法
C. 使用的放射性碘的类型

A. 在治疗过程中进行扫描的时间点

一般来说，治疗过程中有4个扫描的时间点。

时间点1：清甲前扫描，又名初次扫描、诊断性扫描或术后扫描

初次扫描通常在首次甲状腺手术后4~6周进行，因此又被称为术后扫描。这也是在首次放射性碘治疗（清甲）前进行的扫描。各种[131]I疗法的定义见第24章。

此类扫描的目的在于确定术后还剩余多少正常的甲状腺组织。为了将损伤喉返神经的风险降到最低，几乎所有的外科医生都会在术中留下小部分甲状腺组织，同时他们还会保留患者的甲状旁腺组织以保证机体正常的血钙调节。关于喉返神经及甲状旁腺损伤等手术并发症请详见第11章。此类扫描还能评价患者体内其他部位是否存在转移灶，如有甲状腺癌转移，医生可能会酌情调整第一次放射性碘清甲治疗的剂量。

需要注意的是，一些医疗机构已经淘汰了此类扫描，不论清甲前扫描的结果如何，在首次清甲中都采用同样的放射性碘剂量。不过，大部分的医疗机构还在继续进行此类扫描，因为他们认为此扫描的结果可能会改变整个治疗计划。医生会就他们所认为的对患者最有利的治疗计划而向患者做出建议。

时间点2：监测扫描或基线扫描

监测扫描一般遵循固定的时间间隔进行，用于监控甲状腺癌是否复发/转移。通常在首次清甲治疗后1年左右（最早可在6个月，最晚可在2年）时进行。目前，部分医生选用血液中甲状腺肿瘤标志物——甲状腺球蛋白（Tg，见第4章）检测来替代规律性的监测扫描。然而，一些医生不是为了"监测"，而是为了获得新的"基线"而进行扫描。在初次^{131}I治疗后，此扫描建立了甲状腺和颈部的新"基线"图像。如果随后担心甲状腺癌复发，可能会进行另一次放射性碘扫描（见时间点3），并且可以将新扫描与早期的"基线"扫描进行比较，这有助于确定新扫描中的问题是新出现的还是在"基线"扫描之前就存在的。

此类扫描的操作步骤与初次扫描（即术后扫描或清甲前扫描）完全相同。

时间点3：怀疑存在肿瘤转移时

当种种迹象表明患者的甲状腺癌可能发生了转移时，需要进行扫描检查。肿瘤转移的迹象包括：体格检查发现新肿块，血清Tg水平升高或CT、超声等影像学检查发现异常。此类扫描的流程在不同医疗机构可能有所不同：可能与术后扫描的流程完全相同，也可能需要包括剂量计算等更复杂的流程。有关剂量计算的详细信息见第21章。

时间点4：治疗后扫描

此类扫描通常在放射性碘清甲或治疗（清灶治疗）后的3~10天进行。第24章会详细介绍清甲和清灶治疗。除了不需要再给予放射性碘以外，治疗后扫描的流程与术后扫描（初次扫描、清甲前扫描）完全相同。清甲或清灶治疗时所摄取的放射性碘会被摄像头识别形成图像，这是一种非常重要的扫描。目前普遍认为，在应用大剂量放射性碘进行清甲或清灶治疗后进行的扫描，能够更好地检测出极少量的正常甲状腺及甲状腺癌组织。因此，治疗后扫描利用清甲或清灶治疗中使用的高剂量放射性碘，使那些在术前扫描（使用低剂量放射性碘）没能显影的甲状腺组织暴露出来。

B. 在扫描前"刺激甲状腺"的方法

患者服用放射性碘剂后，甲状腺组织（正常或癌变的组织）摄取放射性碘而显影。为了让甲状腺组织更好地摄取放射性碘，必须通过暂停服用甲状腺激素（见第17章）或使用基因重组人促甲状腺素（rhTSH）Thyrogen®（见第18章）来刺激甲状腺组织。

停服甲状腺激素类药物数周后，患者的垂体会感知到血液循环中的甲状腺激素不足，因此反馈性地产生一种激素——TSH，刺激机体中所有的甲状腺组织（见第3章）。随着撤药后血液中甲状腺激素的减少，升高的TSH刺激体内所有剩余的甲状腺组织产生甲状腺激素。由于合成甲状腺激素的关键成分是碘，因此甲状腺组织会在刺激下摄取血液循环中任何形式的碘，包括放射性碘。扫描检查前停用甲状腺激素的常规流程见图19-1。

长期以来，停用甲状腺激素是刺激甲状腺组织摄取放射性碘的唯一途径。近些年又发明了另一种刺激甲状腺组织的新方法，即两次或多次注射基因重组人TSH（rhTSH），商品名称为Thyrogen®。Thyrogen®以与人体自身产生的TSH相似的方式刺激甲状腺组织（第18章）。使用rhTSH做扫描前准备的常规流程如图19-2所示。

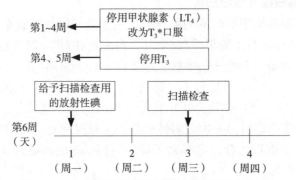

图 19-1 扫描检查前停用甲状腺激素的常规流程

（*译者注：我国尚无T₃制剂，因此停药过程中不包括T₄改为T₃口服的步骤）

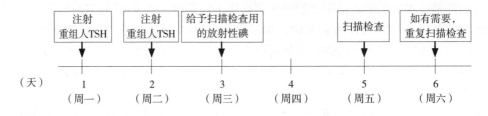

图 19-2 扫描检查前使用重组人 TSH 的常规流程

医生会根据患者要进行的扫描类型，决定是采取停用甲状腺激素药物的方式，还是注射rhTSH的方式来进行扫描前准备。

1. 首次术后扫描（清甲前扫描）

美国食品药品监督管理局（FDA）批准了用Thyrogen®注射液为患者进行首次术后扫描和清甲前扫描。使用Thyrogen®注射剂的主要优势在于可以避免甲状腺功能减退（甲减）导致的不适症状。对于那些打算进行清甲前扫描的患者而言，由于其术后还残存部分甲状腺组织，能够生成少量的甲状腺激素，甚至在一些患者中能生成相当多的甲状腺激素，因此甲减症状往往不常见，也不严重。

2. 监测扫描

Thyrogen®是经美国食品药品监督管理局（FDA）批准的监测扫描前的准备用药，替代甲状腺激素撤药。这种刺激甲状腺的新方法能够避免停用甲状腺素带来的甲减的众多不适反应。医生会与患者讨论并共同决定最终是采用撤药的方式，还是注射Thyrogen®的方式来进行扫描前准备。

3. 剂量计算的全身扫描

Thyrogen®还被用于剂量计算的扫描前准备，但一些医生仍认为甲状腺激素撤药作为剂量计算的扫描前准备更好。截止到本书出版为止，关于选择停用甲状腺素还是使用Thyrogen®是有争议的。医生会就患者的实际情况，提供详细信息和最佳方案建议等。

4. 治疗后扫描

在放射性碘治疗后不久，患者即可开始或继续长期的甲状腺激素替代治疗或抑制治疗。治疗后扫描前，无须Thyrogen®注射准备，也不必撤药。

C.　使用的放射性碘的类型

　　自然界中存在的以及人造的碘元素包括多种不同的类型。每种类型的碘元素都拥有一个特定的号码如123、124和131，每种类型的碘元素都在衰变方式、半衰期等方面具备不同的物理特征。根据这些不同的物理特征，每种类型的碘元素都有其优点与缺点，这也决定了哪些类型的碘元素可被核医学科医生或放射科医生应用在某些特定领域。关于各种碘元素的命名、物理学特征及优缺点的全面介绍，请详见本章中"关于……我有问题想问"系列标题下的内容。

　　根据各种碘元素的优缺点和医生的不同目的，可以选用多种类型的放射性碘。例如：对于首次术后清甲前扫描，医生可能选择^{123}I、^{131}I来做，也可能选择根本不做扫描。出于对"抑顿现象"的顾虑（详情将在"关于抑顿现象，我有问题想问"部分中深入探讨），目前美国许多医疗机构在清甲前扫描中使用^{123}I，但在许多国家，可能医院里没有^{123}I或过于昂贵。对于随后的基线扫描或随访扫描，医生同样可能选择^{123}I或^{131}I；和前面一样，目前美国许多医疗机构更倾向于应用^{123}I来做监测扫描，而且大量研究也证实^{123}I可替代^{131}I来进行撤药后的基线扫描或随访扫描。对于注射Thyrogen$^®$后进行监测扫描，^{131}I用得更多，因为已有的评价Thyrogen$^®$效果的研究中，用的都是^{131}I；但是需要说明的是，对于rhTSH准备后的监测扫描，越来越多的医疗机构还是选用^{123}I。对于剂量计算的全身扫描，往往应用^{131}I；剂量计算不仅需要成像，还要化验血液指标，并且给^{131}I 5~7天后，要重复成像和化验一次；^{123}I目前尚未被应用于剂量计算扫描；^{124}I可望被应用于成像和剂量计算，但其价格非常昂贵，且尚未得到美国FDA批准（见第23章）。最终，医生会根据患者的实际情况，选择放射性碘的类型、扫描前甲状腺准备的方式和适合患者的扫描检查。

小结

　　通过对在治疗过程中进行扫描的时间点，在扫描前"刺激甲状腺"的方法，使用的放射性碘的类型等的了解，相信读者对放射性碘全身扫描有了更多的认识。表19-1、表19-2总结了扫描的种类和不同的名称。图19-3~图19-5为放射性碘扫描的实例。

表 19-1　根据不同时间点、甲状腺刺激的方式和放射性碘类型而分类的扫描

术后扫描（初次扫描、清甲前扫描）
^{123}I 或^{131}I　　停用甲状腺素（撤药）
rhTSH
监测扫描或基线扫描
^{123}I 或^{131}I　　停用甲状腺素（撤药）
Thyrogen$^®$
剂量计算扫描
^{131}I　　停用甲状腺素（撤药）
rhTSH
治疗后扫描

表 19-2　放射性碘全身扫描中用到的不同名称

[123]I 术后撤药扫描	[131]I 术后rhTSH扫描	[131]I 撤药基线扫描
[123]I 术后rhTsh扫描	[131]I 清甲前撤药扫描	[131]I rhTSH基线扫描
[123]I 清甲前撤药扫描	[131]I 清甲前rhTSH扫描	[131]I 撤药扫描及剂量计算
[123]I 清甲前rhTSH扫描	[131]I 初次撤药扫描	[131]I 撤药扫描及剂量计算
[123]I 初次撤药扫描	[131]I 初次rhTSH扫描	[131]I rhTSH扫描及剂量计算
[123]I 初次rhTSH扫描	[131]I 撤药基线扫描	[131]I 治疗后扫描
[131]I 术后撤药扫描	[123]I rhTSH基线扫描	

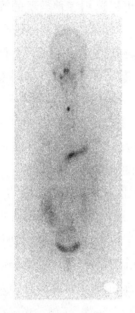

甲状腺床区域可见少量放射性碘摄取。为了尽可能避免手术并发症，外科医生常常会留下小部分重要部位附近的正常甲状腺组织。这样的组织可在术后放射性碘清甲治疗中被清除。口鼻、胃肠道和泌尿道也会有对放射性碘的生理摄取。

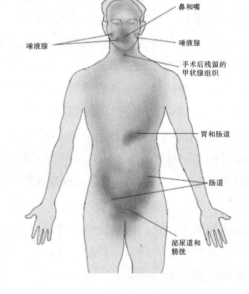

鼻和嘴

唾液腺

唾液腺

手术后残留的甲状腺组织

胃和肠道

肠道

泌尿道和膀胱

图19-3A　术后1个月[123]I全身甲状腺核素扫描的图像　　　19-3B　3A的简略示意图

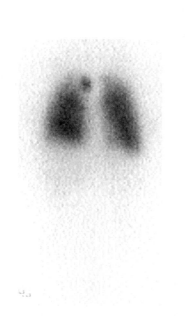

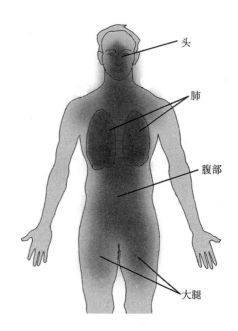

可见两侧肺叶都有放射性碘的摄取。这是由于甲状腺癌转移到肺部。由于肺部对放射性碘的强摄取，身体的其他部位绝大部分都没有摄碘。

图 19-4A　撤药后 ^{131}I 全身甲状腺核素扫描的图像　　　图 19-4B　4A 的简略示意图

"关于原子，我有问题想问"

　　原子由处于中心的原子核和围绕原子核的电子组成，类似于卫星沿特定轨道围绕地球转动。每个原子都由一个或多个字母表示，例如碘为"I"，钠为"Na"。原子核由质子和中子组成，质子数和中子数之和等于原子的质量数，以"A"表示；质子数之和等于原子的原子序数，以"Z"表示，A、Z通常在代表特定化学元素的英文字母的左上角和左下角标出，如：$^{A}_{Z}$I。这种模式通常简写为^{131}I或I-131的形式，其中"I"代表化学元素碘，而"131"则表示质子数与中子数之和（即A）。在碘原子中，质子数为53，中子数为78。

　　化学元素（如碘）所含的质子数一定相同，但中子数可以不同。换言之，原子的原子序数（Z）必须相同，但由于原子核内含有的中子数不同，因此质量数（A）可存在差异。含有不同中子数的同种元素间互称为同位素。^{131}I、^{123}I、^{124}I和^{127}I均为碘元素的同位素，它们彼此之间因原子核内中子数的不同而异。它们都含有53个质子，^{131}I有78个中子，^{123}I有70个中子，^{124}I有71个中子，^{127}I有74个中子。不同的中子数能影响同位素的物理特征，如半衰期和衰变（见下文），但不会影响元素的化学特性。对于甲状腺癌而言，两种同位素——^{131}I和^{123}I，被应用于临床；而^{124}I则被应用于科研（见第23章）。

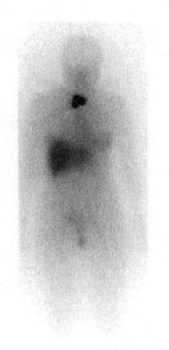

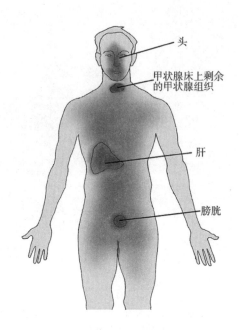

头

甲状腺床上剩余
的甲状腺组织

肝

膀胱

[131]I全身甲状腺核素扫描的图像可见甲状腺区域有较大范围的活性碘，这意味着残留的甲状腺组织很好地摄取了放射性碘。肝脏和膀胱区可见对放射性碘的生理性摄取。

图 19–5A　放射性碘清甲治疗 10 天内　　　　图 19–5B　5A 的简略示意图

"关于半衰期及衰变，我有问题想问"

半衰期：放射性碘的一个重要特征就是有半衰期。在自然界中，一些元素如放射性碘，可以自发转变成另外一种不同的元素。半数原子转变成另一种元素所需要的时间称为半衰期。半衰期的长短是精确的，可以是数秒、数分钟，也可以是数小时、数天甚至数年。每种元素的半衰期时间是恒定的。例如，如果你有100个[131]I原子，其中半数（50个）转化成元素氙所需的时间是8.02天；对于[123]I，半数的原子转化成碲需要13.22小时；对于[124]I，半数的原子转化成碲需要4.18天。碘元素的半衰期很重要，因为半衰期越长，碘的放射性持续时间就越长。这对临床也有帮助：半衰期较长的放射性碘，给药和成像之间的间隔也可以较长，而较晚期的成像可提高摄碘较少的甲状腺组织的显像能力。

衰变：放射性碘的另一个重要特征是当其在向其他元素转化的过程中，如何释放能量。这种能量的释放通常被称为"衰变"。虽然衰变的本意是变质退化，但放射性碘衰变的过程中，碘元素并不存在任何破坏和损伤，只是释放了能量而转变成为另外一种元素。

能量释放（衰变）有多种方式。一种是以波的形式释放，这些波与光线类似，可以穿透组织，但肉眼不可见。这些"能量之波"被称为伽马射线，而且只能在名为伽马照相机的特殊相机下才能显示。正如光线有不同类型，伽马射线也有不同类型。核医学科使用的伽马照相机不仅可以显示伽马射线，还能辨别出伽马射线的不同类型。

另一种释放能量的方式为释放粒子，这与进出电灯泡的电流相似。粒子可带正电荷，也可带负电荷。带负电荷的粒子叫作"电子"或"β粒子"。带正电荷的粒子叫作"正电子"。元素就是以这种"发出"电子或正电子的方式来释放能量的。

还有一些其他能量释放的方式，但不是本书详细讨论的内容，也无助于对^{123}I、^{124}I和^{131}I的理解。表19-3列出了3种放射性碘的能量释放方式。^{123}I衰变时会释放伽马射线；^{131}I衰变时，可释放出多种伽马射线以及带有负电荷的电子即β粒子；^{124}I衰变时会释放一个正电子，这个正电子与一个电子相撞击，使两者裂解，产生向相反方向发出的含有相同能量的两股伽马射线，利用一种特殊的正电子照相机——或称正电子发射断层扫描（PET），能够显示出这些特殊类型的伽马射线（见第23章）。

表 19-3　3种放射性碘的能量释放方式

射线种类	^{131}I	^{123}I	^{124}I
伽马射线	是	是	是
负电荷粒子（也叫"电子"或"β粒子"）	是	否	是
正电荷粒子（也叫"正电子"）	否	否	是

"关于抑顿现象，我有问题想问"

如前所述，^{131}I可同时释放β粒子和伽马射线。利用其释放β粒子的特性，它可被用于肿瘤的治疗，因此^{131}I已被广泛用于清除残余的正常甲状腺组织和治疗甲状腺癌转移；利用其释放伽马射线的特性，它可被用于正常甲状腺组织的成像，因此^{131}I多年以来也被广泛应用于放射性碘全身扫描。但是，当应用^{131}I进行全身扫描时，其释放粒子的特征就成为一个潜在的缺点。虽然扫描成像用的^{131}I剂量很低，但其释放出的β粒子仍然能给甲状腺细胞造成一定程度的损伤。这一现象称为"抑顿现象"，此名词来源于对人体头部受伤后的描述，伤后人们往往一下子"顿住了"。其实，对甲状腺组织本身造成损伤并不是问题，因为通常来讲，原本医生也计划并希望杀死这些甲状腺细胞；然而，如果扫描剂量的^{131}I所释放的粒子仅使细胞产生轻微的损伤，那么这些受损的细胞（"顿住"的细胞）就不能够充分摄取随后给予的治疗剂量的碘。"抑顿"不仅削弱^{131}I的整体治疗效果，也是^{131}I扫描显像的潜在弱点。

与^{131}I不同，^{123}I不释放β粒子，在扫描中不会造成甲状腺细胞损伤。因此，许多医疗机构更愿意选择^{123}I作为首次术后放射性碘全身扫描的用药。还有一些医疗机构已经采用^{123}I来进行监测扫描或基线扫描。如今，^{123}I已成为放射性碘全身扫描的重要用药，但遗憾的是一些医疗机构和国家还没有条件应用^{123}I。

"关于^{131}I、^{123}I和^{124}I的各自优缺点，我有问题想问"

表19-4~表19-6总结了^{131}I、^{123}I和^{124}I的部分优缺点（截止到本书出版时的认识）。伴随着同位素费用的改变和科学研究的新发现，表格中的内容也会有所变动。

表 19-4 ^{131}I 的优缺点

优点	缺点
最便宜	抑顿现象
容易获得	对家人和朋友需采取辐射安全防护措施
可用于成像	
给药和成像的间隔较长	
可用于治疗	
可用于剂量计算（见第21章）	

表 19-5 ^{123}I 的优缺点

优点	缺点
没有抑顿现象	目前尚不能用于剂量计算
成像质量高	
尽管以前获取较困难，但现在比较容易获得	
尽管以前价格昂贵，但目前价格逐渐降低	
对家人和朋友的辐射极小（见第20、29章）	

表 19-6 ^{124}I 的优缺点

优点	缺点
成像质量卓越	非常昂贵
可能检测到很少的甲状腺组织	获得比较困难
给药和成像的间隔很短	目前仅用于科研
可用于骨髓和病灶的辐射剂量计算	医疗保险不支付其费用
血管造影成像	
可于CT/MR影像重叠	

第 20 章

放射性碘全身扫描（二）：
针对分化型甲状腺癌的准备工作、过程辐射安全防护

Douglas Van Nostrand

本章主要针对分化型甲状腺癌来谈，分为以下几个部分：

Ⅰ.放射性碘全身扫描的准备工作

Ⅱ.放射性碘全身扫描的过程

Ⅲ.放射性碘全身扫描的辐射安全防护

Ⅰ.放射性碘全身扫描的准备工作

准备工作清单：

停用甲状腺激素类药物（撤药），或者注射基因重组人TSH（rhTSH）

低碘饮食

实验室检查

A. 撤药或注射rhTSH

在准备放射性碘扫描或^{131}I清甲处理时，必须刺激患者的甲状腺组织，以使其最大限度地摄取放射性碘。关于甲状腺的工作原理、撤药和注射rhTSH后的反应，请见第2章、第17章和第18章。目前有两种刺激甲状腺组织使其摄取放射性碘的方式：一种是撤药（即停用甲状腺激素类药物），一种是注射rhTSH。

若选择撤药的方式来进行全身放射性碘扫描，内分泌科医生、核医学科医生和放射科医生会提供给患者相应的撤药时间表，不同医生给出的时间表可能略有差异（见第17章）。典型流程如下：先停止服用左旋甲状腺素（LT$_4$），与此同时开始应用短效甲状腺激素——三碘甲腺原氨酸（T$_3$）制剂，为长效的甲状腺素——LT$_4$排出体外提供时间。当LT$_4$完全被机体代谢后，停用T$_3$，而体内的T$_3$也将很快被机体清除。这样做将有效地帮助患者缩短停药造成的甲状腺功能减退（甲减）的时间。T$_3$的常用剂量为25毫克/次，2～3次/天。医生会根据患者撤药前LT$_4$的用量、应用T$_3$的既往经验、体重及其健康状况来决定T$_3$的用药剂量及频率。T$_3$一般连续服用2～4周后停药。全身扫描通常在停用T$_3$10～14天后进行，扫描后的次日或数日后可进行清甲治疗。一些医疗机构并不在首次清甲治疗前常规做放射性碘扫描（见第19章）。患者停用LT$_4$或T$_3$后，很容易产生甲状腺功能减退（见第17章）。

对于选择注射rhTSH的患者（见第18章），医生也将为其制定相关流程。在注射2次rhTSH后进行放射性碘扫描。通常使用的方案是：周一和周二为患者注射rhTSH，周三给予患者扫描剂量的放射性碘，周四或周五进行全身扫描，后者取决于是否进行诊断

性^{123}I或^{131}I检查。另一种备选方案是：周一为患者注射rhTSH，周二同时给予患者rhTSH和扫描剂量的放射性碘，周三进行全身扫描。

B. 低碘饮食

医生会嘱咐患者在扫描检查前低碘饮食。甲状腺组织需要碘元素来生成甲状腺激素。缺碘的甲状腺组织会最大限度地摄取放射性碘。第16章中，我们已经详细介绍了低碘饮食并列举了低碘食物的例子。通常在扫描前2周至数周，都要坚持低碘饮食。

C. 实验室检查

在进行全身扫描前，医生会为患者进行多项血液化验，包括全血细胞计数、全面的代谢指标检测、甲状腺检查、电解质、肾功能、肝功能、甲状腺球蛋白等。育龄妇女还必须接受妊娠测试。

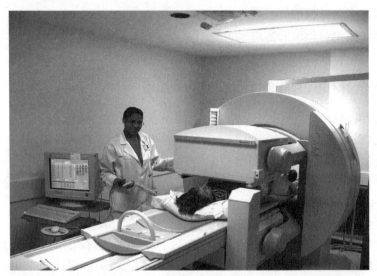

图 20-1　照相机一面在上、一面在下，扫描受检者全身来获取图像。
不同医院用的照相机可能不同

Ⅱ. 放射性碘全身扫描的过程

扫描前，患者需服用含有放射性碘的胶囊或少量液体，这种碘除了具有一定放射性外，与食物中如面包和碘盐中所加的碘完全相同。服用的放射性碘随后在胃肠道被人体吸收入血。由于甲状腺组织是利用碘来合成甲状腺激素的唯一器官，因此血液中的碘将被甲状腺组织"吸取"并聚集在甲状腺细胞中。因为摄入的碘具有一定放射性，其释放出的能量（伽马射线）可以在特殊的伽马照相机上成像。

在摄入放射性碘24～72小时后，患者将返回拍摄图像。这时，一般要求患者仰卧于摄像台上，摄像头会扫过患者的全身（图20-1）。有的照相机可以同时拍摄人体的正面和背面，而有的每次只能拍摄一面，还有的每次只能扫描身体的一部分。根据照相机的型号不同，全身扫描的时间最短仅为30分钟，最长可达2小时。但是，不要以为成像时间越短就说明照相机越好，一些成像较慢的照相机往往会拍出高质量的图像。核医学科医生会帮助患者确定用哪种影像设备是最合适的。

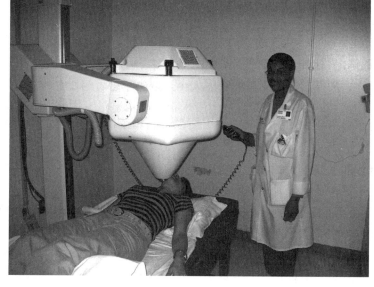

图 20-2　此照相机有一个漏斗形的附件，称为针孔照相机，可以获取身体某部位的高清图像

完成全身扫描后，医生会审阅做出的图像，必要时还将加做一些常规的扫描或就某个部位详细检查，这属于临床诊疗过程的一部分，同时也是为了获得最佳的图像，所以不要因为额外加做了扫描而增加心理负担，换用另一台照相机拍摄也并不意味着患者之前所做的扫描出现了问题。有些医院会自动选取名为"针孔照相机"的设备为患者拍摄额外的影像，以最大限度地使某个部位显像（图20-2）。

照相结束后患者就可以离开。医生会仔细研究影像结果，这时无须患者的参与。如果扫描的目的是指导患者接下来要做的清甲治疗，那么医生可能会和患者一同观看扫描结果，讨论下一步的诊疗计划、时间安排，并就[131]I清甲的其他问题进行沟通。

Ⅲ. 辐射安全指南和放射性碘全身扫描后的相关建议

除了孕妇和哺乳期妇女外，其他接受[123]I扫描的患者无须特殊的安全性指南。扫描所用的放射性碘剂量很低，但如果你仍顾虑家人的辐射暴露风险，建议在扫描后的12小时内避免与他们亲密接触，这样会进一步减少本身就很低的辐射暴露。

接受[131]I扫描的患者则有很多可以遵循的指南。然而，由于不同医疗机构采用的[131]I剂量不同，为尽量减少对他人的辐射影响而采取的方法也不一样，所以每种指南的内容也不尽相同。但很重要的一点是，总体而言，诊断剂量的[131]I扫描对他人造成的辐射非常小。

下面举了一个"诊断剂量的放射性[131]I扫描后的辐射安全指南及建议"的具体例子。需要指出的是，这并不是唯一的或最佳的指南，患者还是要听从医生的指导。根据使用的[131]I剂量的不同，指南和建议的内容也会存在差异。

诊断剂量的放射性[131]I 扫描后的辐射安全指南及建议

经过[131]I扫描后，患者将具有轻微的放射性。虽然这对患者而言是有益的，但也会给他人造成辐射。尽管此辐射剂量很低，但对他人并无益处。为了减少对他人的辐射，请遵循以下的安全指南。

I. 在 ^{131}I 扫描结束后的 1~2 天请遵守以下 3 项原则

原则1和原则2：时间和距离

患者对家人、朋友、护理人员的辐射大小，取决于患者与以上人群近距离接触的时间长短和空间距离。1米左右的间隔也会带来很大的辐射量。因此，患者应尽量避免与他人长期的近距离接触（距离0.9米以内、接触时间长达1小时以上）。

例如：

● 不要和配偶或其他人睡在同一张床上。

● 不要在电影院或其他封闭空间内坐在他人身旁1小时以上。

● 不要在乘坐飞机、火车、汽车时坐在他人身旁1小时以上。作为一种选择，在汽车上坐在最后一排或者汽车的第三排，根据汽车的具体情况决定。

原则3：卫生

患者的唾液、尿液和汗液均具有放射性。注意个人卫生可减少他人受到患者体液辐射的概率。养成良好的厕所卫生习惯和彻底清洁洗手是减少辐射的有效方式。

例如：

● 避免接吻和性交。

● 分开清洗餐具和衣物。

● 避免尿液污染（如每次上完厕所后冲两次厕所并彻底洗手）。

● 经常洗澡。

用自己的毛巾和浴巾，不得与他人共用。

避免为他人准备食物，若必须做，则需佩戴一次性手套。

特殊提示：如果在 ^{131}I诊断或治疗后4小时内出现呕吐症状，则需与医生取得联系。

II. 对 2 岁以下儿童及孕妇的辐射防护

坚持以上关于时间、距离以及卫生方面的原则至少到扫描后5天。在此期间应让儿童单独睡在另一个房间。

III. 哺乳期妇女在接受 ^{131}I 前必须停止哺乳，因为乳汁中分泌的放射性碘会损伤婴儿的甲状腺

对于接受 ^{123}I的患者，应在服用 ^{123}I前贮存乳汁，并在服用 ^{123}I后短期暂停哺乳，之后可再重新开始哺乳。如果患者在工作及个人生活方式方面还存在其他疑问，可以向核医学科医生咨询。

再一次重申：上面所列的只是一个例子。不同医生的指导内容不同，患者要遵循其医生的指导。

第 21 章

剂量计算

Frank Atkins

"剂量计算"一词来源于希腊词汇"meter"（是计算的意思），在这里特指确定"剂量"。但在临床中，"剂量"（dose）一词有很多种表述方式。例如，医生为患者处方其每日所需的甲状腺激素的"剂量"（dose）或"用药量"（dosage）。此章节中，我们要关注的"剂量"与众不同，称为"放射剂量"或"吸收剂量"（见附录B）。不过，不同医疗机构对"剂量计算"这一术语也有多种不同的表述方法，有时给患者带来很多困惑。我们在本书中所说的"剂量计算"是指确定服用[131]I后，各组织器官受到的辐射剂量的过程（见第28章）。为了更好地理解这部分容，请读者先熟悉一下附录中"词汇表"部分的某些术语：放射性活度、暴露、半衰期、电离辐射、拉德（辐射吸收剂量单位）、β粒子和放射性碘等。

剂量计算概论

当医生计划为分化型甲状腺癌患者进行放射性碘（[131]I）治疗时，必须确定拟应用的[131]I的合适剂量（见第22章）。对于大多数病例来说，这不是难事，可采用固定剂量（或称"经验剂量"）。这个剂量的确定基于以下几点：①医疗及科研机构的普遍共识。②多年的临床经验。③对治疗结果的长期随访。但是，经验剂量并没有考虑每个患者的个体特征。例如，经验剂量是一个固定量，不会根据患者的身高、体重、年龄或性别等因素进行调整；而且，不同个体对碘的处理过程不同，肾脏排泄碘的速度也有快有慢，因此在不同时间点体内血液循环中的碘含量多少不一，但这些都不在经验剂量的考虑范畴内。实际上，上面提到的众多因素不仅能影响治疗的成功率，还可能影响治疗副作用的严重程度（尤其在对骨髓的短期和永久性抑制方面），请详见第27章中对放射性碘副作用的介绍。由于骨髓对辐射极其敏感，因此标准（经验）剂量必须低于可引起骨髓抑制的最低剂量。

与经验剂量不同，可根据人体处理放射性碘的能力计算治疗剂量，这就是剂量计算。这个过程中，需要在不同时间点对人体内、血液循环中以及甲状腺癌细胞内的放射性碘量进行一系列数学分析。通常，给予患者相对小剂量的[131]I，在之后的4~7天，每天进行检测。检测结果可以帮助我们判断当给予治疗剂量（相对大剂量）的[131]I后，会有多少放射性碘影响骨髓。据此，医生可决定是否要对经验剂量进行适当调整。但是，这些结果不能说明放射性碘会对甲状腺癌产生何种治疗效果，要想回答这个问题，还需要了解甲状腺癌组织（通常指一处病灶）能接受多大剂量的辐射。这是一个更为困难和复杂的过程，在许多病例中无法实施。本章末尾部分，还将进一步阐述这个问题。表21-1总结了确定放射性碘治疗剂量的不同方案。

表 21-1　经验剂量和剂量计算的相似点和不同点

不同情况	经验法（固定剂量）	骨髓剂量计算	病灶剂量计算
采血	否	是	否
多次门诊复诊	无须	3~5次	3~5次
数据采集耗时	0	4小时	6小时
延长停用甲状腺激素时间	0	7~10天	7~10天
作用于甲状腺癌的辐射剂量*	75%~100%	50%~400%	50%~500%
副作用发生率	低，有时增高	可能降低，也可能升高	可能降低，也可能升高

*：相对于经验剂量为200毫居里。

背景（放射性碘的临床应用）

　　放射性碘（RAI）对甲状腺癌的诊断和治疗始于1937年，Saul Hertz医生构思了放射性碘的医学用途，将其从实验室带到临床，并于1941年初首次使用放射性碘治疗。一年后即1942年，Hertz医生实施并报道了放射性碘治疗甲状腺癌的首次临床试验。1938年John Livingood和Glenn Seaborg发现可以利用回旋加速器来制备放射性碘，这是有效治疗甲状腺癌的重要里程碑。Hertz医生和他的麻省理工学院的物理学家同事Arthur Roberts发明了剂量测定法来确定每位患者适合的放射性剂量。Hertz医生与纽约Montefiore医院的Samuel Seidlin医生合作，对一位甲状腺癌患者进行了首次放射性碘治疗。放射性同位素研究所于1946年9月成立，Saul Hertz作为创始人兼主任，Samuel Seidlin担任纽约市主管副主任。Hertz医生于1946—1950年对甲状腺癌治疗的改进，使放射性碘成为攻克高分化型甲状腺癌的重要武器。

男性/女性对辐射的敏感性（生物学效应）

　　人们不可避免地受到各种辐射。我们周围的大气中，时刻充满了来自太阳和宇宙的辐射。在地壳和地心内部还发现了天然的放射性物质。我们所呼吸的空气和所摄入的食物中，均含有放射性物质。由于所有生物体内都含有少量具有放射性的^{40}钾（^{40}K）和^{12}碳（^{12}C），所以以万物均有放射性。据估算，人体内单纯由^{40}K和^{12}C每秒就可产生60 000数量级的放射性裂解。

　　当我们口服或静脉注射放射性物质进行治疗时，最理想的状态是所有放射性物质都迅速聚集在肿瘤病灶处，而不影响机体的其他部位。这样一来，放射性物质带来的所有损伤都局限在需要治疗的组织部位，而其他部位不会有任何的损伤。但是，目前尚达不到上述理想状态，事实上现实中也不可能存在上述理想状态。我们只能期冀与正常组织相比，肿瘤部位优先浓聚放射性物质。对碘元素而言，无论它是否具有放射性，正常甲状腺组织和甲状腺癌细胞均可摄取。举个例子：正常甲状腺功能的普通成年人口服^{131}I治疗，24小时后放射性碘的分布大致为：

- ●20%位于甲状腺。
- ●50%位于包括血液循环在内的身体其他部位。
- ●30%排出体外，主要通过肾脏由尿液排出。

也就是说，放射性物质不仅会影响癌细胞，还会影响正常细胞。

组成人体不同器官和组织的各种细胞对放射性物质的反应是不同的。在某种意义上，机体的所有细胞都对辐射损伤有一定修复能力，但不同细胞的修复能力有所差异。总体而言，分裂和再生能力较强的细胞对辐射更敏感（图21-1）。此外，放射性物质分布到机体的速度也会影响细胞的寿命。与较长间隔的多次暴露相比，短时间（数秒或数分钟）暴露于同样剂量的放射性物质更容易导致细胞的修复机能来不及代偿辐射造成的损伤。

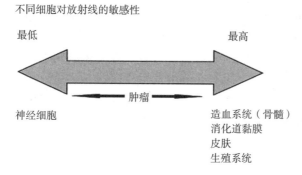

图 21-1　细胞对放射线的敏感性谱

电离辐射（见第28章及附录B）的生物学效应始于电离过程本身。偶尔情况下，辐射造成的原子释放电子（电离作用）会导致几个原子聚集在一起，形成一个更大、更复杂的结构，称为分子。随后，分子可能分裂。如果这样的分子恰好属于细胞的某个重要部分（如遗传物质或DNA，它们携带有确保细胞发挥正常功能和正常分裂的信息），则后果将非常严重。体内发生的每次放射性转化，所释放的辐射均可导致上千次的电离，每次电离的结果也各不相同，可能包括：

● 细胞完整无损（未撞击重要物质）。
● 细胞虽受损但被成功修复，仍能行使正常功能。
● 细胞受损未被完全修复，不能行使正常功能。
● 细胞死亡。

治疗剂量的确定

个体间存在着多方面的差异，其中包括机体应对碘的能力。一些医疗机构尝试使用个体化的^{131}I治疗剂量，而不是简单地对所有患者都采用经验剂量。20世纪60年代早期，Sloan-Kettering癌症中心的Benua和Leeper使用了一种测算剂量的方法，他们的目标在于保证安全性的前提下，使用最大剂量的^{131}I。前面我们说过，某些器官对辐射损伤非常敏感，对^{131}I最敏感的器官（也称"高危器官"）是骨髓。临床经验显示，血液（骨髓）的吸收剂量低于200拉德（Rad）的放射性碘不会给患者造成任何严重的并发症或副作用。然而问题是："我们该如何为患者确定这一辐射剂量？"

我们所说的放射性，是指不稳定物质中的所有原子都会通过衰变过程，在一段时间后转化成另外一种形式。就 ^{131}I 而言，它将衰变成一种称为"氙"的气体，且不再具有放射性。在这个衰变的过程中，^{131}I 的原子核会释放能量，这种能量就是辐射，并能造成组织损伤。能量的释放有多种形式，其中之一是 β 粒子，β 粒子在释放全部能量前只能走行很短距离（通常小于6.35毫米）；另一种形式称为伽马射线（γ 射线），这种射线可在体内走行很长距离（数厘米或数米）而不出现能量衰减。有时，γ 射线可以与体内某一部位相互作用，并把部分或全部的能量转移到此处的组织。由于每次能量的释放都伴有一个 ^{131}I 原子的衰变，因此我们需要了解 ^{131}I 在体内期间发生了多少衰变，以此确定释放的总能量大小。此外，我们还需要知道 ^{131}I 在体内的分布情况，尤其是：①在血液中的分布。②分布到全身各处的剂量。这就是甲状腺癌治疗剂量计算的根本所在。每个人对放射性碘的反应各不相同：有些人血液循环中的 ^{131}I 较多，有些人则相对较少；有些人肾脏清除 ^{131}I 的速度较快，有些人则较慢。在发生衰变之前，不论有多少 ^{131}I 从体内排出都不会影响辐射剂量。只有在体内发生衰变的 ^{131}I 才能影响到血液系统或需要治疗的甲状腺癌组织的辐射吸收剂量。因此，从体内清除放射性碘的速度越快，安全剂量就越高。如果患者能够快速清除其血液或整个身体内的放射性物质，允许治疗剂量就可达到600毫居里（22.2千兆贝克）（图21-2）；相反，对放射性物质清除率较低的患者，允许治疗剂量可能仅为170毫居里（6.29千兆贝克）（图21-3）。这里要注意：对于后一类患者来说，其最大的允许治疗剂量（170毫居里）低于多数医疗机构的经验剂量（约200毫居里）；如果采用200毫居里（7.4千兆贝克），就可能对患者的骨髓产生显著影响。

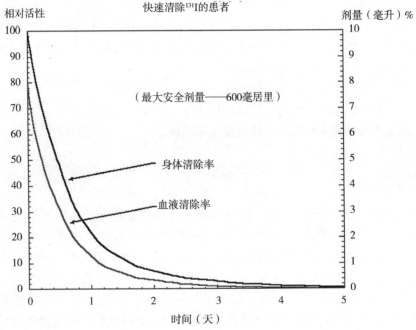

图 21-2　曲线显示身体和血液的 ^{131}I 清除率。此患者比图 21-3 中的患者清除速度快，
因此本图中的患者可以应用较高的 ^{131}I 治疗剂量

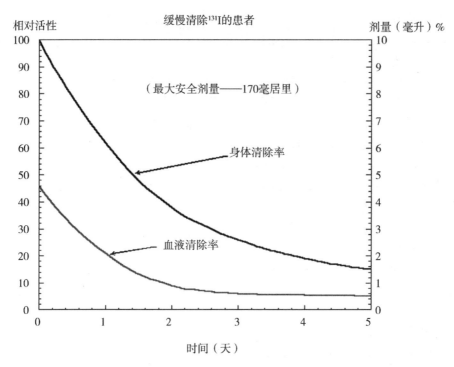

图 21-3　曲线显示身体和血液的 ^{131}I 清除率。此患者比图 21-2 中的患者清除速度慢，
因此本图中的患者只能应用较低的 ^{131}I 治疗剂量

剂量计算的过程

　　^{131}I 原子每发生一次衰变，都会释放出部分能量，并可对原子周围的组织带去小剂量的辐射。由于放射性衰变是在一定时间段内发生的，可为期数天或一周，因此必须把所有的小剂量辐射相加在一起，才能得出"总辐射剂量"。生物学效应很大程度上取决于这一累积的总剂量，因此剂量计算时，往往要在几天内连续进行检测。前面说过，人体内对辐射最敏感的器官是骨髓，而对生命至关重要的血液成分就来自骨髓（见第27章）。因此，甲状腺癌剂量计算的目标在于计算患者接受 ^{131}I 治疗后分布到骨髓中的辐射剂量。一般情况下，用患者血液中的辐射剂量反映其骨髓受到的辐射量。根据对意外暴露于大量放射性物质的人群的临床经验和科学研究，现已普遍认为，单次治疗时血液中的辐射吸收剂量不得超过200拉德（200分戈瑞）。以此为限，可以估算出能给予患者的 ^{131}I 最大剂量，称为"最大耐受活性"（MTA）。对于不同患者，计算得出的治疗剂量可存在很大差异。依照我们的经验，计算结果为50毫居里（1.85千兆贝克）到1000毫居里（37千兆贝克）之间波动。

方法学描述

　　为了计算血液中（或骨髓中）的辐射剂量，我们需要知道：①体内残存的 ^{131}I 量。②其中有多少存在于血液中。有多种方法能够测定体内的放射性活度。一种是在离患者一定距离（通常为3.05米或更远）处放置微量辐射探测器（通常被称为探针），检测从患者身体任意部位发出的辐射。无论患者面向探针，还是背离探针，均可得到读数。由于这种探针很小，每次测量一般需要5~10分钟才能完成。除此以外，还可用放射性碘成像系统进行检测（见第20章）。由于这时的目的仅在于简单测定患者体内的放射性碘量，而不需要确定放射性碘的聚集部位，因此检测扫描所需的时间与成像扫描时间相比要短很多，通常只需要5~10分钟。现阶段所应用的影像扫描设备一般包含两个探测器，因此在一次从头到脚的扫描过程中就可以同时获取患者身体正反两面的计数。还有一种检测方法是留取患者24小时的尿液，因为大多数放射性碘由肾脏排出，那么最初给药量减去24小时尿液中的放射性碘量，结果就代表了患者体内残存的放射性碘量。不过，留取24小时尿液非常麻烦，并且其放射性对其他家庭成员也会造成潜在的威胁，因而这种方法并不常用，目前许多医疗机构都不再采用这种方法进行剂量计算。测定血液中的放射性碘量需采集3~5毫升血样，精确测定血样体积后，用辐射测量仪检测，就可以计算出患者体内每毫升血液中的放射性碘剂量了。

时间点

为确定骨髓的辐射吸收总剂量，我们要知道患者在接受^{131}I之后的4天或更多天内、不同时间点上体内或血液中的放射性碘残余量。一般来说，给^{131}I后的数小时内，应当进行1~2次检测。这段时间内，患者不能上厕所，以确保全部放射性碘都留在其体内。这一点非常必要，因为此时的测量值将作为所有后续测量的标准，它代表了全部（100%）^{131}I给药量。如果^{131}I是以胶囊的形式投药，则需等待几小时，使胶囊在体内溶解，大部分的放射性碘由胃肠道吸收，再开始收集剂量计算的数据（液态^{131}I的吸收率相对较高）。此后几天内，大约每24小时重复一次检测和采血。若患者清除放射性碘的速度较慢，则检测还要相应延长1~3天。总体而言，大多数之前经过放射性碘治疗的甲状腺癌患者，在给药4天后体内的^{131}I残余量将低于给药总量的4%。

剂量计算对我的肿瘤有什么影响?

你也许注意到，有关剂量计算的探讨中没有涉及正在治疗的甲状腺癌。这其实正是剂量计算的局限性所在。剂量计算的前提很简单："使辐射最大剂量地分布到癌组织，以减少其对正常组织的严重副作用。"因此，这种方法可能让治疗达到最佳效果。但不幸的是，这个剂量的^{131}I是否足以杀灭癌细胞，目前尚不清楚。为解决这个问题，一些医疗机构已开始研究如何计算有多少治疗剂量的放射性碘可被甲状腺癌组织摄取。这项艰巨的挑战就是"病灶剂量计算"，即计算可作用到癌组织（病灶）的^{131}I剂量。为此，不仅要做前面提过的多项检查，还需用CT或磁共振来测量每个病灶的大小。而且，对于大多数患者来说，病灶剂量计算都难以实施，原因在于剂量计算时用到的^{131}I剂量较小，很多病灶不能显像，因此也无法对它们进行测量。但这个方法的优点是能在^{131}I治疗之前，为医生提供预测治疗成功可能性大小的信息，据此医生可以对^{131}I治疗方案做以调整。另外还需指出，病灶剂量计算的同时要进行骨髓的剂量计算，因为在决定^{131}I最大治疗剂量时还要用到这一数据。

简化剂量计算法

操作的复杂和不便限制了基于剂量计算法的[131]I治疗的实施，此外，并非所有甲状腺癌患者都需要比经验剂量大的[131]I，在这些情况下，可以使用简化的剂量计算法。如本章前面所述，确定最大放射剂量的限制因素是患者血液（例如其骨髓）所受到的辐射量，该值主要取决于患者的性别、身体特征（身高和体重）、血液对[131]I的清除率（肾功能），以及残留正常甲状腺和甲状腺癌组织的程度。大部分[131]I在患者的血液循环中均匀分布，因此血液中的[131]I浓度呈现出的整个身体的图像可以用于剂量计算。此外，当[131]I通过肾脏从血液中清除时，全身放射活性会减少，如图21-2和图21-3所示。因此，可以基于本章先前所述的全身测量计算法，来估计用于患者治疗的[131]I剂量。通过2个时间点而不是典型的5个或更多个时间点，可以进一步简化计算。"简化剂量计算"只需要在[131]I治疗后2~4小时测量患者的全身放射活性，并在48小时后再次测量，这刚好是患者复诊的时间，此时通常要进行影像学检查评估患者体内放射性的浓度和部位。因此，任何核医学设施都能够进行这些测量，并且给患者带来的不便最少（只需要耽误几个小时），需要的设施资源也最简单（对患者和参考源额外进行一组全身扫描即可，大约需要30分钟）。包括Van Nostrand、Hänscheid和Jentzen在内的许多研究人员已经发表了基于这种简化方法的剂量测定模型。

既然可以使用简化的方法进行剂量计算，那么为什么不使用这种方法，而要使用前面描述的更复杂的方法呢？因为简化的剂量测定都是基于对一个时间点（例如给药后48小时）的全身放射活性的单次测量，是根据数百名患者的测定结果估算出来的方法，并不能精确计算每个个体的放射剂量。因此，大约一半患者的"真实"最大耐受活性会被高估，而另一半会被低估。幸运的是，对于大约7/10的患者，简化计算法与复杂计算法的差距在10%范围内，而不幸的是，200名患者中大约有1名患者的计算值会超过其最大耐受活性的30%。因此，为了避免超量，通常建议用简化剂量计算模型的70%以下计算值用于患者的治疗。然而，这种方法仍然可以为医生的治疗提供非常有用的信息。

小结

目前确定分化型甲状腺癌[131]I治疗剂量的方法有两种：①所有患者均采用固定剂量（又叫经验剂量）。②根据患者机体和甲状腺癌组织对[131]I的反应计算剂量，即剂量计算。剂量计算的目的在于确定[131]I治疗后，患者机体（尤其是骨髓）所接受的辐射剂量，根据患者的不同情况做出相应的给药剂量调整。因此，计算出的治疗用[131]I量可能会比经验剂量高2~4倍，甚至更多。较大的剂量会相应地增加分布到甲状腺癌部位的辐射量，但同时也可能造成副作用发生的风险增加（见第27章）。在大约20%的患者中，通过剂量计算得出的用药量会比经验剂量小，他们发生骨髓抑制的风险也就相应降低。医患之间应该就[131]I治疗可能产生的各种副作用的风险和严重程度，以及治疗的利弊做深入的交流。确定[131]I治疗剂量的几种方法各有优缺点，详见表21-2。

表 21-2　确定治疗剂量的方法

方法	优点	缺点
经验法 （固定剂量）	√简单、耗时少 √停用甲状腺激素的时间较短 √一般来说，经验剂量为剂量计算结果的1/3~1/2，因此副作用的风险较低	√可能导致剂量不足以破坏甲状腺癌细胞 √在10%~20%的患者中，经验剂量实际上高于"最大耐受活性"或"最大允许剂量"*，这样的患者副作用的发生风险增高 √根据医疗机构的不同规定，经验剂量也有所不同
骨髓剂量计算	√能够确定个体化的"最大耐受活性"或"最大允许剂量" √使医生可以使用较大剂量的放射性碘 √较大的治疗剂量使作用到甲状腺癌细胞的辐射剂量相应增加 √一些患者发生副作用的风险降低	√对多数患者而言，副作用发生的风险增加 √至少要保持甲减状态1周以上 √需多次采血 √需多次门诊复诊 √需多次影像学检查
病灶剂量计算	√能提供成功治愈甲状腺癌的机会 √可能指导医生增加或减少[131]I治疗剂量	√只能用于中等大小、可摄碘的病灶 √需要多次门诊复诊 √需要多次影像学检查

*：根据纽约Sloan-Kettering诊疗常规中的规定，血液最高吸收剂量为200拉德（200分戈瑞）。

未来的前景如何？

虽然应用[131]I治疗甲状腺癌已有70多年的历史，但我们仍然在影像设备、放射性核素获取、改变甲状腺癌细胞的碘清除方法等方面，寻求着进一步的提高。例如，过去的10年间，正电子发射断层扫描（PET）影像技术得到广泛应用，它能够比常规核医学设备提供更优质的图像，能够使机体中很小的结构显像并将其准确定位。但美中不足的是，PET检查需要一种特殊的放射性物质，而[131]I不能满足其要求。最近，另一种新型的放射性碘——[124]I商用化，它可被用于PET扫描，但由于尚未获得FDA的审批，它目前还只能应用在科研领域（见第22章）。另一个正在拓展中的领域是剂量计算过程的简化方法，目标是为那些无法开展剂量计算的医疗机构提供计算工具。可能的方法之一是在应用诊断剂量[131]I后的某个固定时间点（如48小时），通过单次测量来确定患者体内残余的放射性碘活度。大样本研究中显示这个数值与固定剂量计算得到的数值具有相关性，为在安全范围内估算最大放射性碘治疗剂量提供了依据。尽管这种计算方法具有一定局限性，得出的结果可能比真正的最大值偏小，但仍可以让某些患者得到比经验剂量更高的[131]I治疗，也能识别出那些应该使用较低剂量（低于经验剂量）的[131]I治疗的患者。

其他影像学检查

James Jelinek，Douglas Van Nostrand，Alexander Mark，Robert Bridwell，Lalitha Shankar

目前，许多影像学检查可用于对甲状腺癌的评估。虽然本书不能囊括所有的检查方法，但在这一章节中，将与读者一起回顾几种比较常用的影像学检查，并向读者介绍一些相对不太常用的影像学检查，表22-1列出了这些检查的名称。具体到每项检查，我们还将就表22-2中所列的不同项目进行详细介绍，但关于PET-CT的情况，请详见第23章。

表 22-1　可用于甲状腺癌的影像学检查

计算机断层扫描（CT扫描）
磁共振成像（MR）
超声
正电子发射断层扫描（PET）（见第23章）
^{201}铊和甲氧异腈^{99m}锝显像
喷曲肽^{111}铟（奥曲肽^{111}铟）和地普奥肽^{99m}锝显像

表 22-2　本书介绍各种影像学检查时所涉及的具体内容

别名	检查原理
概况	可提供的信息
特殊事项	示例
适应证	优缺点
检查过程	费用补偿

计算机断层扫描

别名：CT、CAT扫描

概况：CT扫描是一项很有价值且应用广泛的影像学检查（图22-1）。20世纪70年代起开始被常规应用于临床，此后，CT扫描图像的质量不断提高。

特殊事项：在进行CT扫描时，常常会注射一种叫"造影剂"的物质。甲状腺癌患者在接受造影剂注射前，必须得到内分泌科医生和核医学科医生的确认。在不确定是否可以使用造影剂的情况下，不要随意注射。很多时候，内分泌科医生不建议分化型甲状腺癌患者使用造影剂，这是因为造影剂中含有大量的碘，能够阻断或显著降低甲状腺组织对放射性碘的摄取，从而严重影响放射性碘全身扫描的质量以及放射性碘治疗的效果。下文将对此做进一步讨论。

适应证：CT扫描可用于对甲状腺癌患者进行多个身体部位的评估，最常用于肺脏及胸部检查。患者何时需要进行CT扫描以及扫描的部位由医生决定。

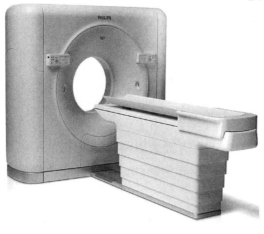

图 22-1　计算机断层扫描（CT）仪

检查过程：通常分化型甲状腺癌患者无须接受造影剂注射。但如果CT医生或放射科医生认为患者有必要使用造影剂进行对比，患者应当先获取相关医生的批准。然而，增强CT通常优于平扫CT，在过去几年中，越来越多的患者进行了增强CT检查。尽管注射造影剂可能会阻碍甲状腺摄取放射性碘，但这种碘的阻断现象通常会在1~2个月逆转。可以通过测量尿液中的碘来评估造影剂清除情况。患者需与医生讨论使用造影剂的利弊。

负责CT扫描的医生会指导患者进行此项检查。一次CT扫描的总时间（不包括排号等待及登记挂号在内）大约15分钟。简单来说，患者躺到扫描台上，扫描台被置于CT扫描仪的开口内。然后扫描台会自动移动，以获取整个受检区域的扫描图像。这是一项无痛检查。扫描完成后，患者离开之前，放射科医生会浏览扫描图像，决定是否需要重复扫描或附加扫描。不必因二次扫描或附加扫描产生心理负担，这常常是必要的过程，但并不意味着医生发现了可疑病变。当全部扫描结束后，患者就可以离开。依照规定，放射科医生不应在患者在场的情况下阅片，但会在阅片后把扫描结果以报告单的形式交给患者的主管医生。

检查原理：少量射线穿过患者的身体，获取一张小的X线图像并储存于计算机中。绕身体一圈重复这个过程，计算机就能得到身体的"一圈图像"。通过计算机处理，这些图像可以重建出受检器官和组织的高分辨率的、精细的、横断面图像。这就像围绕一条切片面包进行多次X线拍片，通过计算机处理来显示面包的某一个切片的细节图像一样，面包内部某一切片的图像就是一个横断面影像。虽然这一比喻并不十分准确，但它为CT扫描如何获取横断面图像提供了大体的概念。需要注意的是，CT扫描利用的是X射线，但其辐射量很低。

可提供的信息：CT扫描可以获取体内许多器官和组织的高质量图像，并以横断面图像的形式展示相关部位的结构。CT扫描常被用于甲状腺癌患者肺脏及胸腔器官的检查，特别用于查找肺脏以及两肺间胸腔中心部位（也被称为纵隔或肺门）是否存在肿块或异常病灶。CT扫描的示例请见图22-2~图22-4。

优缺点：CT扫描的优点在于其获取图像相对较快，应用广泛，可显示清晰的解剖结构，不通过外科手术就能了解身体内部的情况。CT扫描在评价甲状腺癌方面的缺点是为获取更佳的图像往往需要应用造影剂，但正如上文所述，这类患者常常不适合应用造影剂。不能应用造影剂将导致CT扫描无法获得纵隔和肺门部位的详细信息；但对于肺脏来说，不用造影剂也不会有太大影响。CT扫描的另一个缺点在于虽然它可以很好地显示肺脏或纵隔的肿块或异常病灶，但并不能确定病灶的良、恶性。

费用补偿：医疗保险或某些商业保险往往会对CT扫描给予费用补偿。但是，鉴于各项保险覆盖的补偿范围及条款不尽相同，强烈建议患者与相关保险公司就是否承担CT扫描费用进行沟通确认。

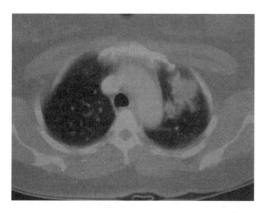
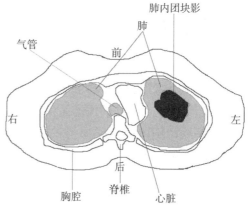

右肺正常，左肺可见一团块影。

图 22-2　胸部 CT 图像

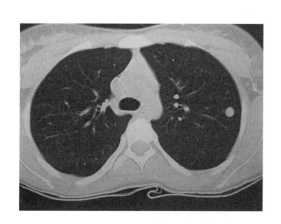
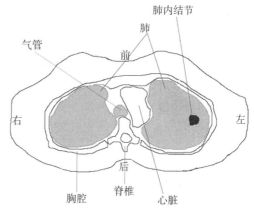

右肺正常，左肺可见一个小结节（肿瘤）。

图 22-3　胸部 CT 图像

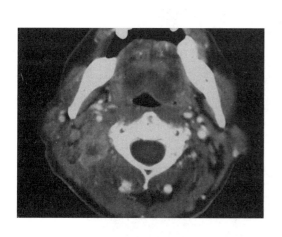
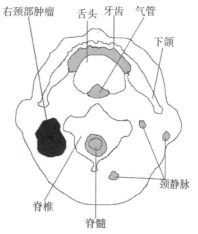

右颈部脊柱旁可见肿瘤，紧贴脊柱，位于下颌的右后方。

图 22-4　颈部 CT 图像

磁共振成像

别名：MRI、MR

概况：MR是一项相对较新的影像学检查技术，目前也已广泛应用于临床。MR机器的外观与CT或PET很相似，仅有很小的差别（图22-5）。MR没有辐射，并且对于像颈部这样的软组织具有更佳的成像效果。

特殊事项：MR检查中通常需要注射一种含钆的造影剂。与CT扫描所用的造影剂不同，这种造影剂不含碘，也不会阻断或降低甲状腺组织对放射性碘的摄取，因此甲状腺癌患者可以使用此造影剂。

适应证：虽然MR被用来检查身体的不同部位，但最常被用于检查甲状腺床及颈部。

检查过程：负责MR检查的医生会指导患者进行此项检查。进行MR扫描的总时间（不包括排号等待及登记挂号在内）为30~40分钟。简单来说，患者躺到扫描台上，扫描台被置于MR扫描仪的开口内。在整个扫描过程中，患者能够听到敲击的声音，这是正常现象。此检查为无痛性的。扫描完成后，患者离开之前，放射科医生会浏览扫描图像，决定是否需要重复扫描或附加扫描。不必因二次扫描或附加扫描产生心理负担，这常常是必要的过程，并不意味着医生发现了可疑病变。当全部扫描结束后，患者就可以离开。依照规定，放射科医生不应在患者在场的情况下阅片，而会在阅片后把扫描结果以报告单的形式交给患者的主管医生。

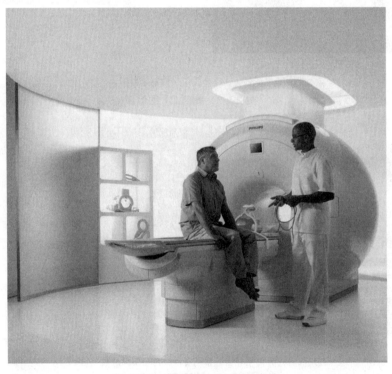

图 22-5　磁共振（MR）扫描仪

检查原理：通过在受检部位周围放置高效磁场，像氢原子之类的原子会沿着与磁场一致的方向排列。当去除磁场后，这些氢原子将恢复到原来的状态，在它们向正常状态转变的过程中将发射出无线电信号，这些信号会被探测到并形成高分辨的断层影像图像。

可提供的信息：MR可用于脑及脊髓等身体许多部位的显像。对甲状腺癌患者而言，MR在检测甲状腺床及颈部增大的淋巴结或软组织肿块方面尤其重要。MR扫描示例请见图22-6。

优缺点：MR扫描有许多优点。它没有辐射，应用广泛，可清晰显示体内的解剖结构，不经手术就可显示其他扫描无法显示或显示不清的组织结构。

MR同样也有一些不足。它的最大缺点就是当患者体内含有金属（如动脉瘤夹或心脏起搏器）时，不可以进行MR扫描。MR医生会通过检查确定患者是否可进行MR扫描。MR扫描相对比较昂贵。MR的另一个缺点是有些人对MR检查舱有幽闭恐惧心理，因此医生常会在检查前为受检患者处方安定或其他镇静剂。此外，虽然MR扫描可以显示淋巴结及其大小，但并不能确定其良、恶性。但上述缺点都无法否定MR扫描同CT一样，都是非常有价值的影像学检查手段。

费用补偿：医疗保险和大多数的商业保险一般都会对MR扫描给予费用补偿。但是，鉴于各项保险覆盖的补偿范围及条款不尽相同，强烈建议患者与相关保险公司就是否承担MR扫描费用进行沟通确认。

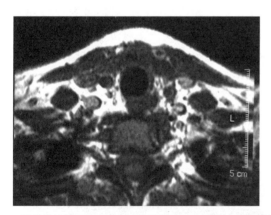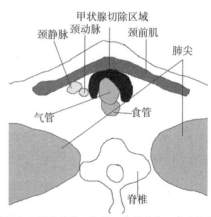

甲状腺已被切除（示意图中以黑色标出甲状腺术前所在的位置）。甲状腺位于气管、食管前方，旁边是颈动脉；颈动脉侧方是颈静脉。CT和MR在颈部肿瘤的评估中有互补性。

图 22-6　颈部 MR 图像

超声

别名：Echo、Ultrasound、Sonogram、US

概况：超声是一项很有价值且应用广泛的影像学检查。它利用"声呐"（声波）来对身体的不同部位进行评估。它不含射线，还可用作细针穿刺的辅助引导。

特殊事项：目前没有超声造影剂或注射剂。

适应证：对于甲状腺癌或疑似甲状腺癌的患者来说，超声检查主要应用在3个领域。第一，确定甲状腺是否存在肿块及其性质；第二，评估甲状腺癌在甲状腺床及颈部的复发情况；第三，辅助引导甲状腺、颈部或淋巴结肿块的活检或细针穿刺。

检查过程：超声医生将针对此项检查向患者进行说明指导。进行超声检查的总时间（不包括排号等待及登记挂号在内）大约不足 30 分钟。简单来说，患者躺在检查床上，通常要求头部稍向后仰使下颌略微上抬。医生会在受检部位的皮肤表面涂上凝胶，再手持检查所需的超声探头在此处皮肤表面来回移动，获取受检部位的图像。这是一项无痛、无创的检查。检查完成后，患者离开之前，超声科医生会浏览图像，决定是否需要重复检查或附加检查。不必因二次检查或附加检查产生心理负担，这常常是必要的过程，并不意味着医生发现了可疑病变。当全部检查结束后，患者就可以离开。依照规定，超声科医生会在阅片后把扫描结果以报告单的形式交给患者的主管医生。

检查原理：超声仪向患者体内发送高于人类听阈上限的超声波，这些声波撞击到内部的某一组织、器官后会被反射回来。这与在峡谷中的回声一样，声波在撞击到对面峡谷壁之后会被反弹回来形成回声。根据声波传导的速度以及从发送声波到得到反射所需的时间，计算机可以算出组织结构（类似于峡谷壁）的深度。由于并非所有的声波都在接触到第一个组织界面后就被完全反射，因此，当声波穿透不同层次，每个界面所产生的回声共同构成一个二维图像。过去的几年中对回声特性的认识有助于我们更好地评估结节性质。

可提供的信息：超声可以显示甲状腺床及颈部的肿块或淋巴结。一旦发现肿块或淋巴结，超声还能进一步检测其大小、形状以及内部特征。当首次发现甲状腺肿块时，超声能够帮助确定其内部是充满液体的，还是实性的。超声检查的示例请见图 22-7。

优缺点：超声检查有许多优点。它应用广泛，不含射线，相对价廉，且操作简单。不足之处在于它对操作者的技术水平要求较高，不能显示所有的肿块或淋巴结，即使检测到了肿块或淋巴结也不能确定其良、恶性。不过，一些淋巴结在超声检查中显现的特征性改变往往提示其存在癌变的可能性很大。

费用补偿：医疗保险和大多数的商业保险一般都会对超声检查给予费用补偿。但是，鉴于各项保险覆盖的补偿范围及条款不尽相同，强烈建议患者与相关保险公司就是否承担超声检查费用进行沟通确认。

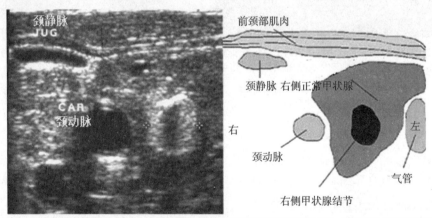

图像显示患者的血管朝向右侧，颈静脉朝向前侧方。颈动脉紧邻甲状腺后部。甲状腺中部可见结节。

图 22-7　颈部超声图像

^{201}铊和甲氧异腈^{99m}锝显像

别名：铊，甲氧异腈，MIBI

概况：^{201}铊和甲氧异腈^{99m}锝是两种常规应用于心脏显像的放射性扫描试剂。但研究已经证实，这些试剂可在许多肿瘤，尤其是甲状腺癌组织中浓聚。因此，有些医疗机构在特殊临床情况下，使用它们来进行甲状腺癌的评估。

特殊事项：^{201}铊和甲氧异腈^{99m}锝显像前，需要向血管内注射放射性物质。育龄妇女应在检查前进行妊娠试验。这些显像不会干扰放射性碘治疗。

适应证：使用上述试剂的适应证仍存在争议。在甲状腺球蛋白（Tg）化验结果阳性，但放射性碘全身扫描阴性的患者中，可使用^{201}铊和甲氧异腈^{99m}锝显像，以帮助寻找其他检查无法确定的转移性甲状腺癌。此项检查还有助于评估甲状腺癌病情严重程度，后者是甲状腺癌诊治的重要影响因素。

检查过程：进行^{201}铊显像检查与进行甲氧异腈^{99m}锝显像检查过程相似。首先会向受检者的静脉中注射上述两种试剂之一。1~6小时后，受检者平躺于扫描台上，医生会缓慢移动照相机探头进行全身拍摄或进行独立的连续拍照。虽然这种扫描通常被称为全身扫描，但实际上只会扫描到下肢中段。扫描过程将持续约1小时。扫描完成后，患者离开之前，核医学科医生会浏览扫描图像，决定是否需要重复扫描或附加扫描。不必因二次扫描或附加扫描产生心理负担，这常常是必要的过程，并不意味着医生发现了可疑病变。当全部扫描结束后，患者就可以离开。依照规定，核医学科医生不应在患者在场的情况下阅片，而会在阅片后把扫描结果以报告单的形式交给患者的主管医生。包括登记在内的整个过程需2~3小时，但不同国家和医院可能不同。

检查原理：尚不清楚^{201}铊和甲氧异腈^{99m}这两种放射性试剂体内分布的具体机制。但是，甲氧异腈^{99m}锝定位于细胞内的一个特殊结构——线粒体，而线粒体与细胞的能量产生相关。尽管我们还不了解其中的机制，但这两种同位素能够出现在甲状腺癌组织内的特性使其成为很重要的放射性试剂。

可提供的信息：可以帮助定位其他影像学检查无法发现的甲状腺癌播散及转移。目前还没有发现此种病例。

优缺点：这两种显像的优点在于可以显示细胞内的代谢过程，这与CT、MR和超声主要显示解剖结构不同。两种同位素试剂与放射性碘相比，优势在于它们可以显示出甲状腺癌细胞的不同代谢过程。放射性碘仅显示碘的代谢，而^{201}铊和甲氧异腈^{99m}锝可显示细胞能量生成的过程。不足之处在于这两种试剂均无法证实淋巴结或肿块的良、恶性，只能帮助辨认哪（几）个病灶有癌变的可能。

费用补偿：保险公司对此项检查的费用补偿规定存在很大差异。核医学科医生和医疗机构应该了解哪些保险公司承担此检查的费用补偿。

也许你会认为全美的医疗保险政策都是相同的，但事实并非如此。医保中心及医疗服务机构（CMS）监督着整个医保项目并与地方非政府公司签署合约。这些非政府公司会在不同地区采取不同的医保政策。因此，不同地区、不同保险公司对^{201}铊和甲氧异腈^{99m}锝的医保费用补偿情况也是不同的。因此，一定要事先与保险公司进行确认。

喷曲肽 ^{111} 铟（奥曲肽）和地普奥肽 ^{99m} 锝显像

别名： 奥曲肽显像、生长抑素扫描、Neotech扫描

概况： 每个细胞的细胞壁上都有不同的化学物质，可以结合其他化学物质。在某种意义上，这些细胞壁上的化学物质就像家里墙壁上的电源插座一样，被称为"受体"。其中一种受体叫"生长抑素受体"。至今一共发现了5种生长抑素受体（1~5型）。正常细胞可以表达多种类型的生长抑素受体，大多数癌细胞中可有生长抑素受体的过量表达。例如，正常甲状腺细胞主要表达正常量的3型和5型生长抑素受体，而在分化型甲状腺癌细胞中可过量表达1型和3型生长抑素受体。

喷曲肽和地普奥肽是两种可以与不同类型的生长抑素受体相结合的化学物质。如果对它们进行放射性物质标记（喷曲肽用 ^{111} 铟标记，地普奥肽用 ^{99m} 锝标记），再将这些标记后的化学物质注射进患者体内，就可使过量表达生长抑素受体的组织显像。

喷曲肽 ^{111} 铟（奥曲肽）主要与过量表达2型和4型生长抑素受体的组织结合，而地普奥肽 ^{99m} 锝则主要与过量表达2型、3型和5型生长抑素受体的组织结合。

特殊事项： 此项检查前需要向血管内注射放射性物质。育龄妇女应在检查前进行妊娠试验。这些显像不会干扰放射性碘治疗。

适应证： 奥曲肽和地普奥肽显像均不是甲状腺癌患者的常规检查。但对一部分甲状腺髓样癌患者，或对血清Tg升高但体格检查、CT、MR及放射性碘全身扫描均为阴性结果的分化型甲状腺癌患者来说，这项检查是有益处的。医生将决定何时做此项检查最有价值。

检查过程：

奥曲肽显像： 检查前无须做任何准备。静脉注射奥曲肽，注射后4小时，患者需平躺在与放射性碘全身扫描相似的扫描台上，用于拍摄的扫描探头移过其周身，此过程需要30~50分钟。通常，拍摄探头还会围绕受检者身体缓慢旋转来获取额外的三维影像，这种特殊的影像检查称为"单电子发射断层影像扫描"（SPECT），耗时30~45分钟。核医学科医生会浏览扫描图像，决定是否需要重复扫描或附加扫描；内科医生可能也会要求在48小时后进行延迟显像检查。不必因这些额外的检查产生心理负担，因为这是检查的常规，其目的在于获得最佳的图像，对诊断非常有帮助。

地普奥肽 ^{99m} 锝显像： 过程与奥曲肽显像极其相似，仅存在些许不同。地普奥肽 ^{99m} 锝：①结合的生长抑素受体与奥曲肽不完全相同。②分子较小且从体内排泄的速度较快。③其中的放射性元素半衰期很短。因此，地普奥肽 ^{99m} 锝扫描进行得较早（在注射药物30分钟至2小时后即可进行）。此外，它不需要额外的延迟显像。

检查原理： 上述显像剂定位附着于细胞上的受体，该受体称为"生长抑素"受体。关于此受体的讨论不在指南的范围内。这些显像剂很少用于甲状腺癌，下文将对此做进一步讨论。

可提供的信息： 上述检查与 ^{201} 铊和甲氧异腈 ^{99m} 锝显像的适应证相同，即用于评估CT、MR及放射性碘全身扫描结果阴性但血清Tg水平升高的患者。此检查有助于找到其他影像学手段不能发现的甲状腺癌转移。同样，此检查在确定疾病严重程度方面也有很

大价值，可能影响相应的治疗方案（图22-8）。研究显示，部分甲状腺髓样癌患者可选用非放射性的生长抑素药物来治疗。利用奥曲肽和地普奥肽^{99m}锝显像，能够预测出哪些患者会在非放射性生长抑素药物治疗后有较好的转归（生长抑素受体高表达，即显像阳性的患者可能取得较好疗效）。当然，这方面还有待进一步的研究。图22-8显示了一个地普奥肽^{99m}锝显像的例子。

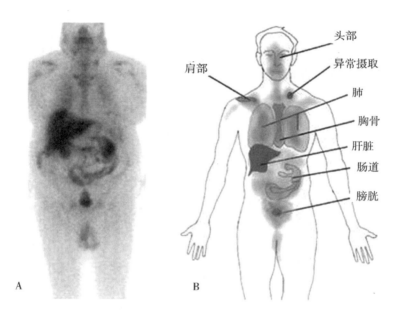

A. 显示了^{131}I全身扫描阴性的患者，但在上图所示的扫描中可见到左侧颈部的甲状腺癌。该患者接受了放射性碘治疗，在治疗后的^{131}I全身扫描中证实了此部位有放射性碘摄取。B. 扫描图像中某些结构的标识。

图 22-8　地普奥肽^{99m}锝显像

优缺点：与其他影像学检查相比，奥曲肽和地普奥肽^{99m}锝显像具有以下优点。第一，此项检查可显示出其他检查手段无法发现的肿瘤病灶。第二，肿瘤灶的发现可能使医生对患者的治疗方案做出调整。不足之处在于此项检查开展较晚，对其实用性的评估还需积累更多的临床经验。但可以肯定的是，此项检查对某些患者是有益的。

费用补偿：医疗保险和某些商业保险对奥曲肽显像给予费用补偿。鉴于各项保险覆盖的补偿范围及条款不尽相同，因此强烈建议患者与相关保险公司确认奥曲肽扫描是否在其保险补偿范围内。医疗保险和大多数的商业保险均不承担甲状腺癌患者进行地普奥肽扫描的费用补偿。

第 23 章

正电子发射断层扫描（PET）在甲状腺癌中的应用

Kanchan Kulkarni，Douglas Van Nostrand

PET，即正电子发射断层扫描，有助于评价身体各个部位的肿瘤情况。在多种能有效评价甲状腺癌及其复发和转移情况的影像学检查中，PET扫描是最先进的无创性检查。与其他影像学检查相比，PET扫描往往能检测出肿瘤的早期转移或复发，而且结果更加可靠。PET扫描的过程是：先在静脉注射少量放射性物质，然后进行全身扫描。虽然可供静脉注射的放射性物质有多种，但在甲状腺癌的PET扫描时，常用一种叫FDG（荧光脱氧葡糖）的放射性糖类。由于肿瘤细胞生长旺盛，需要消耗更多糖类物质，因此注入体内的放射性糖将被肿瘤细胞摄取，进而在PET扫描中显像（详见下文）。当然也可用其他放射性物质进行PET扫描，为了区分FDG-PET扫描和用其他放射性物质进行的PET扫描，本章将使用术语FDG-PET代表用放射性糖FDG进行的PET扫描。在本章的最后和第22章中，我们会讨论未来将放射性碘同位素用于PET扫描的可能性。

适应证

PET扫描并非所有甲状腺癌患者的常规检查，而只是部分患者（尤其是疑有甲状腺癌复发者）的可选检查项目。甲状腺癌的复发可局限在颈部，也可发生在身体的任何部位。FDG-PET扫描不仅能定位肿瘤，还能帮助医生确定患者的最佳治疗方案。此外，一些肿瘤的远距离播散（转移）只能通过FDG-PET扫描发现。

对于体格检查无异常、放射性碘全身扫描阴性结果，但是甲状腺球蛋白（Tg）升高的患者，FDG-PET扫描更有价值。一些甲状腺癌细胞在转化过程中丧失了摄取放射性碘的能力，造成传统放射性碘扫描的价值微乎其微；还有一些甲状腺癌细胞能产生Tg，但因为太小难以在放射性碘扫描中显影。如果上述癌细胞可聚集放射性糖，就能在FDG-PET扫描中被发现。

FDG-PET还能为甲状腺癌的预后提供信息。例如，FDG-PET扫描阳性的甲状腺癌患者比阴性者癌侵袭性更强；FDG-PET扫描阳性而放射性碘扫描阴性意味着肿瘤已经失去了聚集碘的能力，因此不会对放射性碘治疗敏感。

除辅助诊断外，FDG-PET扫描还可以用于随访那些浓聚放射性糖FDG的甲状腺癌患者。葡萄糖代谢（糖摄取）程度的测量值称为标准摄取值（SUV），可以提示对治疗的敏感程度。SUV降低表明对治疗反应较好，SUV保持稳定表明病灶没有显著变化，而SUV增加或出现新的FDG摄取区域表明疾病进展或恶化。一般推荐FDG-PET扫描用于监测复发风险高、组织病理恶性度较高、血清甲状腺球蛋白水平升高和癌灶能浓聚FDG的患者。

注意事项

FDG-PET扫描需要向血液中注射放射性物质，如果患者是育龄妇女，则需要进行妊娠检查。如果患者为孕妇或处在哺乳期，则要特殊告知医生或放射线科医务人员。患者还要告诉医生自己目前的用药情况。FDG-PET扫描不会干扰放射性碘（¹³¹I）治疗的效果。

FDG-PET扫描可以和CT扫描同时进行。FDG-PET是反映代谢活动的功能成像方法，而CT显示病灶位置和大小的变化。FDG-PET和CT的组合则同时提供功能和解剖学信息。CT扫描可以使用碘造影剂也可以不使用。如果你以前对造影剂或碘过敏，或者计划进行放射性碘扫描和（或）治疗，请务必通知检查医生，因为用于增强CT的碘造影剂会造成较高的碘负荷，可能会妨碍增强CT后的几周内进行放射性碘扫描或治疗。

FDG-PET 扫描的准备工作

以下是FDG-PET扫描准备的概要。为你安排或执行FDG-PET的医生会告知你在其医院进行检查前的具体准备工作。若以下概要与他们的要求不同，请遵循你的医生的指导，因为他们充分了解医院和设备的情况，也知晓在本书发表后的新增信息。

（1）禁食：在注射放射性糖之前需禁食6小时。

（2）用药：扫描不需停用常规药物。药物可用普通饮用水送服。

（3）特殊需求：若受检者有糖尿病，应告知医生并获取关于口服降糖药、胰岛素应用和饮食方面的特殊指导。

（4）幽闭恐惧症：如果受检者有幽闭恐惧症（对封闭空间有恐惧感），可服用地西泮或肌松药。

（5）体育运动：扫描前24小时应避免剧烈的体育运动，因为这样会增加肌肉对放射性糖的摄取而降低肿瘤对放射性糖的摄取。

（6）水化：扫描前应充分水化。FDG-PET扫描的前一天应大量饮水，扫描当天的早晨，还应额外再多喝几杯白开水。

（7）造影剂：在FDG-PET扫描的同时，常常还要进行计算机断层扫描（CT扫描）。一般来说不会给甲状腺癌患者使用CT造影剂，以免患者体内碘含量过高，干扰甲状腺对放射性碘的摄取和治疗的有效性。若在CT扫描时要使用造影剂，应告知医生你是否可能对造影剂过敏。

（8）TSH：第3章、第17章和第18章已经讨论了甲状腺激素撤药和Thyrogen®注射两种方法进行TSH刺激。关于是否应该使用这种方法来刺激甲状腺增加对FDG-PET的敏感性，目前仍存在争议，许多医院并不常规应用。

FDG-PET 扫描的过程

FDG-PET扫描是一项无痛、无创的检查。扫描前，受检者接受放射性糖FDG的静脉注射，这和抽血差不多。FDG的放射性很低。有时注射后会有类似感冒的感觉，但由于注射的糖量非常小，所以没有副作用。然后，受检者躺在靠椅上约1小时，不能说话，让放射性糖分布到身体各处。之后，受检者进入FDG-PET室进行扫描。FDG-PET扫描仪是一个面包圈样的环形设备，带有一个装有软垫的检查台，其外观与CT仪相似（图23-1）。扫描时要求受检者平躺在扫描台上，扫描台将缓慢移动，使受检者的整个身体缓慢通过扫描环的中心。扫描环由许多探测器组成，能够获取注入体内的放射性糖的图像。扫描过程30~60分钟。

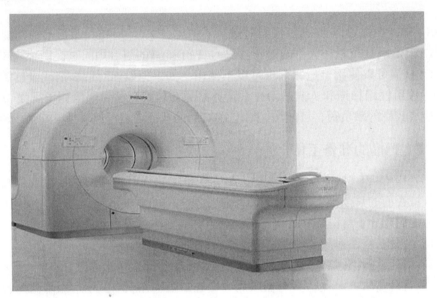

图23-1　飞利浦 "Time-of-Flight（飞行时间）" PET-CT 扫描仪

图像是怎样获得的？

糖类（葡萄糖）是包括肿瘤细胞在内的大多数细胞的重要能量来源。由于许多肿瘤细胞生长旺盛，它们需要更多的能量、更多的糖。把少量的放射性物质（[18]氟）标记到葡萄糖上，再将标记好的葡萄糖注入受检者的血液中，等待1小时左右，医生就能够利用仪器获取葡萄糖所在部位的图像了。了解人体内葡萄糖的正常分布后（图23-2），寻找放射性标记的葡萄糖的浓聚区（常被称为热区），医生就能辨认出甲状腺癌的可能播散区域（转移灶）。标记葡萄糖的放射性[18]F半衰期很短，半天时间左右就能被人体彻底清除，且其放射性辐射非常小。图23-3是FDG-PET扫描异常的一个病例。

可提供的信息

对其他影像学设备检测不到的甲状腺癌，FDG-PET扫描可以大大增加发现病灶的概率。但FDG-PET扫描的选用要结合患者的具体情况，对于病灶很小且局限于甲状腺内的患者，不建议常规进行FDG-PET扫描。FDG-PET扫描可能对下述几类患者有帮助：①复发风险高。②疾病侵袭性强。③已发生或怀疑转移。④根据甲状腺球蛋白水平判断考虑复发，但经放射性碘扫描或其他影像学检查后结论不确定。对第4类患者，FDG-PET扫描可利于定位转移灶，并协助医生确定进一步的诊治方案——例如，对在超声、磁共振成像（MR）和（或）CT下显示正常而FDG-PET提示浓聚放射性糖的淋巴

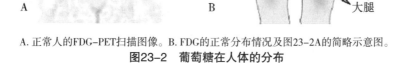

A. 正常人的FDG-PET扫描图像。B. FDG的正常分布情况及图23-2A的简略示意图。

图23-2　葡萄糖在人体的分布

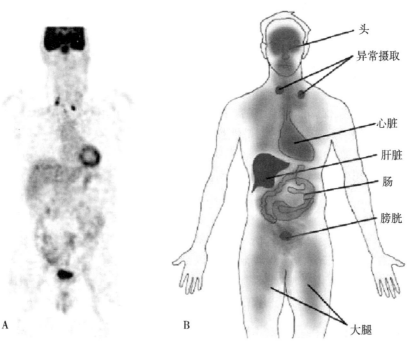

A. PET扫描颈部2处对葡萄糖的异常摄取区域，提示甲状腺癌在颈部淋巴结复发。B. 图23-3A的简略示意图。

图 23-3　FDG-PET 扫描异常病例

结，建议行细针穿刺；若超声或MR和（或）CT下显示多个淋巴结肿大，FDG-PET扫描可指导穿刺哪个淋巴结意义最大；若已考虑外科手术治疗，通过FDG-PET扫描可显示之前未发现的可疑转移病灶，从而可能改变手术术式。FDG-PET扫描可以找到其他影像学检查中未见的转移部位，从而了解疾病的严重程度。还可以用作将来监测病灶或评估治疗反应的基线。再一次重申：上述这些例子只是用来介绍FDG-PET扫描是如何帮助医生进行诊治甲状腺癌的，鉴于每个人的实际情况不同，是否需要FDG-PET扫描应向医生咨询。

局限性

FDG-PET扫描可产生假阳性结果。并非所有浓聚放射性糖的区域都是肿瘤或转移。有时非肿瘤（良性病变）摄取放射性糖也会增多，需要结合其他影像学手段进一步评估或采用细针穿刺来确定诊断。

优缺点

FDG-PET扫描的主要优势在于4个方面：第一，FDG-PET扫描评价的是组织或肿块的代谢而并非结构，代谢增强则提示组织或肿块的恶性可能性较大。并且，FDG-PET扫描还能检测出CT、MR和（或）超声下均不能发现的肿瘤灶。在其他影像学检查发现结构变化之前，FDG-PET扫描就可以在早期帮助识别肿瘤细胞。第二，FDG-PET扫描的图像是全身断层扫描图像（身体的断面），这一点与CT和MR相同。第三，FDG-PET扫描的图像可以与CT或MR的三维重建图像融合（联合或重叠），更好地显示结构与代谢之间的关系。第四，FDG-PET扫描的辐射量很低。示踪剂在体内停留很短的时间，并通过尿液迅速排出体外。

FDG-PET扫描的主要缺点是价格昂贵，而且保险公司通常不负担其费用。

费用补偿

各地医保和各家保险公司对PET扫描的费用补偿政策不一，可能需要事先获得批准。这与甲状腺癌的分期和肿瘤的恶性程度有关，某些公司会为放射性碘扫描阴性而甲状腺球蛋白水平升高的患者（尤其是乳头状甲状腺癌患者）报销。请在PET扫描前向医保部门或保险公司咨询，并最好取得书面证据。

PET–CT

新一代PET扫描仪几乎都是与CT扫描仪结合使用的。PET-CT仪是PET扫描仪与CT扫描仪的结合（见第22章）。虽然软件可以把在不同日期、应用不同影像设备拍摄的PET扫描图像与CT扫描图像叠加或融合，但两个扫描仪结合一体可使两种图像的重合更加清晰，并能让PET扫描和CT扫描在同一时间、用同一台设备完成（图23-4）。

其他 PET 显影剂

^{124}I是一种新型的放射性碘，可以发射出正电子。初步研究发现它能更加准确地定

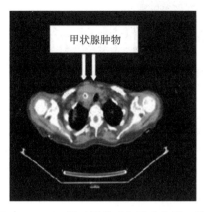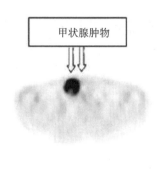

图 23-4　CT 显示甲状腺包块（左图，箭头所示），FDG-PET 图像（右图）显示包块对放射性葡萄糖 FDG 的摄取异常增加。两个图像重叠后证实摄取异常的区域就是 CT 上包块的位置，这高度提示包块为癌性肿物

位分化型甲状腺癌的转移灶。在剂量计算中，^{124}I不仅可以用于计算身体吸收的剂量（见第21章），也可用于估算到达肿瘤部位的放射性碘剂量。这种计算可确定在^{131}I治疗中，有多少放射性碘被肿瘤摄取，以及^{131}I的治疗能否成功。目前，^{124}I还没有获得FDA的批准，但是相关研究一直在进行中。

^{68}Ga-DOTA-TATE是一种FDA批准的可用于评估神经内分泌肿瘤的PET显影剂。该药物已被用于对甲状腺髓样癌的分期和随访，但本书发表时还未被应用于分化良好的甲状腺癌。

第 24 章

分化型甲状腺癌的放射性碘治疗

Douglas Van Nostrand

放射性碘（^{131}I）治疗在分化型甲状腺癌的治疗中占据十分重要的地位。本章主要分为7个小节：

I. 3种^{131}I治疗的定义和目的

II. 接受^{131}I治疗之前所需做的准备

III. 接受^{131}I治疗当天需完成的步骤

IV. 患者如果接受入院进行^{131}I治疗包括哪些过程

V. 在^{131}I治疗后该遵循哪些步骤（包括辐射安全性防护）

VI. 治疗后短期及长期随访的问题

VII. 常见问题解答

I. 3 种 ^{131}I 治疗的定义和目的

分化型甲状腺癌治疗中3种^{131}I治疗包括：清甲治疗、辅助治疗和清灶治疗。

（1）清甲治疗是采用^{131}I清除（或破坏）甲状腺切除术后残余的正常甲状腺组织的放射性治疗。清甲治疗的目的包括：

第一，清除全部甲状腺组织可提高通过血中甲状腺球蛋白（Tg）水平，判断癌症复发/转移的效果。正常甲状腺和甲状腺癌组织都可以产生Tg，因此如果还有正常的甲状腺组织存在，即便血中Tg水平升高，也不能肯定这是由甲状腺癌转移或复发造成的。第4章和第32章中，详细介绍了Tg作为分化型甲状腺癌肿瘤标志物的应用。

第二，清除术后残余的甲状腺组织，能提高放射性碘全身扫描的准确性，监控癌症是否复发。如果在颈部还留有健康的甲状腺组织，它们将会摄取绝大部分的放射性碘，因此难以检测出癌症组织；把这些健康的甲状腺组织都破坏掉的话，将来有必要时，就能更容易地通过放射性碘全身扫描检测到扩散的甲状腺癌。

第三，清甲可提高以后可能进行的^{131}I"清灶"（清除甲状腺癌转移病灶）治疗的疗效，因为有更多的放射性碘可以被癌细胞摄取。但如果还有正常甲状腺组织残留，就会"抢走"大部分放射性碘，导致转移病灶摄取放射性碘减少，治疗效果会大打折扣。

第四，清甲治疗允许在治疗之后进行全身扫描检查，通过扫描检查可以发现一些转移的癌症病灶，而这些病灶在术前低剂量扫描或术前尚未进行的扫描未被发现。

（2）辅助治疗是采用^{131}I破坏未确定但是可疑的残余甲状腺癌，从而降低癌症复发的风险。辅助治疗也可以达到上述清甲治疗的目的。

（3）清灶治疗是采用^{131}I破坏已知的颈部或甲状腺以及（或）发生远处转移（如骨骼和肺）的病灶。治疗的目的是尽可能治愈患者，降低癌症复发或进展的可能，以及（或）降低癌症病灶引起的局部症状或问题。

（4）¹³¹I治疗是上述3种治疗的统称。

上述几种术语经常通用，可能混淆¹³¹I治疗的目的及对¹³¹I治疗剂量的讨论和决定，最好同自己的治疗医生确认¹³¹I治疗的目的。

Ⅱ. 接受 ¹³¹I 治疗之前所需做的准备

准备工作清单：

（1）准备柠檬、酸味糖果、无糖口香糖（上佳选择）或能够促进唾液分泌的食物。

（2）准备平时最喜欢的非酒精性饮料。

（3）确定要在门诊还是要住院进行¹³¹I治疗。

（4）确定医疗保险是否负担此项治疗，必要时应事先获得批准。

（5）按时进行所需的实验室检查。

（6）当医生要求你停用甲状腺激素时要谨遵医嘱。

（7）听从医生建议，采取低碘饮食。

1. 准备柠檬、酸味糖果、无糖口香糖（上佳选择）或能够促进唾液分泌的食物

放射性碘疗法的副作用之一是唾液腺疼痛、肿胀及其所致的口干症状（口腔干燥），这是由于唾液腺受到¹³¹I辐射后产生了唾液腺炎症，这种炎症称为涎腺炎，将在第27章 "¹³¹I的副作用" 中深入讨论。

放射性碘不仅可被甲状腺组织摄取，也可被唾液腺等其他组织少量摄取。即便治疗的目的是让足够多的放射性碘清除残余甲状腺组织或甲状腺癌，但也应注意将唾液腺的损伤降到最低。几十年来，减少放射性碘对唾液腺损伤的方法通常是喝柠檬汁、吃酸味的糖果、咀嚼无糖口香糖或摄入能促进唾液分泌的食物。像食物、糖果等能促进唾液分泌的物质被称为催涎剂。这样做的原理在于分泌唾液时，唾液腺也会排出放射性碘，也因此降低了辐射对唾液腺的损伤。但是，近期的一项研究对这个理论提出了质疑，甚至提出在¹³¹I疗法后的最初24小时内应用催涎剂能够增加唾液腺损伤的风险。因此，保护唾液腺的最佳方法尚存在争议。

如果放射性碘治疗后每隔2～3小时才应用一次催涎剂，患者唾液腺损伤的风险不会降低，甚至还会高于治疗后24小时内不使用催涎剂。目前看，更好的办法是让患者频繁应用催涎剂，即清醒时每15～30分钟一次或持续使用，夜里每小时一次。这么做可能会影响睡眠，但已证实，此方法能够降低辐射对唾液腺的损伤。一些研究数据也支持这一理论。

当然，患者要和医生沟通，及时了解此方面的最新信息。另外，放射性碘治疗前应低碘饮食，治疗过程中也要坚持，此时如果想用催涎剂，则不要食用含有红色色素的糖果，因为那里可能含有碘。

2. 准备平时最喜欢的非酒精性饮料

多喝液体（水化）可帮助肾脏加速排出未被甲状腺摄取的放射性碘。水化不仅能降低身体其他部位的辐射暴露，还能稀释尿液中的放射性碘，减少放射性碘对膀胱的损伤。大量的液体摄入还有助于缩短住院时间。

只要医院允许，我们建议你带一些非酒精性的饮料到病房，这样就不需要让其他人前来为你送饮料。另外，取拿方便也有助于增加你饮水的频率。

3. 确定要在门诊还是要住院进行放射性碘治疗

不同地区对放射性碘治疗进行的场所有不同的规定。向医生咨询将在门诊治疗还是需要住院。

4. 确定医疗保险是否负担此项治疗，必要时应事先获得批准

确认医疗保险是否负担放射性碘治疗的所有相关费用，包括必要的实验室检查、挂号费及诊疗费、X线检查、全身扫描及放射性碘治疗的费用。随时注意自费项目的变动。

美国一些保险公司要求在患者报销费用之前，获得预先批准。如果是这样的话，患者必须先联系保险公司并在进行任何检查、扫描或治疗之前获得批准，然后保险公司可能会给你一个预批准编号。若没能及时与保险公司确认报销涵盖范围或未及时获得必要的事先批准，将会耽误诊疗计划，患者也可能将不得不支付部分甚至全部的医疗费用。

如果保险公司需要医生的证明才能批准报销申请，那就应联络医生开具病情证明。尽管你的核医学科医生或初级诊疗医生可能具有批准报销的权力，但许多保险公司通常只认可指定医生的授权。另外，虽然保险公司有时会做出口头批准，但最好还是要获得书面形式的批准；如果无法取得书面的东西，至少要记录下来获得批准的日期、具体时间和批准人的姓名。有时与保险公司打交道会比较烦琐，但这样做至关重要，它可以确认你是否需要承担全部或部分的医疗费用。有关美国国内保险的详细信息请登录附表C中所列的网站。

如果你没有保险来承担治疗费用，可以到你接受治疗的医疗机构了解收费标准和自费患者的减免费用。你可以以书面形式得到这些费用的数额并记录提供信息的工作人员的姓名。

5. 按时进行所需的实验室检查

医生会在进行放射性碘清甲或清灶治疗前为你安排一些实验室检查，最常见的实验室检查包括TSH（促甲状腺激素）、Tg（甲状腺球蛋白）、TgAb（抗甲状腺球蛋白抗体）、包含ANC（中性粒细胞计数）在内的CBC（全血细胞计数）、血生化检查和尿碘水平检查，育龄妇女还会进行妊娠测试。上述这些实验室检查必须在进行放射性碘清甲或清灶治疗前完成。

6. 当医生要求你停用甲状腺激素时要谨遵医嘱

进行放射性碘清甲或清灶治疗前准备时，可能会需要停用甲状腺激素类药物或注射重组人TSH（rhTSH）。如果是要停用甲状腺激素，医生会给予相应的指导，而患者一定要谨遵医嘱。大多数医疗机构采用的处理步骤与以下类似：①停用左旋甲状腺素制剂，同时开始服用三碘甲腺原氨酸制剂。详细信息见第17章。②2～4周后停用三碘甲腺原氨酸制剂，再等待10天至2周的时间，进行放射性碘全身扫描（第20章）（也有一些医院不进行扫描）。③扫描后不久，就可以进行^{131}I治疗。

7. 听从医生建议，采取低碘饮食

一些医生会建议患者在放射性碘治疗之前低碘饮食2~4周。这一问题在第16章已有详细阐述。如果未收到有关低碘饮食的指示，应与医生联系确认。更多关于低碘饮食的信息可见于如ThyCa与生命之光基金会等患者互助组织（见附录C）。

Ⅲ. 接受 ^{131}I 治疗当天需完成的步骤

项目清单：

1. 携带你的身份证明（带有照片）
2. 遵照在治疗前饮食方面的医嘱
3. 讨论是否需要止吐药

如果你是住院患者还需注意以下几项：

4. 入院时携带柠檬、酸味糖果、口香糖或促进唾液分泌的食物
5. 携带饮料
6. 携带2~3天的日常用药
7. 只携带必要的衣物
8. 不要戴首饰、手表和其他不必要的物品
9. 咨询早期出院事项
10. 可能需要长时间等待

1. 携带你的身份证明（带有照片）

患者在医院里往往需要出示至少1种带有照片的身份证明，一些医疗机构在实施放射性碘治疗前还要求患者出示2种带有照片的身份证明。对拟进行放射性碘治疗者，医患双方要一起核实、确认。

2. 遵照在治疗前饮食方面的医嘱

医生会针对放射性碘治疗当天的饮食及用药提出建议。通常这些建议中包括用少量液体送服所有的日常用药（甲状腺激素除外）。若患者还患有糖尿病，应告知医生以便进行进一步的指导。

患者在接受治疗剂量前2~6小时应禁食水。医生会告知进行治疗的大致时间，以便患者知道该从何时起禁食。对住院患者而言，很难估算出准确的治疗时间，因为有许多因素都不在医生的掌控之内。这些因素包括等待前一位患者腾出房间以及医院工作人员及放射性安全工作人员清理和准备房间等。因此，为了缓解焦虑，可以找一种使等待不那么难熬的方法，比如可以在等待时看看书或做点其他的事情。

3. 讨论是否需要止吐药

大多数患者在接受首次 ^{131}I治疗时都不会有任何的不良反应。详细信息请见第27章"^{131}I的副作用"。但对于有恶心、呕吐倾向，患者应告知其医生，医生可以用药来降低患者发生上述这些不良反应的可能性。通常只建议那些接受≥200毫居里放射性碘的患者应用止吐药。如果你出现恶心症状，就无法通过吃糖或喝饮料减少辐射损伤。

如果你是住院患者还需注意以下几项：

4. 入院时携带柠檬、酸味糖果、口香糖或促进睡液分泌的食物

前面的内容中，已经对目前在这个问题上存在的争论进行了介绍。我们强烈建议频繁应用催涎剂（如柠檬、酸味糖果、无糖口香糖等），并且要记住携带足量的催涎剂，这样你就能确保在清醒时每15~30分钟或持续使用，夜里也可以每小时服用一次。

5. 携带饮料

保持体内的水化状态有诸多益处。其中，它能帮助肾脏排泄甲状腺组织未摄取的放射性碘，并降低身体其他部位对放射性碘的暴露。

6. 携带2~3天的日常用药

患者可携带居家日常用药，除非接受治疗的医疗机构不允许患者住院期间使用自备药物。就此问题，入院前需与医生咨询确认。

7. 只携带必要的衣物

我们常规都会建议患者在住院期间，除身上穿着的衣物外，不再携带多余衣物。一旦被分配到病房，患者应换上住院服并把随身物品放到附近的衣柜里。如果仍穿自己的衣服，它就会被污染，并且离院时不能立即带走，而要等到数月后，污染降低到安全水平才能取回。

如果你在出院时必须带走某些物品，需要与你的医生或技师联系。

8. 不要戴首饰、手表和其他不必要的物品

我们强烈建议患者住院时不要携带首饰、手表、书籍或录音机等个人物品。在离院前，医生会对患者的个人物品进行放射性污染的检查。如果发现被污染，医生会要求留下相应的物品，不允许把它们带走。通常来说，医疗机构会在数月后将那些物品返还。患者应与医生确定此事。对于读物，我们建议带一些看完就可以扔掉的杂志或报纸。患者也可以戴眼镜，虽然通常患者都可以在出院时带走眼镜，但我们还是建议戴一副旧眼镜以防它被医院扣留。医院通常会为患者提供电视和电话。

向医生咨询是否可以佩戴隐形眼镜及助听器。在华盛顿医疗中心，我们允许患者佩戴，而且出院时可以带走。

9. 咨询早期出院事项（译者注：因国情不同，此部分仅供参考）

根据联邦政府或一些州的新政策规定，^{131}I治疗患者出院时的辐射水平可以适当提高，因此一些患者住院的时间与前些年相比缩短了。如果患者所在的医疗机构或州出台了这些新政策，医生会询问一些问题或填写问卷，来确定患者是否可以早出院。应提前向医生或技师咨询这方面的问题。

10. 可能需要长时间等待

虽然接待患者的医务人员希望一切工作都能按时落实，但往往都不可避免地会出现长时间的等待。为确保放射性碘治疗的各个步骤按顺序进行，患者常常要耐心等待。以下清单列举了在放射性碘治疗过程中所涉及的人员：

你（患者本人）和你的律师

医院接待及挂号处人员

从你被分配到的病房中出院的患者

为你清扫房间的保洁人员

为你的治疗准备房间的放射安全工作人员

你的医护人员（内科医生、内分泌科医生、核医学科医生或放射科医生）

协调各方面事宜的护理人员

生产^{131}I的商业公司

把你的^{131}I药品用飞机运送至你所在城市的航空公司

为你准备^{131}I药品的地方性放射性药品公司

把你的^{131}I药品运送到医疗机构的地方性放射性药品公司

给你用^{131}I的核医学科医生或放射科医生

监测并决定你何时出院的放射安全工作人员或核医学科医生

Ⅳ. 患者如果接受入院进行^{131}I治疗包括哪些过程（译者注：此部分内容仅供参考）

治疗过程包括：

1. 等待

2. 入院及挂号

3. 房间准备

4. 知情同意

5. 探视限制（极少允许或不允许探视）

6. 放射性碘给药（液体或胶囊）

7. 放射性水平监测

1. 等待

由于在治疗中涉及许多医生、技师和其他工作人员，患者常常要在医院里长时间等待。正如上面提到的，要做好等待的准备并保持耐心。

2. 入院及挂号

医生可能会要求患者先去找他/她，或让患者直接去入院挂号处填写必要的表格。登记之后，医院的工作人员会护送或指引患者前往相应的病房。

3. 房间准备

由于治疗涉及放射性碘，病房必须经过特殊的放射防护准备。每一家医疗机构都有自己准备病房的方法，准备的范围、程度取决于多种因素，如：前一位患者出院后多久病房收纳新患者，房间保洁人员的工作认真程度等。

如果患者就诊医院的病房要求较高的周转率，患者将发现放射防护的范围会包括地板、床铺、电话、卫生间内的固定装置等，几乎涵盖了所有患者能触摸到及可能存在污染的地方。如果患者恰巧住在这样的病房，第一印象可能会是放射性碘治疗很危险。但是，这样的病房防护准备并非因为放射性碘有害，而是由于工作人员希望尽快消除污染，以便让下一位患者入住。

只有放射安全工作人员才能常规出入病房，监测放射水平。除非有医疗上的需要，护士不会在患者住院期间经常进入病房。患者的食物通常会放在病房门外的桌子上，使用的都是一次性的器皿和杯子。要记住，这并不是因为健康状况不好，而是为了防止他人受放射性碘的辐射污染才被要求住院。

4. 知情同意

医生会在治疗前要求患者签订知情同意书。是否接受[131]I也要遵循患者的个人意愿。在知情同意书中患者将声明：①已经进行了知情同意的谈话。②所有问题都得到了满意的答案。③同意医生进行放射性碘治疗。

5. 探视限制（极少允许或不允许探视）

有些医疗机构不允许家属探视，而有些会对少数族裔或孕妇进行限制性探视。即使允许探视，探视者也不可以进入病房，并且只能停留很短的时间。如果患者是儿童，需要家长的看护，则可以允许一位家长在病房陪护。医生或技师会告知患者医疗机构的政策。

6. 放射性碘给药（液体或胶囊）

放射性碘可以以液体或胶囊的形式口服，这将由医疗机构决定。如果患者对哪种形式有偏好，则应至少在治疗前数天告知医生，以便医生来得及做出相应调整。

7. 放射性水平监测

接受放射性碘治疗后不久，医生或技师会测量患者体内的辐射剂量。他们会监测这个指标，主要用于评估患者何时能够出院。

V. 在[131]I 治疗后该遵循哪些步骤（包括辐射安全性防护）

项目清单

1. 重新开始应用甲状腺激素
2. 恢复常规饮食
3. 开始采取居家放射性防护措施
4. 与相关的医生或内分泌科医生联系，预约随访
5. 抽血（必要时）
6. 安排治疗后扫描
7. 与保险公司确定是否获许进行治疗后扫描
8. 进行治疗后扫描

1. 重新开始应用甲状腺激素

根据医生的指导重新应用甲状腺激素。如果患者没得到任何指导，请立即向医生咨询。通常来说，患者应在出院之前或出院时开始重新使用甲状腺激素，详见第17章。

2. 恢复常规饮食

终于可以停止低碘饮食了！患者可根据医生的指导恢复常规饮食。有时一些医生也会让患者在住院期间就恢复常规饮食。如果没有得到任何关于饮食方面的指导，请向医生咨询。

3. 开始采取居家放射性防护措施

使用的放射性碘剂量不同，需采取的辐射安全措施也不尽相同，可通过多种方式来

减少对他人的辐射。医生或技师将提供具体的指导。不同医疗机构的放射安全目标和实现目标的方法均一致。目标很简单，即减少患者对家人和接触者的辐射。实现目标的方法包括3个方面：①增加患者与他人的距离。②减少患者和他人接触的时间。③防止含有放射性碘的唾液、汗液及尿液造成的污染。

在第29章中，我们会对居家放射性防护措施做以详细介绍。下面，我们将举例说明患者出院初期的放射性安全指导。我们的指导内容并非唯一或最佳，患者还是应该听从所在医疗机构的建议。这些指导内容可能会根据患者是否住院接受放射性碘治疗而有所差异。

出院后的一般安全指导及建议

当完成放射性碘治疗出院后，患者体内会有少量的放射性。虽然这种放射性对患者本人的治疗有益，但它会影响到其他人；即使量很小，也对他人丝毫无益。为减少对他人的辐射，请遵从下面提到的安全指导。

（1）在出院后的3~5天，请遵守以下3项基本原则：

原则1和原则2：时间和距离

患者对家人、朋友及看护者的辐射量取决于接触时间和距离。距离不同，产生的辐射量相差很大。因此，请尽量减少与他人的近距离、长时间接触（每24小时接触应不多于1小时，距离应在0.9米以外）。

例如：

● 不要与配偶或其他人同睡一张床。

● 不要在电影院或在某些密闭空间坐在他人身旁超过1小时。

● 外出时在飞机、火车或汽车里坐在他人身旁的交通时间不要超过1小时。

● 许多医生建议在甲状腺功能减退时不要开车。所以，当他人开车送患者回家时，为减少对司机的辐射，请患者坐在后排离司机较远的座位上。

原则3：卫生

患者产生的唾液、尿液和汗液中均含有放射性碘。注意遵守卫生习惯能减少体液污染他人的可能性。良好的厕所卫生习惯和彻底洗手能有效降低对他人的辐射。

例如：

● 避免亲吻和性交。

● 单独清洗餐具或使用一次性器皿。

● 单独清洗衣物。

● 避免尿液的污染（如彻底洗手、上完厕所后冲水2次）。

● 经常洗澡。

● 准备专用毛巾和浴巾。

● 不要为他人做饭。如果患者必须做饭，请戴一次性手套。

● 若在出院后前4小时内出现呕吐，请联系医生。

（2）避免对2岁以内儿童和孕妇的辐射

坚持5天上述关于时间、距离和卫生的3条基本原则。如再谨慎一点，可坚持7天。此外，儿童应睡在独立的房间。

（3）不能继续母乳喂养，因为乳汁中所含的放射性碘会损伤孩子的甲状腺

如果还想了解其他在工作或个人生活习惯等方面需要遵循的事项，请咨询医生。

4. 与相关的医生或内分泌科医生安排随访

如果医生没有安排随访，应联系医生办公室询问何时随访并预约时间。

5. 抽血（必要时）

随访期间，医生会为患者安排一些实验室检查。如果没有收到任何检查的通知，应联系医生确认。我们建议在放射性碘治疗后的4～6周时，进行全血细胞计数测定（CBC），包括中性粒细胞计数（ANC）和血小板计数。万一患者还需要再次进行放射性碘治疗，CBC的结果将有助于确定恰当的放射性碘剂量。正如第27章中提到的不良反应，患者的CBC值会在短期内下降，通常最低谷出现在治疗后的4～6周。如果要再次进行放射性碘治疗，非常有必要提前了解CBC是否下降和下降的幅度。

6. 安排治疗后扫描

确定治疗后的核素扫描显像检查（治疗后扫描）时间非常重要。扫描通常在治疗后的3～10天进行，但也有些医疗机构会在治疗后的3～5天就进行。治疗后扫描意义重大。众所周知，扫描检查所用的放射性碘剂量越大，就越有利于检测出少量的正常或异常的甲状腺组织。与常规扫描用的放射性碘剂量相比，用于清甲治疗、辅助治疗、清灶治疗的放射性碘剂量要高很多，因此治疗后扫描可以更好地检测出很少量的正常或异常甲状腺组织。虽然此时即便发现了甲状腺以外的放射性碘摄取病灶，也不一定需要立即改变治疗方案，但治疗后扫描的结果对制定日后的随访方案和选择其他治疗手段价值很大。

7. 与保险公司确定是否获许进行治疗后扫描

确定医保公司是否负担治疗后扫描的费用，并获取必要的预先批准。

8. 进行治疗后扫描

在这次扫描中患者无须服用额外的放射性碘。治疗后扫描是利用治疗后残存在体内的放射性碘成像。

Ⅵ. 治疗后短期及长期随访的问题

项目清单：
1. 自我检查
2. 实验室检查
3. 预约随访门诊
4. 放射性碘全身扫描

1. 自我检查

对颈部和甲状腺区域进行自我检查很有价值，我们鼓励患者常规进行自我检查。自我检查并不复杂，只需要用中等力度揉按颈部和甲状腺区域，感觉是否有肿块。如需帮助，请向医生咨询。尚无自我检查的确切指南，我们建议每月进行一次。

2. 实验室检查

长期随访期间，需要定期进行实验室检查，包括甲状腺激素、TSH（促甲状腺激素）、Tg（甲状腺球蛋白）和 TgAb（抗甲状腺球蛋白抗体）等。医生将确定并告知患者需要进行的实验室检查。

3. 预约随访门诊

医生会通知患者何时前来随访，或让患者打电话提前预约。首次随访的时间取决于患者的具体情况，但通常不会晚于治疗后 1 年。有时，为了监测或调整甲状腺激素替代治疗的剂量，随访时间可能会被提前。

4. 放射性碘全身扫描

随访中是否进行放射性碘全身扫描（常称为"监测扫描"），医生会提供建议。虽然以前认为监测扫描是常规性随访项目，但目前情况发生了变化：一些医疗机构仅对部分甲状腺癌患者进行监测扫描。他们会根据患者的体格检查、甲状腺球蛋白水平和其他检查的结果对患者进行病情监测。如果有甲状腺癌复发的迹象，将会考虑进行放射性碘全身扫描。

有些医疗机构可能会在 ^{131}I 治疗后大约 1 年进行放射性碘扫描，作为未来评估甲状腺癌复发的新基线标准（见第 19 章）。医生会提供具体的建议。

Ⅶ. 常见问题解答

什么是 RAI？

RAI 是放射性碘治疗的缩写。

为什么手术后还会残留甲状腺组织？手术不是能把甲状腺全部切除掉吗？

为了尽量避免手术损伤甲状腺背侧的喉返神经（支配声带运动）和甲状旁腺（调节体内血钙水平），大部分外科医生会保留很少的甲状腺组织（见第 11 章）。

既然医生确认切除了所有的甲状腺癌组织，为什么我还要接受放射性碘清甲呢？

医生会对你和甲状腺癌的多种因素进行评估，并根据这些不同的因素评估甲状腺癌将来复发的风险。这些因素包括但不限于年龄、肿瘤大小、肿瘤的数量、甲状腺癌的类型、癌症扩散到甲状腺外的情况、颈部淋巴结或软组织中是否存在癌症。根据甲状腺癌复发的危险分层，医生会提出进行 ^{131}I 治疗的建议。

如果我只切除了一侧甲状腺腺叶，还需要去除剩下的一侧腺叶吗？如果需要，是应该手术，还是放射性碘治疗呢？

是不是还要去除剩下的一侧甲状腺腺叶取决于很多因素：癌灶大小、癌灶的数量、甲状腺癌的病理类型、癌灶是否局限在甲状腺包膜内、癌灶是否扩散到周围组织或淋巴结、患者健康状况等。临床医生会根据你的实际情况做出建议。更详细的内容请见第 11 章和第 12 章。

如果需要去除剩下的一侧甲状腺腺叶，手术或放射性碘都是可选的方案。通常手术是为了进行"甲状腺全切除术"。有些情况下也可以使用 ^{131}I 治疗，但是这两种方法的利弊不在本书的讨论范围内。

第 25 章

确定放射性碘治疗的剂量

Douglas Van Nostrand

确定放射性碘清甲或清灶治疗的剂量时，常有的误解是认为可以一概使用标准剂量（也叫经验剂量）或是根据医生的自我经验随意决定。实际上，在确定剂量的过程中，需要仔细考虑许多个体化因素及因素间的相互作用。了解这些个体化因素的重要性和剂量确定的原则，有助于帮你理解为什么你的放射性碘用量可能与他人不同。如前所述，术语"放射性活度"将会与"放射性剂量"交替使用。

本章将为读者介绍确定剂量时要考虑的因素，以及各因素之间的相互作用，但其目的并非是教导你如何自行确定剂量。患者的情况千差万别，医生会根据每个患者的实际情况做出正确的决定。

一些专业术语

首先你需要明白一些专业词汇的意思，部分词汇已在之前的章节提到过。

此外，搞清楚"放射性活度""放射性剂量"和"辐射吸收剂量"这些专业术语的不同有助于理解本章内容。尽管"活度"和"剂量"可以相互替代，但不能将"放射性剂量"和"辐射吸收剂量"混为一谈。这些有关术语介绍如下：

放射性活度或剂量：是指放射性碘的用量，以毫居里（mCi）或毫贝克（mBq）为单位，它们的关系是100毫居里等于3700毫贝克，等于3.7千兆贝克（GBq）。它们代表了每单位时间内发生了多少次裂变。

辐射吸收剂量：是指癌细胞或正常细胞吸收的辐射量，以拉德（Rad）和戈瑞（Gy）为单位，它们的关系是100拉德（Rad）等于100分戈瑞（cCy），等于1戈瑞（Gy）。毫居里、mBq与Gy或Rad之间没有直接转换，因为这是两个截然不同的概念。

如第28章所述，理解Bq（毫居里）和Gy（Rad）之间区别的最佳比喻莫过于太阳的照射，Bq代表任意一天外面有多少太阳光，而Gy则指我们的皮肤接受了多少太阳光。

经验性固定剂量和计算剂量：是确定^{131}I剂量的两种不同方法。经验性固定剂量是经临床医生多年使用、证实有良好效果的定量剂量。经验性固定剂量不止一个。计算剂量是指根据每个患者的病情及身体对^{131}I的反应计算出来的剂量，具体来说，它特指测定甲状腺癌组织如何摄取和清除^{131}I（病灶剂量计算）和（或）机体如何摄取和清除^{131}I（全身剂量计算）（详见第21章）。前者有助于确定杀死所有甲状腺癌细胞的放射性剂量，而后者则用于确定最小化治疗副作用（如对骨髓的影响）的发生率和严重程度的放射性剂量。

影响剂量确定的因素

表25-1列出了影响剂量确定的因素。对每个患者而言，可能其中一些因素相对重

要，而另一些因素无关紧要。医生会根据患者的实际情况，确定是进行清甲治疗、辅助治疗，还是清灶治疗，并确定适宜的^{131}I剂量。

清甲（残余甲状腺消融）的 ^{131}I 用量

用于清甲的^{131}I可从30毫居里（1.11千兆贝克）到150毫居里（5.55千兆贝克）。基于对表25-1中所列因素的不同考虑，不同医生可能在这个相对较窄的剂量区间内，选择不同的剂量，这其中的差别不意味着谁对谁错。最新的研究证明，清甲的^{131}I用量通常较低。

辅助治疗的 ^{131}I 用量

用量范围为从30毫居里（1.11千兆贝克）到150毫居里（5.55千兆贝克）。低点儿、高点儿哪个更好，目前尚有争论。医生应根据患者的实际情况做出决定。

清灶治疗的 ^{131}I 用量

清灶治疗的^{131}I用量因为患者情况不同而有较大差别。经验性固定剂量从100毫居里（3.7千兆贝克）到200毫居里（7.4千兆贝克）甚至到300毫居里（11.1千兆贝克）；计算剂量可从100毫居里（3.7千兆贝克）到600毫居里（22.2千兆贝克），甚至更高。确定剂量时要考虑一些重要的因素，如：治疗效果和副作用的权衡、前次治疗的效果、过去使用的^{131}I总量、规章制度、医院水平、治疗医生的经验和患者意愿等。最后，明确治疗的目的非常重要——到底要追求根治，还是仅为辅助治疗或姑息治疗。

表 25-1　剂量确定时需要考虑的因素

治疗所在国家的相关法规和条例	是否发生远处转移
治疗所在地区的相关法规和条例	其他健康因素［如骨髓、肺、唾液腺、肾
治疗所在医院或诊所的规定	脏和（或）其他系统的功能是否正常］
当地的医疗水平和专家经验	是否住院
是否愿意并有能力到外地就诊	治疗目的是清甲、辅助治疗，还是缓解治疗
甲状腺癌的类型	潜在益处和副作用风险的权衡
原发灶的大小	以前^{131}I的总用量
甲状腺周围组织的受累情况	过去对^{131}I治疗的反应
淋巴结受累情况	

^{131}I 的最大累积用量

关于这个问题有过许多说法，从500毫居里（18.5千兆贝克）、600毫居里（22.2千兆贝克）到1000毫居里（37千兆贝克），甚至1500毫居里（55.5千兆贝克）以上。无论如何，这个极限其实不该是一个确定的数值，而应结合患者的具体情况，如上次治疗剂量的效果和副作用，以及本次治疗期望达到的目的等。若一个患者在接受300毫居里（11.1千兆贝克）的^{131}I后疗效欠佳，并且产生了较重的副作用，则意味该患者已达到最大用量；若一个患者在接受1500毫居里（55.5千兆贝克）的^{131}I后肺转移病灶明显变小、血清甲状腺球蛋白降低，且产生的副作用并非不可接受，那么这个患者的最大用量就还没有达到。就像本章中多次提到的，医生会根据患者的具体情况，确定什么是良好的反应，什么是严重和（或）不可接受的副作用。在理想情况下，应该定制每名患者的专属剂量，而非"一刀切"。

小结

一些患者非常关注其治疗方案，他们常会对如何确定清甲、辅助治疗或清灶治疗的^{131}I剂量感到迷惑不解。希望通过本章的介绍，能够帮助你根据治疗的目标和实际情况，确定一个最适合自己的治疗方案。

第 26 章

应用重组人促甲状腺激素做放射性碘治疗前的准备

Leonard Wartofsky

第2章和第18章中曾介绍过，放射性碘扫描和治疗前，应当升高血中的促甲状腺激素（TSH）水平，以刺激甲状腺细胞最大限度摄取放射性碘，保证检测或治疗的效果。重组人TSH（rhTSH）是美国健赞（Genzyme）公司的产品，与人垂体分泌的TSH几乎完全相同（见第18章）。在第18章中，详细解释了为什么可以用注射rhTSH替代停用甲状腺素（撤药）来升高血中的TSH水平。撤药会导致甲减，患者不得不经历可能长达3~8周的甲状腺功能减退症状，严重影响患者的生活和工作，而使用rhTSH升高TSH对生活质量并无大碍。表面上看，用rhTSH不如撤药便宜，但一些研究通过对患者生活质量及持续工作等因素的成本效益分析，发现实际上用rhTSH的综合成本低于撤药。

停用甲状腺素或使用rhTSH造成的高TSH能够刺激甲状腺细胞释放甲状腺球蛋白（Tg），而Tg升高常提示甲状腺癌残留或复发。因此，rhTSH被用于监测甲状腺癌残留或复发（表现为使用rhTSH后Tg水平升高或放射性碘扫描异常浓聚）的辅助用药。早在2002年，美国和加拿大就批准了rhTSH在监测中的适应证。本章主要介绍rhTSH在放射性碘清除残余正常甲状腺组织（清甲）和^{131}I治疗甲状腺癌复发、转移病灶（清灶）方面的应用。

rhTSH可用于手术后的第一次^{131}I清甲，增加清甲治疗（清除手术时未完全切除的甲状腺组织）的效果。欧洲在多年前首次批准了这个适应证，但在美国，直到2007年FDA才批准此适应证。为了通过FDA审批，之前做了许多关于rhTSH疗效和安全性的研究，所以，截至本书出版时，rhTSH实际上已经在临床上使用了近15年时间。实践证明其副作用较少见，并且通常只是轻微、短暂的反应，如头晕、恶心等，极少数情况下可出现呕吐和皮疹。

许多研究和临床经验都表明：^{131}I清甲前使用rhTSH与停用甲状腺素，清甲效果几乎相同。这里清甲效果的比较主要通过下述指标：第一，清甲处理（清甲的概念详见24章）后的放射性碘扫描和血Tg化验结果。通过对大量患者的观察发现，使用rhTSH辅助清甲，可以达到预期目的——放射性碘扫描未见核素浓集组织，并且血中Tg水平近似于零，这与停用甲状腺素的效果一样。第二，^{131}I辅助治疗多年后，甲状腺癌组织残留和复发的可能性。已有一项研究对此进行了探讨，结果认为使用rhTSH和停用甲状腺素后^{131}I辅助治疗效果是等同的。

除了能保证同等的清甲疗效外，rhTSH辅助的^{131}I治疗要比停用甲状腺素造成更小的全身辐射暴露，因为患者在rhTSH准备期间继续服用甲状腺素，身体的功能例如肾脏功能都是正常状态，而停药造成的甲状腺功能减退会导致肾脏功能减退。因此注射rhTSH后，患者肾脏排泄放射性碘的速度快于撤药后甲状腺功能减退的患者。鉴于^{131}I清甲的目标是以最低的辐射剂量达到最好的效果，避免让身体暴露于不必要的大剂量辐射，因此 rhTSH 的这个优势非常吸引人。

rhTSH 刺激后的 Tg 测定流程是：在上臂或臀部肌肉注射 rhTSH，每天 1 次，连续 2 天，以确保达到足够高的血 TSH 水平。一般在第二次注射 72 小时（3 天）后化验血 Tg。rhTSH 辅助 ^{131}I 清甲的操作流程有几种，你的内分泌科医生或核医学科医生会帮助你选择最适合你的方案。表 26-1 列出了一个常用流程。需要指出的是，只有那些术后服用甲状腺激素治疗的患者才需要使用 rhTSH。这里所说的甲状腺激素既包括左旋甲状腺素（LT$_4$），也包括三碘甲腺原氨酸（T$_3$）制剂，后者因含碘量更低，有的医生常在患者 ^{131}I 治疗前 2~4 周低碘饮食期间为其处方。无论是 LT$_4$ 还是 T$_3$，服用目的都是维持正常的甲状腺功能和机体代谢水平，术后未用或停用之后会导致甲状腺功能减退（甲减），因此使用 rhTSH 可以避免停药（或术后使用甲状腺素）引起甲减带来的一系列不适症状。在 rhTSH 问世前，每个要进行放射性碘治疗的患者都不得不经历甲减的痛苦。

表 26-1　rhTSH 辅助 ^{131}I 治疗的常用流程 *

周一上午	化验基线血清 Tg、TSH
	肌肉注射 0.9 毫克 rhTSH
周二上午	肌肉注射 0.9 毫克 rhTSH
	口服 1~4 毫居里 ^{123}I
周三	服 ^{131}I 后 24 小时进行诊断性放射性碘扫描
	计算 ^{131}I 清甲需要的用药量
	准备 ^{131}I
周三或周四	收入院，^{131}I 治疗
	肌肉注射 0.9 毫克 rhTSH
	一般住院时间不超过 24 小时
周四/周五	经过辐射安全检查人员确定，办理出院手续
	如果之前服用 T$_3$，则停用 T$_3$ 改为 LT$_4$
5~14 天	进行治疗后放射性碘扫描（无须再给放射性碘）

*：此流程根据医疗机构的规定、医生诊疗习惯及患者实际情况不同，会有不同版本。

尽管很多患者都可以用 rhTSH 来辅助 ^{131}I 清甲和清灶治疗，但也不是所有患者都适合。一些患者必须采用停用甲状腺素的方法来提升 TSH 水平，尤其是那些已经出现远处转移者。除个别情况外，rhTSH 一般不用于这类患者。按照 FDA 的指南，"个别情况"是指老年人，因合并其他疾病而无法承受撤药造成的甲减者。对这部分人，甲减将加重其基础疾病，因此禁忌停用甲状腺激素。还有一些患者，其甲状腺癌细胞还有分泌甲状腺激素的功能，它们产生的 T$_4$ 或 T$_3$ 会抑制垂体分泌 TSH，因此停用甲状腺素也不能刺激 TSH 升高，只能通过注射 rhTSH 来辅助放射性碘治疗。

和其他药物或激素一样，某些特殊情况下，对 rhTSH 的使用要做适当调整。如肾功能不全（肾功能衰竭）者虽然也可以用 rhTSH，但因为肾功能不全会导致 TSH 升高的持续时间较长，因此这部分人的 rhTSH 用量要相应减少。再如一些在身体的"关键部位"（如脑、脊髓、紧贴气管旁）已有甲状腺癌转移的患者，rhTSH 注射后可能导致肿瘤胀大威胁生命，因此这需要在用药前加用糖皮质激素，预防肿瘤的胀大。关于儿童使用

rhTSH的安全性与疗效研究较少，但已有数据尚未发现值得关注的异常情况。对孕妇而言，除非有特别需求，此外一般不建议使用rhTSH，因为目前为止还没有足够的研究数据证明其对孕妇的安全性，而^{131}I治疗在孕妇中是禁止使用的。

rhTSH 辅助放射性碘清甲的长期疗效

如前所述，rhTSH辅助^{131}I清甲治疗和辅助治疗的效果与停用甲状腺素相同。但要注意的是，对停用甲状腺素，我们有长达50年的疗效观察数据；而对rhTSH，我们只有大约10年的使用经验。鉴于最近我们才使用rhTSH辅助^{131}I治疗，已发表文献中平均随访时间是3~6年，有限的几个研究限制了得出结论的论证强度。"低危"或"极低危"的甲状腺癌患者中，可考虑使用rhTSH辅助清甲。我们期望未来的5～10年，会有新的数据向我们证实rhTSH辅助治疗的长期疗效真的等同于停用甲状腺素。

第 27 章

放射性碘的副作用

Douglas Van Nostrand

核医学科医生为患者的^{131}I扫描或治疗确定合适的剂量，即开"处方单"。每次在药房取处方药的时候，我们会拿到一张药品说明书，上面列举了药物副作用。同样，接受放射治疗或成像前也会有一张单子，列举可能的副作用。但是列表上关于^{131}I的副作用并不全面，还有许多其他的注意事项（表27-1）。把^{131}I的全部副作用都一一列举也不太现实，但是通过阅读本章，读者可以对其副作用有一个比较全面的理解。

表 27-1　^{131}I 副作用的相关问题

- 有哪些副作用？
- 某种副作用出现在你身上的可能性有多大？
- 如果出现了副作用，轻度、中度、重度的可能性各有多大？
- 副作用什么时候出现？持续多长时间？
- 副作用是暂时的还是永久的？
- 副作用对你的健康有什么影响？
- 如果出现副作用，应该如何处理？
- 怎样才能避免副作用出现或降低其严重程度？

副作用的轻重取决于^{131}I的给药剂量大小，为了便于理解，这里按3种可能的给药剂量分别叙述：①成像用的低剂量。②手术后的首次清甲或辅助治疗剂量。③治疗转移或耐药用的多剂量、高剂量（见第24章各种类型^{131}I治疗）。考虑副作用前，需要先清楚患者接受的是哪种剂量。

在选择治疗剂量时，需要考虑3点：第一，必须权衡副作用的种类、发生概率、严重程度以及^{131}I治疗剂量的获益；第二，即使医生了解可能的副作用，也无法预测每个个体的反应，每个人对^{131}I治疗的反应都不一样，这使医生很难确定对患者最合适的剂量；第三，选择经验丰富的专科医生，他可以咨询相关专家并了解最新进展，这有助于患者的个体化决策。

即使获得所有的信息和建议，有些患者仍然什么都不做。当然，什么都不做也是一种决定。强烈建议你在医生的帮助下做一个积极的决定，即使这个决定是什么都不做或者积极监测。但当你决定什么都不做或积极监测时，必须意识到可能的后果。

I. 诊断用低剂量的副作用

用作成像或摄碘率测量的放射性碘剂量非常低，故副作用很少见。一些患者认为的"副作用"如恶心、呕吐、口干等，很可能来源于其他用药、健康问题和（或）是停用甲状腺素造成的甲减，也可能只是因为紧张。

对^{131}I过敏也很少见，一些患者因曾对海产品或X线造影剂过敏而认为自己对碘过敏，其实很可能是对海产品或造影剂里别的化学成分过敏。许多食物都含碘，第16章有一张低碘饮食表，那些食物所含的碘远高于^{131}I成像剂所含的碘，因此，如果对这些食物没有反应，对造影剂应该也没有反应。但是，如果你确实有明确的碘过敏，可以向医生说明。

Ⅱ. 首次 ^{131}I 治疗剂量的副作用

无聊：许多患者在首次清甲后唯一的不适就是无聊，且发生率极高。实际上，无聊是患者首次治疗后最常见的抱怨，而新患者对此的反应是难以置信。当然，无聊并非真正的副作用，而是患者入院治疗和遵守放射隔离规定时的感受。可以通过睡觉、看电视、打电话、看杂志、读书或锻炼来解决无聊的问题。

恐惧：排在第二位的是恐惧，虽然这也不算真正的副作用，但对某些患者而言确实很常见而且很痛苦。恐惧可能来自对新事物的未知和治疗前的各种准备工作，一看到房间里所有的东西都被塑料或别的东西罩住，住院的患者肯定会不由自主地感觉"放射性碘这东西真可怕"。其实，这些东西不过是为了隔离放射性碘，以防影响他人，也可以更快地清洁房间为下一位患者入院做准备。要知道，让患者住院不是因为病情严重，而是为了防止放射性碘外漏影响他人。

甲减：无论是否接受^{131}I治疗，甲状腺切除术后患者均可能出现甲减。但^{131}I清甲治疗能破坏术后残余的甲状腺组织，所以将来停用甲状腺素期间，甲减症状可能会更重。关于甲减的后果详见第17章。

恶心、呕吐：首次^{131}I治疗后可能出现恶心、呕吐，但大部分患者并不感觉恶心，呕吐则更少见。此症状一般比较轻微，在治疗后数小时到一天出现，并且迅速缓解，恶心很少持续超过24小时。

其他因素也可能引起恶心、呕吐，如胃肠轻微的炎症、对未知事物的紧张感、心理暗示（如来自本书的内容）、甲减导致的代谢改变等，^{131}I治疗后推荐吃的柠檬糖或其他糖果也可能引起恶心。如果患者平时容易晕车、晕船，发生恶心、呕吐的可能性就更高，应该事先告诉医生。医生可能会处方止吐药，以减少或消除恶心、呕吐，还会指导多喝水以加快放射性碘的排泄。无论如何，恶心、呕吐都不是什么好事，所以我们鼓励所有患者都适当应用止吐药。如果你对恶心、呕吐仍有疑虑，应该与医生沟通。

如果你不想在^{131}I治疗前吃止吐药，可以向医生说明，在治疗后感到不舒服时再服用。门诊患者可以让医生开处方，自己去药店买药；住院患者可以直接向医生要求。

注意：如果治疗后2～3小时即有呕吐等症状，必须立即通知医生，因为这可能关系到你是否吸收了所有的^{131}I以及辐射污染。

早发唾液腺肿胀和疼痛（几天之内）

脸部有两对主要的唾液腺，一对叫腮腺，位于耳前；另一对在下巴后面，叫下颌下腺。这些唾液腺和其他小唾液腺（如舌下腺）一起产生唾液以帮助咀嚼、吞咽和消化食物。

虽然唾液腺不属于内分泌器官，和甲状腺也无直接关系，但^{131}I会在唾液腺聚集，引起涎腺炎，导致肿胀和（或）疼痛，但只有少数患者在第一次使用^{131}I时会出现这种情况。症状可在治疗后6小时到几天内发生，有时疼痛和肿胀可持续并加重，但是大多数情况不会持续超过2周，并能彻底自愈。患者若出现这类症状，应该告诉医生。

一些方法可以减少唾液腺对^{131}I的暴露：①吃酸味糖果、无糖口香糖，或吃一些食物让唾液分泌。②喝足量的水。③按摩唾液腺。④应用抗炎药物（如阿司匹林、布洛芬）。虽然还没有足够的实验或证据能确定这些方法的有效程度，对酸味糖果的使用也存在一些争论（见下文），但毕竟这些方法简单易行并且很可能有效。

1. 酸味糖果、无糖口香糖

对于应用这种方法来减少唾液腺对^{131}I的暴露，最近有一些争论。一项已发表的研究认为放射治疗后24小时内服用催涎剂（如酸味糖果）会导致唾液腺摄入更多的^{131}I，从而增加暴露并加重炎症反应。而其他文献都不支持此说法，它们不仅支持在治疗后24小时内使用催涎剂，还认为应该频繁在白天甚至夜晚使用。

在此，笔者建议读者遵循医生的建议或在治疗后1～2小时开始吃酸味糖果（如柠檬水果糖）或嚼无糖口香糖促进唾液分泌，并在第一天晚上和第二天频繁食用。没有研究说明到底多长时间吃一次最好，但有研究发现^{131}I会非常快地重新聚集到唾液腺，因此笔者建议每15～30分钟就吃一点东西或一直吃，以刺激唾液分泌。在夜晚进食频率可以降低，但最好频繁起夜（每隔一个小时或一个半小时）进食，这样可以刺激唾液分泌，减少唾液腺对放射性碘的暴露。同时应该大量饮水，并在第二天继续尝试刺激唾液分泌。

2. 按摩

虽然并无此方面的具体研究，但按摩可能会加速^{131}I的排泄，有建议认为按摩的频率应该和吃酸糖一样，包括夜间起床时也做。按摩方法如图27-1所示。

3. 水化

喝大量的液体——当然不包括酒，可以让机体处于水化状态，加速肾脏排泄多余的碘。笔者建议患者治疗后就开始频繁地喝水，包括晚上。

4. 药物

可以选择5类药物来减轻唾液腺损伤，但不建议患者常规服用，这5类药物是：①镇痛药。②抗炎药。③拟副交感神经类药物。④抗胆碱药。⑤放射保护药。虽然没有充足的

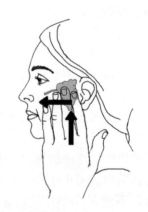

图 27-1　按摩腮腺，腮腺（灰色区域）位于耳前，为了帮助腮腺清除放射性碘，应先由手指到手掌向上再向前按摩

（来自：MandelandMandel，RadioactiveIodineandtheSalivaryGlands.Thyroid 2003，13：265-271）

研究证明它们在放射性碘治疗时使用的有效性，但笔者认为这些药物有一定的应用价值。当然，身体情况不允许时，不要使用这些药物。

（1）镇痛药：严重的涎腺炎，可以用对乙酰氨基酚（扑热息痛）等药来缓解疼痛，但是镇痛药并不能消炎。

（2）抗炎药：如阿司匹林、布洛芬等，虽然没有研究证明这些药对涎腺炎有明确

疗效，但如果唾液腺疼痛或肿胀，服用抗炎药可以帮助止疼。极少有医生选用皮质醇抗炎，因为皮质醇有可能会减弱^{131}I的疗效，所以皮质醇只用于严重的炎症反应。

（3）拟副交感神经类药物：此类药物不常用而且很复杂，因此本书不做详细讨论。匹罗卡品（毛果芸香碱）就是一种拟副交感神经类药物，它可以刺激唾液腺的副交感神经，增加唾液分泌，促进唾液腺对^{131}I的排泄，但这方面的研究结果存在争议。据笔者所知，大部分医疗机构不常规应用这类药物。如想了解更多内容，可以咨询医生。

（4）抗胆碱药：本书也不对抗胆碱药及其作用机制做详细介绍。抗胆碱药可阻断副交感神经系统，一些医疗机构应用此类药物减少唾液腺对^{131}I的摄取，但其疗效不明确，故一般不推荐使用。

（5）放射保护药：氨磷丁是一种放射保护药，能减少放射线对某些组织的辐射。有证据显示一些头颈部非甲状腺癌的放射治疗后使用此药，能起到保护唾液腺的作用。虽然一些研究认为在^{131}I治疗时应用放射保护药能保护唾液腺，但它可能也"保护"甲状腺癌组织。如果真是这样，就会降低^{131}I对甲状腺癌的疗效，故其使用尚存争议。大部分医疗机构不常规使用此药。关于这一点可以和医生详细商讨。

迟发的唾液腺肿大和疼痛

唾液腺疼痛和肿大可在^{131}I治疗后的数天内发生，但也有可能发生在数月后，这种情况可能是由于腺管狭窄或唾液变稠导致排出受阻。腺管狭窄可能由炎症损伤引起，唾液变稠可能是由于放射性碘导致的排泌减少和（或）失水，进食时黏稠的唾液增多却不能排出，导致腺体肿大，进而引起疼痛。一些患者可能一看到美食就会感到不适，疼痛肿胀感会在数分钟或数小时后缓解，但下次还会再次发作。这种情况可以持续数周到数月，也可能长期不愈。放射治疗后数周内没出现唾液腺肿大或疼痛并不能说明你数月后不会有这种症状。

轻柔地按摩唾液腺可能会缓解以上症状。若病情长期不缓解，可以请耳鼻喉科医生会诊，耳鼻喉科医生会根据患者情况判断是否存在其他病因。若单纯由放射性碘导致，可能会做一些检查，检测腺管是否狭窄并进行治疗。

若治疗患者出现以上症状，应该在下次治疗前告知医生，但这些症状并不影响再次接受放射治疗。

口干

有时患者会因唾液分泌减少而感到口干，也可能是放射性碘导致的涎腺炎所致。口干症状可以发生在治疗数周到数月后，一般持续数周到数月就彻底好转，很少会加重或持续不愈，若发生这种情况应该告知医生。

味觉异常

大约1/3的患者在第一次放射治疗后会有味觉异常，吃东西就像嚼金属或木头，或者根本毫无味道。味觉异常可以在治疗后数天到数周后发生，并持续数周，鲜有持续数月者。永久的味觉异常极其少见，但其风险随着放射线剂量（或累积剂量）的增加而增加（见本章第Ⅲ部分）。

结膜炎、泪腺炎症、鼻泪管堵塞

结膜是位于眼睑内部和眼球前部的一层黏膜；泪腺位于眼上外侧，作用是分泌泪液；鼻泪管可以将多余的眼泪排入鼻腔，位于下眼睑内侧靠近鼻部。^{131}I治疗可能引起：①结膜炎。②导致干眼的泪腺炎；③鼻泪管堵塞，导致泪水过多，即溢泪。对这些症状的发生率并无确切研究结果，诊断也与患者的个人感觉有关。一篇文献报道结膜炎的发生率为1/5，也有慢性结膜炎发生的报道。这些症状有时需要接受专业的眼科治疗。

甲状旁腺功能减退（甲旁减）

甲状旁腺是4个豌豆大小的腺体，一般位于甲状腺后面（图27-2），其分泌的甲状旁腺素可以调节血钙浓度，若甲状旁腺素分泌不足则为甲旁减。此副作用极少见，是甲状腺手术的经典并发症。

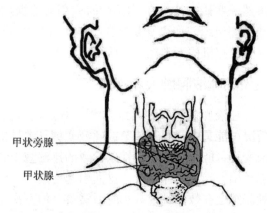

声带麻痹

喉返神经位于甲状腺后，其损伤会导致声带麻痹，但这种情况极其少见，在成千上万的^{131}I治疗史上仅有几例报道。喉返神经损伤更可能来自之前的甲状腺切除手术。

图 27-2　甲状旁腺的常见位置：通常位于甲状腺背侧

甲状腺部位的肿胀和疼痛

在初次手术治疗后，第一次^{131}I治疗以破坏剩余的甲状腺组织为目标，放射线对残余甲状腺组织的破坏（放射性甲状腺炎）可能会引起肿胀和疼痛。症状可能在数小时到数天后发生，持续1~2天后完全消失。一般不需特殊治疗，但可以应用阿司匹林、布洛芬之类的抗炎药或对乙酰氨基酚（泰诺）之类的镇痛药缓解症状，若症状严重，医生还会根据需要应用其他药物。

鼻疼痛

首次治疗后很少发生，但多次或高剂量治疗后可能发生。后文将详细介绍。

脱发

放射性碘治疗不像化疗或其他抗癌治疗，并不一定引起脱发。一项研究提示放射性碘治疗有可能引起脱发，但并未证实。若确实有脱发等症状发生，更可能是由于甲状腺激素过高或过低。

血细胞计数下降

血液里有红细胞、白细胞和血小板等血细胞，红细胞为组织供氧，白细胞对抗感染，血小板帮助凝血，这些细胞都由骨髓产生。骨髓不可避免地也接受放射暴露，因此在数月或数周内血细胞计数可能会下降。然而，只要治疗前患者的血常规检查结果正常，就算首次放射性碘治疗引起了血细胞数量波动，也不会有什么症状。血细胞通常会很快恢复到治疗前的水平，且很少造成不良后果。

我们建议在^{131}I治疗前检查血常规，并在治疗后4～6周复查，此时血细胞计数可能达到最低值。血液指标的变化反映了患者的骨髓对放射治疗的反应，并对之后是否有必要继续放射性碘治疗有参考意义。我们建议一年后进行再次复查。

生育问题

女性生育可能不受首次放射性碘治疗的影响，相关的研究正在进行，但是仍不清楚治疗多长时间后可以安全怀孕，有研究表明治疗后可以马上怀孕，也有研究认为需要等待数年。基于以下原因，笔者认为应该等待一年以上：首先，一项研究认为治疗后一年内怀孕会增加流产率，其原因也可能是^{131}I治疗、甲减或甲状腺素替代剂量不足，等待一年毕竟更安全；其次，根据实验室检查、超声检查和放射性碘全身显像的结果，随访观察一年可以决定是否需要继续治疗；最后，可以利用这一年解决癌症诊断后产生的一些问题。当然，患者可以和医生讨论个体化决策。

关于放射性碘对睾丸功能影响的研究很少，研究认为大约有1/3的男性睾丸功能会受到影响，治疗后12～24个月内精子数量会减少，首次治疗很少导致永久性精子数量减少，但也有这类报道。精子数量减少除了和放射性碘有关，也可能是治疗前就已减少。

虽然永久的精子减少不常见，但有生育计划的男性应该保持警惕。可以在治疗前储存精子，或等到生育后再行放射治疗（根据病情）。关于这点最好与内分泌科医生、核医学科医生和生殖科医生详细探讨。

遗传病

大家很关心^{131}I治疗是否会对男性精子和女性卵子造成放射性损伤，目前没有足够的证据显示首次放射治疗增加后代先天性疾病的患病率。这并不是说你的后代绝对不会患先天性疾病，每个未出生的孩子都有这个可能，但至少放射性碘治疗不会明显增加其发病率。

流产

^{131}I治疗后流产率没有明显增加，如前所述，一篇文章提到治疗后一年内怀孕流产率增加，但其原因是^{131}I、甲减还是甲状腺替代剂量不足并没有定论。

其他癌症

目前为止，没有数据提示首次放射治疗会增加其他癌症的患病率。

下文第Ⅲ部分将讨论大剂量或多次放射治疗后癌症发生率增加的风险。虽然关于放射性碘是否增加其他癌症的发生率尚无可靠的统计数据，但笔者建议做一些简单易行的工作来减少唾液腺（前面已讨论）、膀胱、结肠和骨髓对放射性碘的暴露。只要没有禁忌证，这些措施是不会危害身体健康的。

在治疗当天和晚上多喝水并多次排尿能减少碘在膀胱的驻留时间，从而减少膀胱对放射性碘的暴露，减少膀胱癌的发生。虽然频繁起夜会严重影响睡眠，但笔者还是建议患者让护士叫醒或设置闹钟起夜喝水和排尿。有的医生会处方利尿剂，但这个方法存在争议，应该和医生详细探讨。

为了减少肠道的^{131}I暴露，减少结肠癌发生率，一些医生给患者处方缓泻药，以减少放射性碘在胃肠道潴留。泻药应该使用多久尚无定论，我们建议放射性碘治疗后至少服用一天，最好能连续服用几天。

为减少骨髓对^{131}I的暴露，降低白血病发生率，我们建议患者多喝水，保持水化状态能促使身体排除未被甲状腺吸收的^{131}I，并降低其对骨髓以及全身各组织的辐射。利尿剂能帮助更快地清除^{131}I，但也有报道认为其降低了身体清除^{131}I的速度。最后，延长治疗间隔有助于骨髓细胞的恢复，虽然没有研究证明其效果，但只要情况允许，延长治疗间隔理论上对患者的骨髓肯定是有好处的，医生会根据实际情况和患者详细沟通。

Ⅲ. 多次或大剂量放射性碘治疗的副作用

总体来说，^{131}I治疗剂量越大、间隔越短，副作用就越严重，但正如前文所述，副作用和甲状腺癌病情要权衡利弊。

恶心、呕吐

接受200毫居里以上的^{131}I剂量治疗后，患者更容易出现恶心、呕吐的症状，虽然并不是100%地发生，但还是建议和医生讨论治疗前服用止吐药的事宜。医生一般会建议患者在治疗前到治疗后1～2小时禁食水，但笔者还是建议患者在治疗前后喝些水，稀释服下去的^{131}I，减少胃肠的放射暴露，从而减少恶心、呕吐症状而不至影响^{131}I吸收。但还没有研究证实其效果，你的医生也会指导你如何减小恶心、呕吐的概率。

如果治疗后2～3小时内即出现恶心、呕吐，请及时告知医生。

早发的唾液腺肿胀和疼痛

大剂量放射性碘最常见的副作用是唾液腺肿胀和疼痛。前面介绍过，放射性碘会在唾液腺聚集，当反复治疗或剂量增大时其造成的损害就更大，导致炎症、肿胀和疼痛的可能性也更高，并且比初次治疗后的症状严重。

预防办法在前面已经介绍，再次强调，首次放射治疗时就应该使用各种方法降低唾液腺对放射性碘的暴露。

迟发的唾液腺肿胀和疼痛

如前所述，此情况可能在^{131}I治疗后数月发生，但其发生频率和剂量之间的关系并不明确。

口干

大剂量或多次^{131}I治疗会增加口干的发生率。严重的唾液分泌不足导致唾液浓度很高（尤其在早晨），并增加龋齿的发生率。若这些症状出现，需要咨询口腔科和耳鼻喉科医生，口腔科医生会指导牙齿修护，耳鼻喉科医生可以处方药物帮助唾液分泌，如盐酸毛果芸香碱和西维美林。口腔科医生在管理口干症和帮助防止龋齿方面有非常丰富的经验。

味觉异常

随着治疗次数增加，味觉异常的发生率也增加。若放射性碘剂量很大，味觉异常可能永久存在。患者应该和医生讨论这一并发症，以权衡利弊。

结膜炎、泪腺炎、鼻泪管阻塞

虽然没有研究证明其随着剂量和治疗次数发生率增加，但结膜炎、干眼和溢泪的发病率和（或）严重程度可能确实与剂量和治疗次数有量效关系。

甲状腺床肿大和疼痛

200毫居里以上的剂量并非一定会导致甲状腺床的肿大。大剂量^{131}I一般用于甲状腺全切/近全切除术后。由于甲状腺床的甲状腺组织已经很少，所以肿胀和疼痛一般较少见。

但是，既然放射性碘意在摧毁癌症组织，这些区域就可能会有肿胀和疼痛感，而这些情况的发生正说明了放射性碘治疗在起作用。

鼻疼痛

放射性碘在鼻部腺体聚集而导致炎症，引起疼痛。此症状非常少见，仅见于部分应用大剂量放射性碘的患者，一般持续数天到数周后完全好转，也有一些患者出现鼻衄（鼻出血）症状。医生和核医学科专家可以根据患者既往治疗时鼻部对碘的摄取判断其出现这些症状的可能性。

脱发

即使多次使用大剂量放射性碘治疗也不会导致脱发。

血细胞计数下降

多次治疗或大剂量治疗经常会导致血常规检查结果异常，血细胞计数下降常在治疗后1~2周发生，4~6周时达到最低值，之后开始回升，一直恢复到治疗前的水平或略低于治疗前。

少数情况下血常规会有大幅度改变，最明显的是白细胞和血小板。白细胞过低患者容易感染，血小板过低则容易出血不止。上述情况很少出现，若出现则可用药物刺激骨髓制造更多的白细胞和血小板，也可以输血治疗，但一般并不需要。红细胞很少受影响。

治疗前血象偏低或已经接受过几次高剂量治疗的患者仍可以继续接受治疗，需要考虑的因素有：①血细胞计数。②在之前^{131}I治疗后血细胞计数下降多少。③癌症转移的情况。④癌组织吸碘率。⑤刺激造血或补充血细胞的方法。若必须接受治疗，可以在接受放射性碘治疗前提取骨髓造血干细胞，治疗后再回输（自体骨髓移植），提取这些细胞的过程叫作干细胞提取。

生育

目前没有大样本临床研究提示大剂量放射性碘治疗对女性生育能力有影响，但已有数据表明高剂量或多次放射治疗会导致精子减少，所以接受放射治疗并有生育计划的男性应与医生讨论能否储存精子或生育后再行治疗。

遗传病

理论上来说大剂量或多次的治疗会增加下一代出现问题的风险，但还没有临床数据证明这点。对此，患者可以根据生育意愿等情况和医生探讨。

肺炎和肺纤维化

若甲状腺癌已经扩散至肺部，大剂量放射性碘治疗可能导致肺炎和肺纤维化。转移的甲状腺癌组织会吸取放射性碘，邻近的肺组织也难免受到牵连，发生炎症并受损。以下因素决定了肺炎和肺纤维化发生的可能性：转移灶是一处还是多处、局灶性还是弥漫性、转移灶的大小和摄碘水平。医生会根据这些因素来权衡患者接受治疗的利弊，如果肺炎和肺纤维化的风险较高，一些医疗机构会限制放射性碘的用量或使用剂量计算（见第21章）。剂量计算根据可允许的放射性碘对骨髓的暴露多少而定；而先前类似病例的治疗经验，可以帮助我们尽量减少肺部炎症和损伤的发生。

关于甲状腺癌肺转移的问题，患者也可以就自身的具体情况与医生探讨。

骨痛

甲状腺癌有时会转移到骨骼，而放射治疗会引起骨骼疼痛。治疗前就有的骨痛可能在治疗后加重并持续数周，有医生认为骨痛表明治疗有效，但此观点并未得到证实。由于转移的骨部位不同，可能会产生不同的副作用，具体情况请向医生咨询。

其他癌症

大剂量或多次放射性碘治疗可能会导致发生其他癌症的风险增高，包括膀胱癌、结肠癌、唾液腺癌和白血病等。患者一定想知道风险到底有多大，可惜风险的具体评估非常困难，有很多因素都与其有关，如确诊时的年龄、现在的年龄、放射性碘治疗的剂量总和、单次剂量和治疗间隔等，更不用说还有：①对不同人群的研究结果不同。②发生后上报的情况不同。③不同研究各种互相矛盾的结果。前文所述的减少身体对放射性碘暴露的各种方法（喝水、吃酸味糖果、起夜排尿、服用泻药）是否能做到位也会影响患者罹患其他癌症的风险。因此，关于其他癌症发生的风险，患者能从医生、相关专家或者朋友那听到各种不同的，有时甚至互相矛盾的观点。

那么关于这个困难而严肃的课题，我们到底该相信些什么？以下从权威文献和指南（如美国甲状腺学会指南）中总结的内容应该可信：

（1）首次放射性碘治疗并不增加患其他癌症的风险，其剂量很小，不必过于担心而拒绝放射性碘治疗。

（2）随着治疗次数和剂量的增加，其他癌症的发生率会增加，风险难以量化，但仍然偏小，需要和甲状腺癌对身体的影响相权衡。当然，甲状腺癌对身体的影响也难量化，是否接受放射性碘治疗的抉择对于没有甲状腺癌复发/残余病灶证据、只是甲状腺球蛋白持续升高的患者来说尤为困难。

（3）没有严格的最高剂量上限（如600毫居里或1居里），具体剂量应该考虑各种因素：①甲状腺癌的严重程度。②疾病所在位置。③转移癌是否摄取^{131}I。④甲状腺癌之前对^{131}I的反应如何。⑤最后一次放射治疗是什么时候。⑥血细胞计数。⑦上次治疗时血细胞计数情况。⑧年龄。⑨是否有其他的健康问题。⑩是否有别的治疗方法可以选择等。

（4）从第一次治疗开始，就应该想尽各种办法减少其他肿瘤发生的可能性。

其他副作用

其他副作用与肿瘤转移部位有关，本书不做详尽介绍。但若转移到脑，患者则需要和医生讨论，权衡放射性碘治疗和手术治疗的利弊，并考虑其他治疗方法，如伽马刀、开颅手术；探讨是否应该改变^{131}I治疗剂量，或加用皮质醇、甘油、甘露醇等药物以减少副作用。

总结

^{131}I和其他药物一样有其副作用，并且随着剂量和治疗次数增加而加重。笔者以诊断剂量、首次治疗剂量、多次大剂量治疗来分类，切实地描述了每种治疗类型可能的副作用。这种"可能发生"的列表容易让人丧失信心，但笔者想提醒读者：

● 这些症状发生概率较低。

● 这些副作用大都可以治疗。

● 副作用的发生概率和严重程度必须结合甲状腺癌的严重程度以及^{131}I潜在获益来考虑。

第 28 章

放射性物质和辐射

Richard J. Vetter，John E. Glenn

医生可能会使用放射性碘进行甲状腺疾病的辅助诊断，例如甲状腺吸碘率和ECT检查，或使用更高的剂量来治疗甲状腺疾病，如甲状腺癌。许多甲状腺癌患者会接受放射性碘治疗，可能是服用胶囊，也可能是喝一小杯液体。放射性碘是有放射性的碘元素——^{131}I，^{131}I在甲状腺中聚集，使甲状腺组织暴露于辐射中。

放射性物质与辐射是两个紧密相关的概念，但要帮助你的亲人、朋友免受它们的危害，有必要搞清楚两者之间的区别。放射性物质是一种由原子构成的"物质"，就像人、房子、食物等任何可看到、摸到、闻到、感知到的物质一样。放射性物质可以进入人体内或附着在体表上。不必要的放射性物质被弄到人或物品上，称为放射性物质污染。

放射性物质的原子与其他原子的不同之处在于它们能够衰变并且以辐射的形式释放能量。辐射是从一个方向向另一方向传输小束能量的手段之一。手电筒发出的光是辐射，烹饪食物的微波是辐射，壁炉前温暖人脸的热度是辐射，太阳释放原子粒子而成的太阳风也是辐射。辐射产生的能量常以波的形式发射，例如X射线，伽马射线 α 粒子、β 粒子。你会暴露在辐射之下但不会受到辐射污染。换句话说，辐射是一个事件而不是一种物质。

电离辐射

辐射有许多形式。电离辐射由放射性物质产生，以微小运动粒子或电磁波的形式存在，与光相似。电离辐射有足够的能量穿透物体，改变构成物体的原子的电荷数。这些受到影响的原子称为离子，它们失去或得到了一个或多个电子。物质（包括人体）内部离子的数量取决于电离辐射发出的能量大小，即辐射剂量。人体吸收的能量称为辐射剂量或吸收剂量。由于放射性碘浓聚在甲状腺中，因此甲状腺的吸收剂量很高，而身体其他部分的吸收剂量较低。

辐射的危害

对中等量的辐射，人体能够接受，甚至会感觉比较舒适。但过量辐射就可能产生危害。明亮的光线有助于你阅读书本，但如果你一直看着光，就可能失明；太阳的热度会让皮肤觉得温暖，但过量也能灼伤皮肤并引起皮肤癌；过量微波辐射可把你煮熟，而且太大剂量的电离辐射能引起烧伤、脱发或红细胞减少。

电离辐射与癌症

辐射能进入细胞将原子转化为离子，从而引起细胞内的化学变化。这些变化能杀死细胞或引起其他长期的影响如癌症。但是目前为止，在暴露于低剂量的电离辐射的人群中，科学家们只检测到辐射对人体的轻微影响。

当你因为甲状腺癌接受[131]I治疗后的前两天，任何接近你身边的人都会暴露于5~50毫西弗（mSv）（500~5000毫雷姆）的辐射中，毫西弗（mSv）和毫雷姆（mrem）是辐射剂量的单位。这些辐射或者由你的身体直接发出，或者来自你的呼吸或体液。为了让你的家人和朋友的癌症风险"尽可能低（As Low As is Reasonably Achievable）"（辐射健康专家将其定义为"ALARA"），医务人员在你回家之前，会对你进行美国核管理委员会（NRC）《辐射防护标准》的指导。这些指导意见将辐射他人的危险降至发生跌倒、火灾等意外发生率的一半，甚至1/10。

接受放射性碘治疗之后的几天内，你的放射性碘辐射到其他人的风险会越来越低，你体内的辐射强度也每天都在下降。下降的原因是放射性衰变和尿中放射性碘的排泄。在第一天内，大多数人体内放射性碘的量将减少约85%；到第二天结束时，大约95%的放射性碘就已经被消除了。由于甲状腺功能和肾脏排泄的差异，每个患者的清除率各不相同。随着时间推移，呼气、唾液、汗液和尿液中排出的放射性碘迅速衰减，放射性碘清甲或清灶治疗后，只需避免密切接触几天而非几周。

关于放射性物质的错误说法

1. 辐射暴露会让人具有放射性

接近放射性碘治疗的患者、X线机或其他医疗设备的辐射不会让人产生放射性。接受[131]I治疗后，只有当放射性碘仍留在体内时，你才是一个辐射源。放射性碘清甲或清灶治疗几天后，99%以上的放射性碘会被清除掉。

2. 辐射照射能把人和动物变成怪物

大量辐射能造成损伤或死亡，小量辐射能增加癌症的风险，辐射能造成胎儿发育畸形和缺陷。但暴露于辐射之下不会把人和动物变成电影里描写的怪物。

3. 医疗辐射比自然辐射更危险

从医疗源发出的辐射与天然存在的辐射完全相同。我们经常受到来自外太空的辐射以及岩石、土壤、食物和其他物质中天然存在的放射性物质的辐射。来自自然界的辐射剂量为每年3毫西弗，脊柱X射线的辐射剂量是1.5毫西弗，头部CT检查的辐射剂量是2毫西弗。

临床医生已经认识到放射性碘对于甲状腺癌患者诊断和治疗的重要作用，你对于医生安全使用放射性碘的能力大可放心，但你也有权利随时向他们提出任何问题或通过其他书籍来寻求想知道的答案。

第 29 章

住院期间和居家辐射安全防护措施

Richard J. Vetter，John E. Glenn

如上一章所述，当患者进行[131]I治疗时，则该患者具有放射性，因此应采取预防措施以最大限度地减少对其他人（如家庭成员、朋友和公众）的辐射暴露。本章概述了患者入院或门诊接受[131]I治疗时的一般预防措施。还讨论了有助于确定患者是在医院还是门诊接受[131]I治疗的因素。

对医务人员、护理人员、其他患者、探视者和病房的下一位患者，都要进行保护，避免他们暴露于不必要的辐射和放射性物质。保护的方法包括：

- 隔离。
- 控制扩散。
- 测量和消除放射性。
- 良好的卫生习惯。

隔离

可能你要做的最大牺牲是与少数医务人员外的所有人保持隔离。鉴于你的特殊情况，医务人员也会尽量减少与你的接触。除非医生认为你的情况需要家人或好朋友的照顾（例如：接受放射性碘治疗的幼童），否则不允许探视。需要他人照顾的情况下，尽管密切接触你的人不会有即时危险，但每次接触都要确保遵循尽量减少辐射暴露的原则（即ALARA原则）。紧急情况下，医务人员会采取一切你所需要的医疗措施。即使在你刚刚结束治疗之际，与你密切接触的人所受的辐射不会超过普通市民一年所受到的天然背景辐射。但是，如果每年暴露于这种强度的辐射20~40次，就会导致不合理的高剂量辐射暴露，未来发生癌症的风险会小幅增加。

控制扩散

进入病房的所有东西都要留下，除非经辐射安全人员认定可以带出。只要有放射性物质在病房内，就要保护医院内的其他人免受辐射。你应该仅带少量个人物品，如衣服、一次性物品或容易清洁的东西。不能清理的和已被[131]I污染超过一定限度的个人物品，将由医院处理掉或留存到其放射性衰减。

测量和消除放射性

病房内的一切东西，包括你自己，在离开屋子之前都要接受辐射检测，有3种可能性：

- 出院——如果辐射污染没有超过出院标准。
- 暂时留存，待放射性衰减后出院。

●作为放射性废物被处理掉。

为尽可能快速和简单地做辐射测量及消除室内的放射性，在你入住前可能会对病房做特别准备，比如：用纸或塑料将地板、门把手、电话和其他你能触摸的东西覆盖起来。你走后，这些覆盖物会被当作放射性废物处理掉，将其清除有助于为下一位患者清洁房间，并有助于确保房间中没有放射性。

良好的卫生习惯

良好的卫生习惯有助于确保你的个人物品和房间内的固定装置不被放射性物质污染。经常洗澡和洗漱能减少皮肤污染。厕所是室内最有可能污染的地方，鼓励男士坐着排尿来减少尿液溅出造成的污染。

放射性碘（^{131}I）的安全

现在的出院标准中，美国有的州法规要求，所监管的医院证明患者的朋友和家属从出院患者那里接受的辐射剂量每年不超过50毫西弗（500毫雷姆）。医院会根据患者受到的^{131}I辐射量或接受^{131}I治疗的剂量和患者的实际生活条件与活动，做出更现实的假设，以评估患者是否可以提前出院。

住院的利弊

为判断你是否可以早期出院，医院会让你填写一份问卷。如果你所计划的任何活动是问卷没有涉及的，一定要提请医务人员注意。

尤其要注意的是，^{131}I治疗后24~36小时内，你可能对身边的人造成辐射影响。通常需几天后，你就不会经过呼吸、尿液或汗液排放放射性污染物。治疗后24小时内，尿液、唾液、呼吸和血液中会含有高浓度的放射性碘，可能损伤其他人的甲状腺。患者本人和医务人员都要对发生导致他人摄取放射性碘的事故的可能性及其危害进行评估。住院18小时或更长时间能明显减少他人意外接触你的体液的风险。

早期出院

患者同意治疗后头几天内亲密接触家人或朋友的时间每天不超过3小时，是让NRC许可你早期出院的重要理由。某些情况下，如果患者能够保证与他人隔离，NRC甚至会同意接受数百毫居里放射性物质治疗后的患者立即出院。多数医院会在放射性碘治疗18~30小时后让绝大部分患者出院。但不同的国家有不同的规定。

一些国家和医院鼓励早期出院。治疗后18小时内出院的条件包括：

●第一天几乎完全隔离在家。

●头几天与他人分开吃饭、洗浴和使用厕所设施。

●头几天避免使用公共设施或交通。

●第一天避免1小时以上的私家车旅行或与其他乘客接触。

●患者有照顾自己的能力。

●第一天不需对该患者进行医疗观察。

●头几天绝对不与他人密切接触。

●确信胃内剩余的^{131}I在未来几小时内不会让患者恶心。呕吐会明显污染家里或公共场所，将未受过专业训练的清洁人员置于风险之中。

居家注意事项

对家人和朋友的主要保护是在3~7天内避免与他们近距离接触。有一类患者要特别注意，即处于哺乳期的女性。^{131}I能够通过乳汁进入孩子体内，使他（她）的甲状腺受到辐射的伤害。如果孩子的甲状腺遭受到大剂量辐射，那么将可能必须终生服药以防止精神智力及生理发育受损。

尽管没有证据显示与你近距离接触者受到的辐射确实会造成损伤，但在出院后至少3天（24小时内出院者则为4天）内，采取一定的辐射防护措施理所当然（ALARA规定）。但是，你应该向你的医生或放射科安全人员咨询他们当地的法规。

回家后：

（1）与其他人保持安全距离并尽量避免与他人接触。

●单独睡几晚上。

●几天之内避免接吻和身体接触。

●回家后头几天，与接触时间超过1小时的人要保持3英尺（约0.9米）以上的距离。

●与孕妇和18岁以下者保持至少3英尺（约0.9米）的距离。

（2）3天内尽量减少在公共场所的时间，包括公共交通、剧院和体育赛事。

（3）可与家人一起吃饭，也可以照顾孩子，但尽量减少抱孩子或让他（她）躺在你身边的时间；请勿共享餐具；使用物品后请及时清洗；其他人在使用物品前应先清洗。

（4）不要哺乳，因为这会严重损害婴儿的健康。

（5）几天内要经常洗手，因为汗液含有微量的放射性碘。

（6）3天内单独清洗你的床单和衣服。

（7）3天内使用独立的浴室，如果有可能，每次如厕至少冲洗两次。因为尿液中含有放射性碘。如果没有独立设施，遵循好的卫生习惯对尽量减少辐射也绰绰有余。

其他注意事项

来自人体的少量辐射可能会触发机场、边境口岸和政府机构的辐射监测仪。如果你打算进入这些领域，请咨询你的医生。如果你无法避开这些区域，你的医生可以为你提供医疗证明。

带有尿液、唾液、鼻分泌物、汗液和血液等的废弃物品有严重的污染性，可能会在废物处理场所触发警报。请向你的医生咨询有关如何安全处置这些物品的建议。

这些指导会让其他人受到的辐射远远低于可接受的水平。放射性碘通过身体的生理过程和放射性衰变排出体外，几天后你应该就能够恢复正常活动。同样，请询问你的医生应遵循这些指导多长时间。

第30章

甲状腺激素制剂：类型、剂量和注意事项

James V. Hennessey

甲状腺激素治疗，即口服甲状腺激素，是甲状腺癌术后治疗的一个重要组成部分。甲状腺激素不仅可以维持身体代谢平衡，而且能抑制垂体合成刺激甲状腺癌生长的物质——促甲状腺激素（TSH，见第2章）。这种抑制作用很重要，因为如果血中TSH水平太高，就会刺激残存的甲状腺癌细胞生长。所以，若没有服用足够的甲状腺激素，既无法确保甲状腺癌患者维持正常的代谢功能，也无法通过足量的甲状腺激素抑制癌细胞生长，TSH抑制不足导致的甲减将影响患者的生活质量，增加甲状腺癌复发的风险，并且最重要的是可能缩短预期寿命。

本章将介绍甲状腺激素的类型、维持剂量、起始剂量，以及影响甲状腺激素（T_4和T_3）在肠道的吸收、代谢和（或）清除的因素。

甲状腺素（T_4）和三碘甲腺原氨酸（T_3）的生理学

在第2章和第3章中曾详细描述了T_4和T_3的生理学，这里再简要回顾一下。甲状腺合成激素的主要类型是T_4，也能合成少量T_3。T_3是具有生物活性的甲状腺激素，人体组织内的大部分T_3是由T_4转化而来的。1970年发现，T_4向T_3的转化是人体内自然发生的一个过程，因此美国临床内分泌科医生协会（AACE）和美国甲状腺学会（ATA）等专业组织建议：可单独使用T_4（不联合其他激素）来治疗各种类型的甲状腺功能减退（甲减）。这自然也包括甲状腺癌术后（甲状腺功能减退）的甲状腺激素替代治疗。

甲状腺激素

多年来，数种甲状腺激素制剂被用于临床。

早期的甲状腺激素制剂之一是动物甲状腺干粉片（也叫"干甲片"），其中含有两种甲状腺激素——T_4和T_3。尽管这个产品是天然来源，但它也含有杂质。此外，在过去，干甲片中T_4和T_3的比值在不同批次的产品中不一致，即使在同批次的不同药片间也不相同。造成这些差异的原因包括干粉片的来源（例如牛或猪）、生产提取方法和产品的批次等。目前天然甲状腺激素制剂例如Armour公司生产的甲状腺片，原材料是猪的甲状腺，公司宣传每一批产品中LT_4与LT_3的含量都符合美国药典的纯度标准。

研究表明，人体对动物T_4和T_3的吸收明显不同于对自身合成的T_4和T_3的吸收。T_4在血中的作用持续时间较长，服药后2~6小时缓慢吸收；一天后，血中T_4水平处于正常范围下限。T_3则与T_4不同，它吸收快，作用持续时间短，一天内血中T_3水平波动较大。动物干甲片中T_3含量较大，在服药后数小时内，T_3水平经常远远高于正常范围，而在8~12小时回落到低水平。

由于血中的大部分T_3是由T_4转化而来的，因此治疗甲减和控制甲状腺癌的基本治

疗就是单独应用 T_4。人工合成纯化的左旋甲状腺素（LT_4）几乎取代了动物干甲片制剂和其他 LT_4 及 LT_3 的混合制剂。现已证实，单独服用 LT_4 就可以使原发性甲减和术后甲减患者体内的 LT_3 水平恢复正常。而且据报道，单独服用 LT_4 治疗的患者与没有甲状腺疾病者相比，大多数生活质量相仿。

最近，越来越多的研究再度关注联合服用人工合成的 LT_4 和 LT_3 可能带来的益处，但绝大多数并没能显示出这么做会比单独使用 LT_4 更有助于改善患者的心理状态或整体情绪。

每日剂量

每天用以维持血中正常甲状腺激素水平的 LT_4 剂量取决于多重因素：年龄是一个重要因素，年龄较大时需要的剂量稍小；体重也会影响剂量，但计算临床剂量时只考虑理想体重。特别指出：瘦体重（无脂体重）是 LT_4 每日需要量的最好预测指标，相同无脂体重的胖人或瘦人所需的 LT_4 量是一样的，因为脂肪组织在很大程度上是代谢惰性或者不活跃的。

甲状腺切除术后残存的甲状腺功能很少，LT_4 替代治疗的日剂量通常为每千克体重 $1.6 \sim 1.7$ 微克（μg）。甲状腺全部切除术或放射性碘清甲后，患者没有了甲状腺，所需的 T_4 剂量更大。对疑有癌细胞残余者，LT_4 替代治疗的目标在于将刺激甲状腺细胞生长的TSH抑制于低水平，甚至正常范围以下。为了达到抑制TSH的目的，LT_4 的用量必须稍稍超出身体的基本需要量，以使垂体"停止"生产TSH从而降低血中TSH水平。

甲状腺激素的起始剂量

甲状腺术后或撤药进行放射性碘全身扫描后，甲状腺激素的起始用量可能因人、因具体情况而异。年轻健康的成年人可能直接使用足量 LT_4 替代，而不是由小剂量开始并逐渐加大到抑制TSH水平的目标剂量。没有冠心病（心脏供血不足）的50岁以上者，起始剂量可为每日50微克；如果有冠心病，则起始剂量通常进一步减少到每日12.5~25微克。用 T_4 后注意严密监测运动或休息期间是否发生胸痛（即心绞痛），特别对甲减已经很长时间者更要如此；相对而言，对短期撤药后重新 T_4 治疗或者年轻的以及没有心脏病史的患者监测可不必太过严密。

随后的剂量调整和随访

LT_4 剂量要根据血清TSH水平进行进一步调整。初始用药后、调整剂量或更换 LT_4 制剂后6~8周，应当化验血清TSH。调整剂量时，最开始可以每次调整12.5~25.0微克，在某些特定患者中越接近目标值，调整量相对越小。

口服甲状腺激素后2~6小时，LT_4 水平小幅升高，因此化验 LT_4 水平时，应在口服甲状腺激素前采血，然而，这并不是至关重要的。医生确定 LT_4 用量时，通常更看重血TSH而非 LT_4 水平。注意：当甲状腺激素治疗控制血清TSH水平后，一些甲减症状（如疲乏无力、皮肤改变、暂时性脱发等）仍可能持续存在长达6个月之久，这些主要是之前长期甲减的表现。

接受甲状腺激素治疗的患者如果怀孕，可能需要在妊娠早期增加用药剂量并持续整个妊娠过程。因此，患者一旦确认怀孕就应该立即就诊，以便及时调整药量并且更密切地监测血清TSH水平。

一些影响甲状腺激素吸收或代谢的药物也能造成TSH波动（表30-1），因此需要调整甲状腺激素用量。无论是开始服用一种新的药物或者停止服用这些药物，患者应当告诉医生，以便医生判断是否要监测TSH及增减甲状腺激素用量。

患者年龄增大或用药后体重明显下降时，要考虑减少甲状腺激素用量。尽管老年患者吸收甲状腺素的效率可能较低，但他们与相同体重的年轻人相比，LT$_4$用量常常要减少20%~25%，因为他们的无脂体重相对较低。

合适的 TSH 控制目标

合适的TSH控制目标范围可能很窄，需要精心调整。既要让TSH得到足够的抑制，把甲状腺癌再生长的可能性降到最低；又要避免过量的可能，因为过量能导致骨质流失、心脏病或其他症状，对老年患者更要注意。根据是否还有癌症残留、癌复发的可能性大小以及患者的实际情况，T$_4$和TSH控制目标高度个体化。

不同甲状腺激素药物的一致性

大多数医生强调甲状腺素治疗期间用药的连贯性。选定一个药物后，通常不要随意更改。当今美国市场上有4种

表 30-1　可能减少 T$_4$ 吸收或加速代谢的药物、食品及其他情况

减少吸收
消胆胺、考来替泊
氢氧化铝
硫糖铝
硫酸亚铁
碳酸钙
阳离子交换树脂
高纤维饮食
大豆配方的婴儿食品
成人过量食用大豆
胃酸缺乏（萎缩性胃炎）
质子泵抑制剂或H-2阻断剂
雷洛昔芬
吸收不良综合征（乳糜泻）
空肠-回肠旁路手术
短肠综合征
肝硬化（胆汁性肝硬化）
增加清除或代谢
抗癫痫药（如苯巴比妥、苯妥英钠、卡马西平等）
抗结核药（如利福平）
舍曲林
酪氨酸激酶抑制剂（舒尼替尼、伊马替尼）

品牌的甲状腺素制剂，尽管FDA在审查注册不同品牌的同类药物时，对它们之间的单片剂量和纯度差异有相应规定，但4种品牌的甲状腺素制剂仍然有各自独特的配方，导致它们之间有明显的不同（译者注：国内也有不同品牌的甲状腺素制剂，如优甲乐等）。

A. 商品名

甲状腺素制剂的商品名是独特的，不能互换。基于这个事实，大多数医生推荐患者一旦开始使用某一品牌的甲状腺素，此后就不要轻易改变，以免不同品牌之间的T$_4$含量差异影响治疗。

B. 通用名

多种甲状腺素制剂的通用名可能是一致的，也就是说，如果医生的处方上写的是通用名，患者按此在药店里买到的甲状腺素很可能是与之前不同的品牌制剂。美国FDA要

求，甲状腺素生产厂家应在药品说明书中提醒患者在更换甲状腺素品牌后，监测TSH水平以确保治疗得当。对患者而言，更换药物品牌意味着6周后要复查TSH和T_4，并可能调整甲状腺素治疗用量。因此，更经济的方法就是坚持使用同一品牌的甲状腺素制剂，不要更换。

C. 甲状腺激素的稳定性

我们还应该关注药瓶开启后甲状腺素药物的完整性。药瓶开封后，随着时间推移，多种原因会造成其内所装的甲状腺素片分解，包括光照射、潮湿和温度过高等。药片接触外界环境的时间不宜超过3个月，或者一瓶药最好不要超过100粒。

漏服甲状腺素

只有规律用药才能保证治疗达标。过去，医生曾经认为用药量是影响治疗效果的唯一因素，只要化验结果显示患者没有治疗达标，他们就加大用药剂量，以至于在一些病例中甚至处方了超过0.2毫克/日的甲状腺素。现在医生知道了，除了用药量，是否规律服用甲状腺素也能影响治疗的结果。

1周内漏服1次药物能导致整周全部用药剂量减少14%，因此，大多数医生建议漏服药物要补服，以便保证足量的整周用药。总是记不清吃没吃药的患者可使用专门的药盒（每天要服的药放在一个单独的小格里）。如果还是搞错，有的医生会建议患者每周1次服用整周药量，尽管这么做后总体TSH水平尚可接受，但由于每周1次服药会造成T_4周初时过高而周末时过低，过低的T_4又会升高TSH刺激甲状腺癌细胞生长，所以这种服药方法不适用于甲状腺癌患者。

最后，我们建议保险公司不要将甲减患者的每次取药（甲状腺素）量限制在30天量以下，而应以90天量为上限。因为30天太短，患者需要频繁地到医院开药，而且很容易在药用完时还没取到新药，导致不得不漏服药物。

表30-2 可能升高 T_4 水平的药物或其他情况
妊娠
避孕药
雌激素
肝炎
遗传
胺碘酮

甲状腺素的吸收

甲减患者治疗达标之前，其肠道对甲状腺素的吸收可能有一定问题。某些食物、药物（表30-2）和（或）吸收不良的情况例如乳糜泻或短肠综合征等的情况下，会减少口服药的吸收。服用甲状腺素的最佳方法是：饭前30~60分钟，晨起或睡前（餐后至少3小时）服用（每天固定时间），只用水服。这有助于确保甲状腺素被最好地吸收，发挥最大的功效。尽可能不要将甲状腺素与其他药物一起服用，特别是含有钙和铁的药物。

甲状腺素过度治疗

对甲状腺癌患者进行LT_4治疗的目的之一是抑制TSH分泌，因此用药量往往接近过量。这可能会导致某些患者出现轻微疲劳或睡眠障碍等症状，甚至有的患者会发生心律失常（此类患者常有潜在的心脏疾病）。要注意鉴别引起疲劳的原因到底是甲状腺素用量不足还是轻度过量。可能的话，当然应该避免甲状腺素过度治疗，因为中度以上的甲状腺素过量可导致心血管副作用、骨骼副作用以及引发情绪变化。老年人容易出现心律失常如心房纤颤，绝经后妇女容易骨质流失、骨质疏松和骨折，对他们/她们尤其要注意甲状腺素过量带来的副作用，密切监测血TSH水平、早期发现用药量过大、及时调整甲状腺素剂量十分重要。

小结

在甲状腺手术和（或）放射性碘治疗后，建议进行甲状腺素替代治疗。另外，通过足够的甲状腺素（T_4 和 T_3）将血中 TSH 抑制到较低并且在医生的目标范围内的水平，可减少 TSH 对癌细胞生长的刺激。高品质的甲状腺素产品剂量精确，能达到最佳的治疗效果。坚持使用同一品牌的甲状腺素制剂、按时服药、定期随访化验及酌情调整药物用量，是甲状腺癌治疗的一个重要组成部分。

第31章

甲状腺癌复发风险分层和肿瘤分期的差异

Leonard Wartofsky

由于甲状腺癌最终的生存期（疾病特异性生存期）或死亡率与甲状腺癌的肿瘤分期有直接关系，临床医生在为患者制定最佳治疗方案时需要考虑甲状腺癌的肿瘤分期。虽然肿瘤分期为患者治疗提供了重要信息（见第12章），但是对患者肿瘤分期的风险评估并不是动态变化的。因此，为制定对甲状腺癌持续风险进行分层评估的系统，美国甲状腺学会（ATA）制定了复发风险分层评估系统。该系统根据最初外科手术及术中病理情况将甲状腺癌的复发风险分为：低风险、中风险和高风险。此复发评估风险系统于2009年ATA甲状腺癌管理指南中提出，并且被广泛接受。然而，这种评估方法虽然有效，但是和肿瘤分期的评估相似，仅提供静态的风险评估。2015版ATA指南进一步修订了风险分层，根据患者对长期治疗和管理的情况，制定了动态风险评估。这种实时评估可以反映由于治疗的改善或肿瘤生长或转移恶化等复发风险的动态变化。例如，最初评估为低危复发的患者，随后可能出现肿瘤肺转移。这种病情的变化表明复发风险的改变，提示需要对治疗策略进行进一步调整。同样，初始治疗时被评估为高危复发风险的患者，在随访时生化指标和影像检查未见残余病灶，这类患者可被重新评估为低危患者。患者的预后更依赖于肿瘤的情况及病情的动态变化，而不是仅仅依靠首次的诊断情况。对肿瘤的综合评估可识别出有更高复发风险或持续结构性病变的患者，从而要求进行更密切的监测和尽可能的早期干预。

ATA动态风险分层的概念是基于Memorial Sloan Kettering癌症中心的Tuttle教授团队研究提出的。临床检查、甲状腺球蛋白水平（见第4章）以及影像学结果是决定风险分层的重要参考指标。甲状腺球蛋白水平和治疗的"生化反应"相关，而放射性同位素扫描、超声、磁共振（MRI）或计算机断层扫描（CT）等影像学检查可以发现肿瘤等解剖结构的变化，称之为"结构反应"。当然，这样的异常结构需要组织活检来确认癌症。根据ATA的建议，动态风险分层的主要内容如下：

●反应良好：无临床特征、生化水平或者病灶结构改变的证据。

●生化的不全反应：缺乏局灶性病变的情况下，甲状腺球蛋白水平异常或者抗甲状腺球蛋白抗体水平增加。该参数的有效性要求采用可靠的甲状腺球蛋白测定方法。

●结构的不全反应：持续存在的或新发的局灶性转移或远处转移。

●不确定的反应：不能确定分为良性或恶性的非特异性生化或结构上的改变。这包括没有明确的结构变化的证据，但有甲状腺球蛋白或抗甲状腺球蛋白抗体，水平稳定或下降的患者。

反应良好

无论是临床检查、实验室检查或影像学检查，均没有残余病灶证据存在的患者归为反应良好这一类。因此，体格检查呈阴性，放射性扫描未显示异常同位素摄取，颈部超声或胸部CT呈阴性，在肿瘤标志物甲状腺球蛋白的实验室检测方面，对结果的解释根据受试者初始治疗情况以及甲状腺球蛋白的测量是在TSH抑制状态下或TSH刺激（如Thyrogen®）后进行的而有所不同。例如，在进行甲状腺全切除术后并予以^{131}I清甲治疗的患者中，在接受Thyrogen®刺激后，Tg的良好反应是甲状腺球蛋白水平低于1纳克/毫升。反应良好是指服用左旋甲状腺素进行TSH抑制治疗的患者，甲状腺球蛋白水平低到无法检测或不能测量（无抗甲状腺球蛋白抗体干扰，见第4章）。甲状腺球蛋白测量最低的范围取决于测量方法的灵敏度。

这种动态风险评估方法的有效性和实用性在ATA指南发布之前和之后的两项主要研究中得到了证实。经验表明，根据上述定义被认为对治疗有良好反应的患者，随后仍可能会出现复发，但在10年的随访中，仅有1%~4%的极小的复发率。最值得注意的是，大多数原本被评估为高复发风险的患者，在重新划分为良好反应组后，这些患者没有再出现复发。当以TSH抑制状态的甲状腺球蛋白为基础来判断是否出现了良好反应时，结果各不相同，低危患者的复发率为0，中危患者的复发率为1%，高危患者的复发率为2.7%。其他研究报告显示，在使用检测甲状腺球蛋白水平低于0.2纳克/毫升或0.1纳克/毫升的检测方法时，根据甲状腺球蛋白水平被认为有良好的反应中，4%的患者有复发的可能。

经初步临床分期和治疗管理后，可在诊断或术后1~2个月内尽早进行后续复发风险的评估，对于被评估为低危风险组和一些不确定的中危风险组更应该考虑尽早开始评估。一旦分层评估完成后，可以适当减少对极低的复发率的低危组减少血清学和影像学随访的频率和强度。

生化的不完全反应

这一类型是指在缺乏结构性病变的情况下发现甲状腺球蛋白水平升高或抗甲状腺球蛋白抗体水平升高，这一现象在10%~15%低危患者和约20%中危或高危患者中出现。甲状腺球蛋白水平异常可能是在甲状腺素抑制或TSH刺激后出现的。甲状腺球蛋白的水平与患者目前体内的TSH水平及甲状腺全切除术后是否进行^{131}I治疗直接相关，因而甲状腺球蛋白水平的阈值各不相同并且具有主观性。将上述因素纳入考虑以及在甲状腺全切除术后和^{131}I治疗后，在TSH抑制情况下甲状腺球蛋白大于1.0纳克/毫升，通常认为是异常，而在TSH刺激情况下甲状腺球蛋白水平大于5纳克/毫升，认为是异常。

然而，即使有甲状腺球蛋白水平的持续偏高状态，仍有治愈的希望。既往系列研究的生化不完全反应患者中，经过10年的随访，约60%的患者没有复发的证据；20%~25%的患者无结构性改变，但仍有有异常甲状腺球蛋白水平；而仅有约15%的患者有疾病残存的证据。值得注意的是，即使没有额外的干预措施（如^{131}I治疗），甲状腺球蛋白水平也常常随时间而下降。

结构的不完全反应

发现结构性病变意味着肿瘤存在局部、区域或远处转移，这些病灶可以通过放射性碘扫描、超声、MRI、CT扫描或^{18}氟脱氧葡萄糖（FDG）正电子发射断层扫描（PET）发现（见第22和第23章）。可以通过病灶的部位、影像学特征或活检来确定可疑部位是否是癌症。既往多项研究显示，低危患者2%~5%，中危患者20%~25%，高危患者高达75%在随访过程中呈疾病持续存在状态。对于出现结构不完全反应的患者，医生应对该患者进行额外的治疗，通常指额外的手术治疗，而这些患者经再治疗后通常可以得到缓解并且转为"良好反应"。否则，这种结构性病变将持续存在，可能出现肿瘤增长或扩散。虽然因甲状腺疾病死亡的患者是极其罕见的，但在结构不完全反应的患者中的死亡并不少见。数据显示，在15年的随访中，存在局部、区域病变患者的死亡率为11%，出现远处转移的患者的死亡率为57%。上述这些数据提示需要对结构不完全反应的患者进行积极的管理和治疗。

不确定的反应

即使完善了所有的血液学诊断及所有的成像方法检测，有时我们仍然无法确定是否存在残余或复发的癌症。这种情形即为不确定的反应，10%~30%的低危风险和8%~23%的中危风险患者中存在这样的情况，但高危风险患者很少出现。如果是依赖于甲状腺球蛋白水平进行的诊断，可能由于高水平的抗甲状腺球蛋白抗体妨碍甲状腺球蛋白测量的准确性。同样，放射性同位素扫描可能是无效的，特别是对于失去摄碘功能的肿瘤。由于缺乏特征性的发现，上述不确定性意味着医生需要对患者进行持续监测和随访，根据检查的结果，监测到可能的病变。如果在随访期间对一个不确定的结节或肿块进行了活检，并且结果显示为恶性，那么将重新归为"结构不完全反应"的一类，同时需要考虑进一步的治疗。同样地，随着时间的推移如果患者血清甲状腺球蛋白水平升高，那么将从不确定反应重新归为"生化不完全反应"。在大多数患者中，如果没有复发证据出现，治疗反应的不确定性在一段时间内将保持不变。

总之，肿瘤分期与复发风险的分层具有很大的不同。肿瘤分期是在患者治疗的早期对某一时间点的病情进行的评估和静态判定。动态风险评估可以被认为是一种持续再分期的形式，但它的含义远远不止于此。这种管理途径是治疗干预措施是否基于个体化的动态风险评估。额外的研究或管理手段的强度和范围是基于复发风险的分层进行定制、改变和判定的。肿瘤分期帮助医生制定最初的管理方案，但持续的动态复发风险评估将随着病情变化不断改变。

第 32 章

血清甲状腺球蛋白升高但放射性碘扫描阴性的患者

Leonard Wartofsky

医生以血清甲状腺球蛋白（Tg）作为评价甲状腺癌是否有残留或复发的指标，也就是说，血清Tg是甲状腺癌的"肿瘤标志物"，这在第4章中已有详细的介绍。正常甲状腺细胞和甲状腺癌细胞都能合成Tg并将其释放入血，当切除甲状腺并行[131]I清除残余甲状腺（清甲）之后，因为所有的甲状腺细胞都被消灭，所以血清Tg水平应该接近于零，或是低于检测下限值（通常为＜0.5纳克/毫升、＜0.2纳克/毫升或＜0.1纳克/毫升）。如果仍能检测到血清Tg，往往意味着体内还有残存或复发、转移的甲状腺癌细胞，这时医生将通过多种影像学检查，定位产生Tg的源头。传统上首先要进行[123]I或[131]I扫描成像。正常甲状腺细胞和大多数分化型甲状腺癌（如乳头状和滤泡状甲状腺癌）细胞能够摄取放射性碘，利用特殊的照相机就可以探测到，在所成图像中显示出摄碘的区域（见第19章和第20章）。甲状腺切除并[131]I治疗之后，不再有正常的甲状腺细胞，因此扫描检测到的任何摄碘区域都是残留的或复发的甲状腺癌细胞。

困境

甲状腺癌的诊疗困境之一是：患者有明确的血清Tg水平升高，提示体内仍有甲状腺癌细胞，但在放射性碘诊断扫描中没有显示任何摄碘区域。这样的情况也被称为"Tg阳性但扫描阴性"。

出现 Tg 阳性但扫描阴性的原因

出现Tg阳性但扫描阴性时，医生通常要找出原因。医生首先会确定是否其中一个结果是错误的。因此，需要排除血清Tg假阳性或扫描假阴性的可能性。

血清Tg水平假性升高是指实际上血清Tg阴性或低于检测低限值，但由于血中的一些干扰物质，造成化验结果升高。但可能是Tg抗体干扰的结果。医生会查看化验结果，确定是否检测了Tg抗体、抗体结果是否为阴性；也可能会复查血清Tg和Tg抗体，确保实验室没有出错。重复检测可以在同一个实验室进行或者最好送到另外一个实验室进行第二次检测。

与血清Tg假阳性相比，更可能出现的是放射性碘扫描假阴性，即虽有癌细胞存在，但是扫描没有显示出摄碘区域。扫描假阴性的出现基于以下几个原因之一：第一，血TSH（见第3章）水平没有充分升高，对甲状腺癌细胞摄取碘的刺激作用不够；又由于血液中的非放射性碘太多，妨碍了癌细胞对放射性碘的摄取。为了减少非放射性碘的干扰，大多数医疗机构提倡在进行放射性碘扫描前坚持低碘饮食2～4周。不过，非放射性碘干扰造成的扫描假阴性应该并不常见，因为即使在平均碘量的常规饮食下，放射性碘扫描也应该能使肿瘤成像。但大量摄入非放射性碘，如CT检查中用了含碘增强造影剂，就确实能干扰甲状腺癌细胞对放射性碘的摄取。通过测定血碘和尿碘水平，可以分析是否确实是碘干扰造成了扫描的假阴性。如果证明是这个原因，患者要严格低碘饮食6~8周，然后重新进行放射性碘扫描。明智的做法是在再次扫描前，复查血碘和尿碘，确认过量的碘已经排出。第二，造成扫描假阴性的另一个原因可能是因为肿瘤不够大，相机没有"看见"。癌细胞可能有生成和释放Tg的功能，也能摄取放射性碘，但是因为它们没有聚成足够大的肿块，所以在扫描中没有显像。这样的患者即便扫描阴性，也可能从^{131}I治疗中获益（见下文）。第三，残留的甲状腺癌细胞失分化，丧失了摄取放射性碘的功能。这是一个常见的令人头痛的原因。"分化"意味着甲状腺癌细胞在功能上接近于正常甲状腺细胞，能从血液中摄取碘，也能生成Tg。与"失分化"不同，"分化"是正常甲状腺细胞的正常状态，但恶性度较低的甲状腺癌也具备"分化"特性。癌细胞也可能会丧失这些分化特性，转变为"失分化"或"未分化"状态。对Tg阳性但扫描阴性的患者，要考虑其肿瘤细胞已经失分化的可能。这些失分化的癌细胞不能摄取放射性碘，但仍能生成Tg。比这更糟糕的情况是肿瘤彻底失分化，不仅丧失摄碘能力，也丧失生成Tg的能力，这样的肿瘤细胞更具原始性、侵袭性，而且难以发现和定位，除非采用其他一些影像学检查手段。

Tg阳性但扫描阴性的患者的处理

A. 影像学检查

采用哪些影像学检查取决于甲状腺癌的类型。例如乳头状甲状腺癌的常见扩散或转移部位是颈部，对乳头状甲状腺癌患者而言首先进行颈部影像学检查，颈部最有意义的检查首选超声，其次是磁共振（MR）。

目前在Tg阳性但扫描阴性的患者中应用最广的替代扫描技术也许是^{18}氟脱氧葡萄糖–PET扫描（^{18}FDG–PET）（见第23章），这项检查的原理在于癌细胞与正常细胞相比，利用葡萄糖或糖的能力更强。遗憾的是，同位素非常昂贵，因此这项检查非常昂贵，许多保险公司会对患者做此项检查的必要性产生异议。通常，肿瘤分化程度越低，^{18}FDG–PET扫描越容易得到阳性结果，因此，它可能显示一些丧失摄碘能力的失分化肿瘤。^{18}FDG–PET扫描的另一个优点是不受非放射性碘的干扰，并且能与高分辨率增强CT扫描（使用含碘增强造影剂）联合进行。但即便如此，一般情况下医生还是宁愿不使用含碘造影剂，因为它会推迟接下来可能需要实施的^{131}I治疗。通过^{18}FDG–PET扫描，60%~80%的Tg阳性但扫描阴性者可以找到引起Tg升高的病灶。需要注意的是，^{18}FDG–PET扫描可能出现假阳性结果，因为一些炎症病变也可能摄取^{18}FDG。另外，虽然^{18}FDG–PET扫描与放射性碘扫描原理不同，但在促甲状腺激素（TSH）刺激下（停用甲状腺激素或使用重组人TSH）（见第18章），其成像效果也能得到改善，因此，不少医疗机构在进行PET扫描前，建议患者注射两天重组人TSH。

当放射性碘扫描以及^{18}FDG–PET扫描结果阴性时，另一种方法是使用其他放射性同位素，这种同位素可以显示甲状腺癌，但是通过与碘捕获或葡萄糖摄取机制不同的机制被甲状腺癌细胞摄取。包括放射性同位素^{201}氯化铊（^{201}Tl）以及甲氧异腈^{99m}锝（^{99m}Tc–MIBI）（见第22章），^{18}FDG–PET扫描与放射性碘扫描阴性的患者中，有10%~15%的患者通过这种检查可以确定甲状腺癌的部位。这种检查方法的优势是患者不需要为了进行此项检查停止甲状腺素替代或抑制治疗。

其他的影像学检查例如脑部MR或骨骼扫描也可以考虑进行。

B. 细针穿刺与外科手术

寻找Tg阳性但扫描阴性者的病灶位置，最终目的是为了制定合适的治疗方案。比如说，如果想手术治疗，确定病灶位置就非常重要。因为乳头状甲状腺癌最常发生颈部淋巴结转移，所以对Tg阳性但扫描阴性的乳头状甲状腺癌患者，许多医生首选仔细的颈部超声检查。发现任何可疑淋巴结后，接下来就在超声引导下进行细针穿刺，目的是确认肿大的淋巴结中确实有癌症病灶。一旦穿刺后的细胞学检查提示肿瘤阳性，就会进行外科手术治疗，清除所有可疑的淋巴结。临床观察发现，手术之后患者预后良好。

C. ^{131}I "盲治"

"盲治"指的是即使扫描阴性，仍给予^{131}I治疗。许多甲状腺癌专家对"盲治"的疗效存在分歧。一些认为"盲治"有效的研究表明，治疗后血清Tg水平下降，甚至一些研究者报道，有多达66%的患者^{131}I治疗5～10天后的扫描上发现了放射性碘摄取区域。但是，没有哪个研究能说明"盲治"在减少肿瘤负担或增加生存率方面对患者有益处。另外，即便患者能够受益，但大剂量^{131}I治疗的副作用风险可能会超过治疗带来的益处（见第27章）。"盲治"时，医生会给予100毫居里（3.7千兆贝克）的经验剂量，或根据剂量计算的结果，使用100～800毫居里（3.7～29.6千兆贝克）不等的剂量（见第21章）。目前尚无数据显示"盲治"能明显改善患者的病程或实际生存率。

D. 其他治疗方法

当体内的癌细胞不再吸收放射性碘，而且又无法手术时，可尝试其他治疗方法根除残余肿瘤，包括乙醇消融、射频消融，或局部外放疗治疗。治疗方案需要根据患者的甲状腺癌分型和病灶部位量身定制。CT、MR、超声和（或）^{18}FDG-PET扫描等检查有助于定位病灶和评估病情，最终治疗方案有赖于这些影像学检查的结果。

E. 随访

但是，还有不少患者即使用了各种检查手段，仍然无法确定肿瘤的位置。对这些病例，医生会严密监测，定期复查影像学，希望"隐藏的"肿瘤有一天能显现出来，并且通过治疗病情能得到缓解。在这个时期中，患者不得不面对体内某处仍有癌细胞的可能性，以及未来结果的不确定性。

我们希望在不久的将来，会出现新的、更有效的方法，对Tg阳性但扫描阴性的患者进行诊治。目前正在进行并显示出良好前景的一种药物可以使失去吸收放射性碘的甲状腺癌细胞恢复对放射性碘的摄取（见第33章）。另一个研究领域是碘的另一种同位素^{124}I，初步研究显示，相对于标准碘同位素^{131}I以及^{123}I，^{124}I对甲状腺癌细胞有更好的检测能力（见第23章）。

放射性碘治疗甲状腺癌获益最大化的新方法

James A. Fagin，Alan L. Ho

　　甲状腺是一种高度分化的器官，主要功能为产生甲状腺素（T_4）和三碘甲腺原氨酸（T_3）（见第 2 章和第 3 章）。碘是 T_4 和 T_3 的基本成分，T_4 含有 4 个碘，T_3 含有 3 个碘。甲状腺的基本功能单位是甲状腺滤泡，它是由单层甲状腺细胞形成的球形体，其腔内含有用于存储甲状腺激素的甲状腺球蛋白（见第 4 章）。碘是一种微量元素，在环境中含量相对较低。甲状腺滤泡细胞通过其基底膜上的转运蛋白——钠碘转运体（Sodium Iodide Symporter，NIS）摄取血液中的碘。碘一旦进入甲状腺细胞，立即被运输到滤泡内腔，通过多种酶的作用，与甲状腺球蛋白结合。随后甲状腺球蛋白的分解产物用于合成 T_4 和 T_3，然后被分泌到血液中，随血液作用于几乎每个组织和器官。

　　乳头状甲状腺癌是甲状腺癌中最常见的类型，约占所有甲状腺癌的85%。在显微镜下它们与正常甲状腺细胞具有某些共同的特征，因此被称为"分化型甲状腺癌"。滤泡状甲状腺癌也属于分化型甲状腺癌，但是相对乳头状甲状腺癌并不常见。大部分分化型甲状腺癌细胞保留了部分正常甲状腺细胞的功能，包括吸碘能力，利用这一点，临床上使用放射性碘（^{131}I）对甲状腺癌患者进行治疗，甲状腺癌细胞摄取的放射性碘达到一定的辐射剂量时，可以破坏癌细胞从而达到治疗甲状腺癌的目的。这种治疗方法主要用于患者存在手术未完全切除病灶、术后复发或有转移灶等高风险的情况时。除甲状腺细胞外，其他细胞几乎不能转运和摄取碘化物。放射性碘主要靶向目标是甲状腺和其他很少的组织，因此这种治疗方法有良好的耐受性。但是，碘也可以被唾液腺、泪腺、胃壁和哺乳期乳腺细胞摄取，当大量使用^{131}I时，可能会导致唾液腺肿大，长期使用会导致口腔干燥、泪管阻塞和患眼流泪。

　　甲状腺癌的发生通常与出现非正常基因改变相关，首先在单个细胞中发生基因突变，这种突变赋予细胞生长优势，导致克隆扩增和肿瘤形成。我们现在对引起各种类型甲状腺癌的基因缺陷有了更详细的了解（见第9章）。这些突变主要针对编码蛋白质的基因，这些蛋白质通过丝裂原活化蛋白激酶（Mitogen-activated Protein Kinase，MAPK）通路传递细胞信号。这些癌基因包括：*BRAF*、*NRAS*、*HRAS*、*RET*和*NTRK*，其中*BRAF*在甲状腺癌中最常见。这些突变均能活化MAPK通路，促使细胞生长，并且使甲状腺细胞中碘摄取和存储蛋白的生成减少。这阐明了为什么很多甲状腺癌患者实施^{131}I治疗无效或不敏感。

　　有一些小分子药物可以选择性阻断MAPK通路，它们曾在*BRAF*突变的甲状腺癌基因工程小鼠模型中进行了测试。对荷瘤小鼠使用RAF或MEK抑制剂治疗后，发现甲状腺癌细胞对碘的摄取功能明显恢复，并且提高了肿瘤对^{131}I治疗的反应。对MEK抑制剂——司美替尼在转移性甲状腺癌患者中进行了初步的临床实验，这些患者以前对常规^{131}I治疗无反应。这项试验结果表明，使用抑制剂预处理后，再进行^{131}I治疗，可以恢复肿瘤细胞的碘摄取功能，降低癌症转移风险。司美替尼对*RAS*基因突变的肿瘤患者治疗效果极好，尽管它对于*BRAF*突变的肿瘤并非特别有效，但这一令人振奋的结果也促成了一项大型3期临床试验的进行，在高复发风险的甲状腺癌切除术的患者中，进行^{131}I联合司美替尼或安慰剂进行治疗。不幸的是，在该批患者中未能显现出司美替尼的疗效。最新研究表明，与癌变基因相匹配的特异性药物可以有效地阻断MAPK信号通路，从而可以最大限度地提高^{131}I治疗甲状腺癌患者疗效。目前，一些具有相似再分化作用的药物也相继投入临床试验中，包括维莫非尼、达拉非尼和曲美替尼等。目前和未来，探索药物联合^{131}I治疗的最佳方法用以改善甲状腺癌患者预后的研究将是至关重要的。

第 34 章

甲状腺再次手术

Nancy Carroll

再次手术的适应证

大多数甲状腺癌患者只需要一次手术，但有两类患者会得益于再次手术。

第一类患者：在首次手术中切除甲状腺的范围不够，剩余的组织可能是正常甲状腺组织和（或）甲状腺癌组织。尤其是首次术后病理检查提示需要再次手术。

第二类患者：首次手术很好，但术后癌症复发。这一般出现在首次手术数年之后，最常见的复发位置是甲状腺床或颈前淋巴结内。复发可能通过体格检查、超声、CT扫描、MR成像（见第22章）或PET成像（见第23章）等手段发现。医生经常采用细针穿刺（见第8章）来确定淋巴结中是否有复发的肿瘤。复发后不是必须再次手术治疗，一些淋巴结微小转移的患者可以定期观察，还有一些肿瘤复发的患者可以接受非手术治疗。

再次手术的风险

初次手术造成的颈部瘢痕、局部组织纤维化以及正常解剖结构的改变，会导致再次手术的风险。再次甲状腺手术的风险大小取决于手术方式，比如，如果首次手术只切除了部分甲状腺［如一侧腺叶和（或）峡部，见第11章］，之后几周内再次手术切除另一侧甲状腺腺叶（如甲状腺完全切除），那么这种再次手术的风险较低，因为两次手术的目标区域不同。同样，如果进行了甲状腺全切及淋巴结清扫（例如中央淋巴结），随后在颈部侧面发现肿瘤（例如颈静脉淋巴结），那么在颈部侧面再次手术的风险也不高，因为之前的手术没有触及该区域。

如果要在既往手术的区域进行再次手术，那么手术并发率的发生风险增高，原因在于以前手术形成的瘢痕和粘连使解剖结构改变，难以找到喉返神经和甲状旁腺，损伤这些结构的风险加大。早先的调查显示这样的再次手术并发症发生率很高，但近年来的研究发现发生率较从前有所降低，如果由有经验的外科医生进行手术，术后永久喉返神经损伤和永久低钙的发生率分别为1%~2%和4%左右。暂时的声音嘶哑和短期低钙血症是比较常见的术后并发症。另外，首次手术形成的瘢痕组织也可能增加再次手术中出血的风险。

鉴于再次手术的难度较大，患者在术前应该询问其外科医生有多少甲状腺再次手术的经验。

再次手术的先进技术

外科医生会使用几种技术以便于在初次手术留下的瘢痕组织中找到残余的肿瘤组织。首先，可以在术前把放射性同位素标记的蛋白质在超声引导下注射到残余肿瘤中，然后在手术室中使用辐射探针来帮助找到肿瘤。类似地，可以在手术前口服放射性碘，在手术室中使用放射线检测来定位肿瘤。另外，还可以在手术前在超声引导下对残余肿瘤注射染料（类似于文身），以使得在手术时更容易找到肿瘤组织。但是请注意，尽管采用了这些技术，仍有一小部分患者的术中病理找不到肿瘤组织。

喉返神经的位置与甲状腺相邻，对于声带功能有重要作用。喉返神经监测仪是一种能在手术过程中帮助辨认喉返神经的装置，但没有研究明确表明使用此装置会降低神经损伤率，所以它的应用价值在甲状腺外科领域还是个有争议的话题。有的外科医生常规使用这一装置，而有的从来不用，还有些医生仅在神经损伤风险增加的时候（如再次手术时）使用。

再次手术的结果

甲状腺癌再次手术的患者通常是在影像学检查如CT、MRI或超声中发现了肿瘤复发。对于大多数再次手术的患者，术后复查影像学就不会再看到肿瘤了。

如第4章所述，血液中甲状腺球蛋白（Tg）的水平可作为甲状腺癌残留或复发的标志物。分化型甲状腺癌患者再次手术可能正是由于发现了甲状腺球蛋白水平升高，再次手术后，甲状腺球蛋白应该降低到测不出的水平。但是最近的研究发现，大多数患者再次手术后，甲状腺球蛋白并没有降低到测不出的水平，但患者仍会受益于再次手术。

再次手术的注意事项

甲状腺再次手术过程通常与第一次手术相似，但有以下的几点不同。

（1）术前评估：要做声带检查，确保没有声带功能障碍。这项检查在首次甲状腺手术前可能不需要做，但再次手术前通常必须要做。声带检查时，用小的检查镜经鼻或口插入到喉部，一般不会引起疼痛，但会感觉有点儿不舒服。

（2）手术当日：如果医生使用前面提到的肿瘤定位技术，可能会让你在手术前先去核医学科注射或口服药物，以助于术中找到肿瘤。

首次甲状腺手术时，有时会选用局部麻醉。但再次手术时基本上都会使用全身麻醉。

通常由首次术后的瘢痕部位切开，因此大多数患者再次手术后也不会形成更多的瘢痕。但有时再次手术需要延长切口。患者可以在术前向外科医生咨询手术切口问题。

再次手术往往比首次手术的时间长，可以在再次手术术前咨询外科医生可能的手术时间，不过很多时候医生也难以在术前做出预测。有的医生会允许患者手术当天就出院，但也有些医生要求患者在医院过夜观察病情。

（3）术后恢复：术后指导和恢复时间与首次手术相似。

小结

对需要补充切除甲状腺以及癌症复发的患者来说，再次手术是一个重要的治疗方案。在经验丰富的专业外科医生手中，再次手术的风险通常是可以接受的。当然，每个患者有每个患者特殊的情况，建议患者在术前向医生咨询，与他们讨论具体的治疗方案和手术风险。

第35章

甲状腺癌与骨转移

Jason Wexler

"转移"或"转移癌"是指癌症从原发部位播散到身体的其他部位。癌细胞"逃脱"了原发部位，例如甲状腺癌，通过淋巴系统或血液扩散到身体的其他部位（例如肺脏、脑部和骨）。癌细胞在这些新地方，最终生长成为医学影像检查可以发现的肿瘤。甲状腺癌可能转移到的部位之一是骨。尽管转移形成的肿瘤在骨里，但仍按照癌症原发的器官命名，因此当甲状腺癌转移到骨时，不叫骨癌，而叫转移到骨中的甲状腺癌。

本章介绍甲状腺癌骨转移的主要特点，包括发生率、发生部位、诊断、治疗和预后。

发生率

正如前几章所讨论的，甲状腺癌最常见的两种类型是乳头状癌与滤泡状癌。骨转移是甲状腺癌患者并不常见的远处转移，尤其是乳头状甲状腺癌患者，这些患者中仅有2%左右发生骨转移，然而滤泡型甲状腺癌患者中多达20%可以发生骨转移。骨转移更多见于甲状腺髓样癌和未分化型甲状腺癌患者中，庆幸的是，这些甲状腺癌是非常罕见的类型（见第40章和第41章）。

发生部位

甲状腺癌骨转移最常见的部位是脊柱，当然也可发生在肋骨、颅骨、四肢骨、髋骨。

诊断

甲状腺癌以骨转移作为首发表现的并不常见，大多数情况下，骨转移是在甲状腺癌确诊后的检查中被发现的。

诊断甲状腺癌骨转移的检查包括：放射性碘全身扫描（见第19章和第20章）、X线、计算机断层扫描（CT扫描）、磁共振成像（MR成像）、骨扫描和PET扫描（见第22章和第23章）。CT扫描和MR成像是评估骨转移解剖结构、位置及程度的两项最佳的影像学检查。PET和全身成像能够很好显示骨转移的存在，但是它们并不能提供更详细的解剖结构。不过，上述检查中没有一项是十全十美的，通常需要联合其中的几项来确诊是否存在骨转移。医生会结合患者的实际情况，决定哪种影像学检查是最佳选择。

治疗

甲状腺癌骨转移有多种可用的治疗方案，包括[131]I治疗、外科手术、外放射治疗、射频消融、冷冻治疗、动脉栓塞、化疗、分子靶向治疗和双膦酸盐等，选择哪个方案取决于原发癌症的类型。目前还在研究新的治疗方法。遗憾的是，几乎没有研究对上述治疗方法进行比较，因为这样的研究很难操作。医生会向患者建议他或她认为最合适的治疗或将患者介绍给这些不同治疗方法的专家。

^{131}I治疗曾在第24章和第25章中有所介绍，经常被用于治疗骨转移。在治疗前或治疗后的放射性碘扫描检查中确定骨转移部位是否有放射性碘摄取（见第19章和第20章），将有助于预测骨转移对^{131}I治疗的反应。

多数情况下，^{131}I是治疗骨转移的首选，但这并非绝对。在美国甲状腺学会更新版的《成人甲状腺结节和分化型甲状腺癌诊疗指南》中指出，根据骨转移的数量和部位，首选治疗也可能是外科手术、外放射治疗、射频消融或者上述某种治疗联合放射性碘。对于那些对^{131}I治疗没有反应的肿瘤患者来说，可采用分子靶向治疗与其他治疗骨转移的治疗方法联合使用治疗骨转移。

向骨科肿瘤医生进行咨询并进行外科手术是去除骨转移和（或）帮助承重骨不发生断裂的一个重要治疗方案。

发生骨转移后，患者会感到疼痛、功能受限并有骨折风险。外放射治疗（见第36章）对快速治疗一个或多个部位的骨转移很有价值。近年发展起来的体积调强电弧疗法（Cyberknife、VMAT和IMRT）调强放射治疗能使外照射更多地集中到骨肿瘤部位，而使周围组织的辐射最小化。外放射治疗（EBRT）通常用于有限部位骨转移，如果出现广泛骨转移，它通常与^{131}I联合应用。当联合使用时，^{131}I通常（但并不总是）在外放射治疗之前使用，以确保肿瘤部位能够在接收外放射治疗之前吸收放射性碘。

其他治疗方案如射频消融（见第37章）、Cyberknife或动脉栓塞可能对某些骨转移病灶有效，需要由专门的医生进行操作。

化疗可用于治疗骨转移，但效果没有放射治疗好（见第39章）。分子靶向治疗是使用新的方法来针对特定的信号通路，这些信号通路在癌细胞中被改变从而杀死、缩小或阻断癌细胞的生长。靶向治疗逐渐成为那些不能接受放射性碘治疗的、进展性的、有症状甲状腺癌的标准治疗方法。

双膦酸盐是一类可以用来治疗骨转移的药物。而这类药物是常规用于治疗骨质疏松的药物。这些药物能够阻止癌症在其他的骨中形成肿瘤，并能减少骨溶解使之不易发生骨折。双膦酸盐例如唑来膦酸，已被用于治疗多种癌症如乳腺癌、前列腺癌和多发性骨髓瘤造成的骨转移。对这些患者的研究表明，静脉注射双膦酸盐治疗能减少疼痛以及降低骨转移发展和骨折发生的概率，因此减少了外科手术或放射治疗骨转移相关疾病（骨转移相关骨痂）的数量。这类药物最佳给药方案尚不明确，但对于甲状腺癌患者，最严重患者可以每月静脉注射唑来膦酸一次，病情比较稳定的患者可以每年注射1~2次。

另一种用于治疗骨转移的药物是地诺单抗（denosumab）。这类药物与双膦酸盐作用机制不同，但是最终能减少骨转移引起的骨骼相关事件，例如骨转移引起的骨折。地诺单抗给药方式是皮下注射，最佳给药方案目前尚不清楚，但是由于其有效作用时间短，给药间隔时间不应该少于每6个月1次。

预后

甲状腺癌骨转移患者的预后取决于很多因素，个体差异很大。影响预后的因素包括：甲状腺癌的类型、患者年龄、骨转移部位、转移灶数量、转移灶是否能摄取^{131}I以及转移灶对各种治疗的反应情况。如果：①是乳头状或滤泡状甲状腺癌，而不是甲状腺髓样癌或未分化型甲状腺癌。②比较年轻。③骨转移灶只有几个。④治疗能减轻病灶，则预后相对较好。

尽管文献提示发生骨转移后，患者的整体预后较差，但近年来由于本章节中提到的一些治疗方法的进步，骨转移患者的预后已经有很大改善。

小结

本章介绍了甲状腺癌骨转移的主要特点，包括发生率、发生部位、诊断、治疗和预后。尽管骨转移是比较严重的疾病，但目前已有多种治疗方法能够缓解症状、改善预后。对甲状腺癌骨转移患者，最好是由多个学科的、具有丰富骨转移治疗经验的医生共同为其提供医疗服务，涉及的学科包括内分泌科、核医学科、肿瘤学科、放射科、骨科等。

第36章

体外放射治疗

James D. Brierley，Angela Cashen

本章的内容包括：①什么叫体外放射治疗。②放射治疗的原理。③体外放射治疗的目的。④什么是放射治疗处方。⑤放射治疗包括哪些环节。⑥治疗的适应证。⑦体外放射治疗的副作用。

I．什么叫体外放射治疗？

体外放射治疗是一种利用射线治疗恶性肿瘤的技术。甲状腺癌的放射治疗有两种类型：一是体外放射治疗，通常缩写成XRT（或EBRT）；二是体内放射治疗，即放射性碘治疗。体外放射治疗的得名，源于治疗所用的放射线是由身体以外（体外）的机器所产生的。最常用的产生放射线的机器称为直线加速器（图36-1）。直线加速器用微波加速电子，然后这些电子击中靶位并产生X射线或者光子，之后X射线直接进入体内，瞄准肿瘤病灶部位发挥作用。有时候，用于放射治疗的不是X射线，而是电子本身。这些电子产生的能量比放射性碘（^{131}I）衰变产生的能量高得多，所以放射治疗的机器可以与治疗区域间隔一段距离。

钴治疗机是直线加速器的替代品之一，这种机器在北美很少使用。这种机器含有放射性钴（^{60}Co），当^{60}Co衰变时，产生高能量的γ射线，可用于放射治疗。这种γ射线的能量也大大高于^{131}I衰变产生的能量。尽管X射线和γ射线的名称不同、产生方式不同（X射线由电子击中靶位产生，而γ射线是由放射性物质例如^{60}Co和^{131}I衰变产生的），但二者的作用途径一致。在一些治疗中心还可以进行质子疗法，质子疗法是一种粒子治疗，质子被加速到高速，产生用于治疗的光束。这种射线不同于X射线和γ射线，它可以在特定的情况下保护肿瘤以外的重要组织。然而它很少用于治疗甲状腺癌。

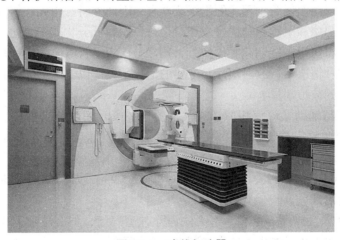

图36-1 直线加速器

Ⅱ. 放射治疗的原理

与服入体内的^{131}I不同，体外放射治疗（XRT）针对的是身体的某片区域，在甲状腺癌中，这片区域通常指的是颈部。XRT的原理就像任何其他类型的放射治疗一样——XRT产生的射线损毁细胞的DNA，导致细胞分裂或复制时死亡。放射线对正常细胞和癌细胞都有作用，但因为癌细胞通常比正常细胞分裂得更频繁，所以癌细胞比正常细胞更容易被放射线损伤。此外，正常细胞修复放射损伤的能力强于癌细胞，而且照射区域外的正常细胞能够进入照射区域内，替代那些受损的正常细胞，因此放射治疗对癌细胞造成的损伤多于正常细胞。

Ⅲ. 体外放射治疗（XRT）的目的

XRT有3个不同的目的：辅助性放射治疗、根治性放射治疗和姑息性放射治疗。

辅助性放射治疗

辅助性放射治疗（放射）是指在主要治疗手段之外辅以放射治疗。对所有类型的甲状腺癌来说最主要的治疗手段都是外科手术。前面的章节曾经介绍过，分化型甲状腺癌（包括乳头状甲状腺癌或滤泡状甲状腺癌）患者常常需要在手术之后用放射性碘清除残余甲状腺（清甲），这种清甲治疗即是外科手术的辅助治疗手段。首次放射性碘清甲后，很少再用XRT作辅助性放疗。但如果医生认为患者甲状腺癌复发的风险很高，那么清甲后可能还会推荐以XRT作为辅助治疗。因为放射性碘治疗不适用于甲状腺髓样癌或未分化型甲状腺癌，所以这两种癌在外科手术后可以直接考虑用XRT作为辅助性治疗，以利于降低癌症复发的风险。

辅助性放疗通常在一段时间内分次进行。经典的辅助性放疗方案是"5周内总量5000厘戈瑞（cGy），分25次完成，每次200厘戈瑞（cGy），每周5天"。另一种辅助性放疗方案是"5周内总量4500厘戈瑞（cGy），分25次完成，每次180厘戈瑞（cGy），每周5天"。本章的第Ⅳ节（"什么是放射治疗处方"）中还会详细介绍。

根治性放射治疗

有时由于癌症组织侵袭到重要的组织或器官，因此外科医生无法将其切除。这种情况在分化型甲状腺癌和甲状腺髓样癌中相对少见，但在低分化或未分化型甲状腺癌中比较常见。如果外科医生不能切除肿瘤病灶，XRT可作为甲状腺癌的根治性治疗或对症治疗手段；而且这种情况下，放射治疗是主要的治疗手段。以清除肿瘤为目的的根治性放疗往往需要较大的放疗剂量。

根治性放疗与辅助性放疗相似，通常也要在一段时间内分次进行。但是与辅助性放疗相比，根治性放疗需要达到更大的总剂量。典型的根治性放疗方案是"6.5周内总量6600厘戈瑞（cGy），分33次完成，每次200厘戈瑞（cGy），每周5次"。另一种方案是"4周内总量50戈瑞（Gy），分20次完成，每次2.5戈瑞（Gy），每周5次"。

姑息性放射治疗

如果通过手术、放疗等手段，都无法消除肿瘤病灶，那么放疗的作用就是姑息性治疗，其目的是改善患者的生活质量、减少或消除不适症状。因此，如果医生认为外科手术和（或）根治性放疗不能完全清除甲状腺癌病灶，就可以考虑对颈部原发病灶或扩散（转移）的病灶进行姑息性放疗。对压迫食道和气管的病灶进行颈部的姑息性放疗，可以控制肿瘤引发的疼痛或减轻压迫症状；对骨转移进行姑息性放疗，可以减轻疼痛、防止骨折；对肺转移进行姑息性放疗，可在一定程度上避免肿瘤引起疼痛、出血或肺栓塞的风险。但是，肺和肝脏都属于对放射线敏感的器官，因此对于肺或肝脏的广泛转移，采用XRT会造成过多正常组织受到损伤。不过，如果引起症状的肺部转移灶局限于某个肺段，那么针对该区域的肺组织进行放疗还是安全的。姑息性放疗通常在短时间内完成，总剂量不会太高，因为减轻症状通常不需要给予大剂量照射。典型的姑息性放疗方案是"2周内总量3000厘戈瑞（cGy），分10次完成，每次300厘戈瑞（cGy），每周5次"。另外两种方案是"1周内总量2000厘戈瑞（cGy），分5次完成，每次400厘戈瑞（cGy），每周5次"和"一次性给予800厘戈瑞（cGy）"。

Ⅳ. 什么是放射治疗处方

XRT的处方与药物治疗的处方一样。处方上会写明XRT的总剂量，每天几次，每次治疗的剂量和疗程的全长。治疗通常为每周5天，每天1次，但有时也需要每天多次。

Gy是什么？

放疗的剂量单位是戈瑞，简写为Gy。大多数处方上的是厘戈瑞（cGy）。1Gy=100厘戈瑞（cGy）。医生会选择适合患者的放疗剂量。

什么是分次剂量？

分次剂量即每次使用的放疗剂量。根治性放疗过程中，分次剂量通常不大，如180厘戈瑞（cGy）或200厘戈瑞（cGy）。分次剂量越大，晚期的副作用越大。采用较小的分次剂量可降低晚期辐射损伤的风险，但如果放疗医生计划应用的总剂量很大，这样一来就意味着疗程会很长。反之，如果肿瘤快速生长，需要在短期内迅速完成放疗，为缩短疗程，可以加大分次剂量，但这样做有增加晚期辐射损伤的风险。

另一个控制肿瘤的放疗方案是每天给予多次照射，也叫加速分割。由于这种方案也能导致增殖活跃的正常组织（如皮肤和黏膜）受到更多损伤，所以要确保在分次照射之间，有足够长的时间间隔让正常组织修复放射损伤。因此，如果每天给予的照射治疗多于一次，治疗需间隔6~8小时。

为进一步减少辐射损伤，可采用小于180厘戈瑞（cGy）或200厘戈瑞（cGy）的分次剂量，这称为超分割；如果每天给予多次小量的分次照射，则称为加速超分割。有时会对未分化型甲状腺癌患者使用这种治疗方案。

举一个加速超分割的例子：4周内给予总剂量6000厘戈瑞（cGy），分40次完成，1周5天，1天2次，每次150厘戈瑞（cGy）。这个方案可以替代"6周内给予总剂量6000厘戈瑞（cGy），分30次完成，1周5天，1天1次，每次200厘戈瑞（cGy）"方案。

如何制定放疗处方？

上面提到的放疗处方仅仅是举例。合适的放疗处方取决于很多方面，对不同患者而言，处方应当个体化，处方之间没有优劣之分。医生制定处方时，要考虑肿瘤类型、扩散程度、手术范围、症状、年龄、一般健康状况、患者的意愿，并结合以往的经验。因此，医生推荐给某个患者的放疗处方可能不同于上面的例子，也不同于他推荐给其他甲状腺癌患者的处方。

Ⅴ.放射治疗包括哪些环节

放疗过程包括以下环节：①与放疗科医生商议是否治疗。②制订治疗计划。③实施放疗。④对治疗进行评估。⑤再治疗。

1.与放疗科医生商议是否治疗

在美国，如果内分泌科医生或外科医生认为某位甲状腺癌患者应该做XRT，就会将患者的病历转到放疗科医生处，列入XRT治疗的候选名单。放疗医生的首诊过程和其他科医生的首诊一样，期间医生会询问病史和查体，还会回顾手术记录、病理诊断和影像检查报告。如果放疗科医生需要患者的更多医疗信息和检查（如CT等）结果，或者需要与转诊医生讨论患者的病情，则可能会让患者多次复诊，以便给出最合适的建议。

2.制订治疗计划

如果放疗科医生建议放疗，下一步就是制订放疗计划。这是为了精确执行放疗医生所开具的处方上的放疗剂量，而这个剂量应当是对周围正常组织损伤最小的剂量。这个环节分两步实施：第一步是"模拟定位"，第二步是"确定计划和剂量计算"。

模拟定位

模拟定位的一个重要内容是确保在放疗期间，患者不会移动头部或颈部，这对大剂量颈部放疗尤为重要。因为如果移动头部或颈部，放射线就可能会照射到错误的区域。为了防止移动，放疗期间需要一个固定装置或面罩来确保颈部保持不动。面罩有很多不同的类型（图36-2和图36-3），制作这种面罩可能要多花费30分钟或更长时间。

模拟定位时，患者要躺在定位机上模拟治疗所需的位置，就像在治疗中一样（图36-2）。放疗科医生会评估治疗区域，CT扫描仪将会拍摄图像。医生会用不褪色的墨水在面罩或患者身上标记出放疗的中心位置，有时也可以用无菌针头沾墨水在皮肤上文一个小点进行标记。标记能确保每次放疗都在同一个位置。确定正确位置后，就开始拍摄X线片，放疗科医生据此确定治疗区域。为规划治疗方案，除了X线片，此时剂量员可能还会采取另外一些特殊检查和评估措施。

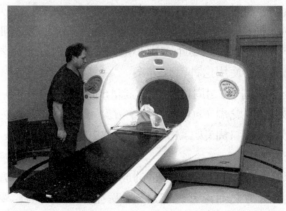

图 36-2 CT 模拟机（在治疗台上有一个固定装置）（面罩）

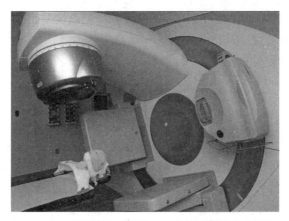

图 36-3　固定装置（面罩）与治疗用的直线加速器

确定计划和剂量计算

放疗科医生利用CT模拟机得到需照射组织的精确体积，包括已知肿瘤和可能含有微小癌的邻近正常组织。这个体积叫临床治疗体积，简称CTV。还需确认一些要尽可能保护的正常组织，例如脊髓，也应被标记出来。通过这些信息和模拟定位时得到的其他数据，剂量员会和放疗科医生讨论并确定最终的治疗计划。

治疗计划是将放疗"射野"进行汇总。每个治疗"射野"即是一束直指癌灶的射线，射线光束来自不同方向。因此，把各个"射野"的辐射剂量加在一起后，病灶CTV内的放射剂量会很大，但CTV之外组织内的剂量就会很小。虽然放射线必须穿过正常组织才能到达癌组织，但通过上述方法可以在有效治疗癌症的同时，减少正常组织受到的辐射量。

适形放射治疗

适形放射治疗是指任何放射治疗组织体积与肿瘤组织形状一致，对周围组织辐射的毒力也会减少。

调强治疗（IMRT）

调强治疗（IMRT）是一种新型的高精度放射治疗，常被用来治疗头部和颈部肿瘤。这种治疗中，每道射线光束的辐射剂量强度不同，可能一部分剂量高，而另一部分剂量低。从不同角度使用许多这样的光束，就可能形成三维立体的肿瘤形状并更有效地保护正常组织，保证肿瘤获得最大化的照射剂量，而相邻正常组织则被尽可能地保护起来。IMRT有不同的释放方式和不同的名字，例如断层扫描调强治疗（Tomotherapy）与VMAT（容器调强治疗）。IMRT允许给药剂量被"涂色"（painted），这样可以给予正常组织尽量低的剂量，而肿瘤复发风险不同的区域可以用不同剂量IMRT进行治疗，最大剂量将会到风险最高的部位。

立体定向体部放疗（SBRT）

立体定向体部放疗（SBRT）是一种高适形放射治疗，它可以以小剂量的分次剂量给予高剂量的放射治疗。通常情况下，一个小体积肿瘤给予1~8次治疗。它用于治疗可能发生在脑、肺或骨的转移，目的是实现长期控制，而不是像姑息放疗仅缓解症状。它只在转移肿瘤数目很少时才使用。其他可能使用的术语包括立体定向放射治疗

（SRS）和立体定向体放射治疗（SBRS），两者都是高度适形放射治疗，允许进行单一大剂量（相对于小剂量）的放射治疗。SRS通常是指脑部放射治疗，SBRS通常指身体其他部位的放射治疗。部分中心可能使用厂家的商品名称而不是规范的术语，例如GammaKnife©，CyberKnife©，X-Knife©，这些都是SRS或SBRS的不同方式.

3. 实施放疗

大多数放疗持续1～5分钟，但可能要预留出15～30分钟。多出来的时间主要用于确定正确的治疗位置。治疗师会帮助患者调整到正确的治疗位置，即治疗师还会调整治疗台和机器的位置，使辐射场的中心与面罩上的标记、其他固定装置或皮肤上的标记一致（图36-3）。准确定位后，治疗师会离开治疗室并关上门。虽然治疗室内只有患者一个人，但在治疗期间，治疗师会通过语音录像系统、窗口和对话系统密切监测并保持与患者的联系。机器开启时，可能会发出奇怪的声音，但患者不会看到或感到任何异常。第一个"射野"治疗结束后，机器会移动到下一个治疗位置（"射野"），这个过程不断重复，直到所有治疗"射野"都完成照射。第一次治疗通常比以后每次治疗的时间长，因为在第一次治疗期间，要确保患者定位在正确的位置，此时医生会拍摄X线片做位置确认。拍摄X线片可能与治疗同时进行，有时是多次拍摄，但你可能感觉不到X线的拍摄。

与放射性碘治疗不同，在接受XRT治疗后，你不能让其他任何人暴露在辐射之下。XRT的辐射来自机器而不是来自你。

4. 对治疗进行评估

整个治疗过程中，放疗科医生会对患者进行定期复查，以保证治疗顺利实施，如果出现任何急性不良反应，医生会与患者进行沟通并给予适当的建议和治疗。其间患者如有任何问题，一定要及时与医生沟通，或者告诉护士或治疗师。全部放疗计划完成后，医生会定期随访、监测治疗结果和治疗副作用。

5. 再治疗

有时接受放射治疗的部位可能需要再次接受放射治疗，这取决于你已经接受过的剂量和治疗的部位。

如果患者已经进行辅助性放射治疗或根治性放射治疗，那么在同一部位进行额外放射治疗的可能性很小，只是偶尔可能会考虑。然而，如果患者进行的是姑息治疗，很可能会进行额外放射治疗。对一个部位的放射并不妨碍其他没有接受过放射部位的治疗。

如果癌症复发的部位以前曾接受过放射治疗，仍有可能需要进行外科手术，然而由于放射治疗引起组织的改变，在以前放射治疗组织进行手术的经验对外科医生来说非常重要，这一点应该与内分泌科医生和外科手术医生进行进一步讨论。

Ⅵ. 治疗的适应证

是否应用XRT，取决于甲状腺癌的类型和治疗目的。甲状腺癌的类型包括：①分化型甲状腺癌：乳头状甲状腺癌和滤泡状甲状腺癌。②甲状腺髓样癌。③未分化型甲状腺癌。XRT的目的包括：根治性放射治疗、辅助性放射治疗和姑息性放射治疗。

1. 分化型甲状腺癌（乳头状甲状腺癌和滤泡状甲状腺癌）

根治性XRT

有时分化型甲状腺癌病灶未能通过外科手术完全清除，而放射性碘也不能完全清除手术留下的残癌。这种情况下，医生可能会建议进行根治性XRT而不是放射性碘治疗。

辅助性XRT

辅助性XRT的作用存在争议。一些专家认为XRT没有作用，另一些专家则认为对颈部高复发风险的甲状腺癌患者，辅助性XRT能减少复发风险。对是否进行辅助性XRT，医患之间应当进行沟通和讨论。

一些专家也认为对发生广泛淋巴结转移的甲状腺癌患者来说，辅助性XRT能减少颈部复发的风险，尤其当原发病灶通过侵袭淋巴结被膜扩散进入周围组织时。同样，最终是否进行辅助性XRT，需要与医生进行沟通和讨论。

姑息性XRT

如果出现颈部复发，通常需要接受外科手术。但是，如果不能手术并且病灶不摄取放射性碘，就要认真考虑以XRT来治疗复发肿瘤。除了手术和（或）放射性碘，XRT也有助于降低再次复发的风险。

2. 甲状腺髓样癌

由于甲状腺髓样癌不摄取放射性碘，因此其主要的治疗手段就是外科手术。正如分化型甲状腺癌，XRT对甲状腺髓样癌的作用也存在争议。但如果外科手术后仍留有明显病灶或手术不能清除病灶时，就应该考虑进行根治性XRT。同样，如果由于髓样癌扩散到甲状腺外或发生淋巴结转移，导致高复发风险，可以推荐考虑进行辅助性XRT。

3. 未分化型甲状腺癌

对多数未分化型甲状腺癌，外科手术不能彻底清除病灶，因此通常会推荐进行XRT。有时候化学治疗（化疗）和XRT一起进行，称为同步放化疗；有时候术前为了缩小肿瘤，会先进行单独XRT或同步放化疗。由于手术不能清除未分化型甲状腺癌，肿瘤复发的风险很高，所以建议术后进行XRT。

Ⅶ. 体外放射治疗的副作用

虽然人们尝试了用各种方法来减少放疗的副作用，但副作用仍然不可避免。副作用的发生频率、严重程度和恢复时间有所不同。例如，细胞快速增殖的正常组织如皮肤和黏膜（口咽、食管、喉和气管的黏膜）常常在放疗过程中就迅速表现出辐射带来的影响。不过，这些组织很快就能自我修复，因为正常细胞不仅能修复放射损伤，还能加快增殖速度。细胞不分裂的组织如肌肉和神经组织对放射线有抵抗力，因此，放疗的直接副作用不常见。

副作用分为"早期副作用"和"晚期副作用"。早期副作用发生于治疗后3个月以内；晚期副作用发生于治疗后3个月或更久。

很难预测XRT是否会对某个患者产生副作用。每个人的情况不同，有些人接受XRT后出现的副作用非常少，而有些人会有明显的副作用。以下介绍了一些可能会出现的副作用。患者可能根本不会遇到这些情况，也可能在不同阶段遭遇到全部副作用。除乏力和疲劳之外，所有放疗副作用的发生机制都源于正常组织在放"射野"内受到辐射损伤，副作用与放疗部位和区域大小有关。放射治疗科医生会在患者进行治疗之前同患者讨论治疗可能出现的副作用。

A. 早期副作用（发生在治疗后3个月以内）

乏力（疲劳）

乏力是放疗的常见副作用。放疗的压力、与癌症抗争、每天奔波到医院做治疗都令人感到疲劳，加上放疗本身也会导致乏力。放疗后1～2小时，一些患者感到特别疲乏无力。与大多数早期副作用一样，放疗结束2周以后，乏力症状会有所改善，但有些患者的乏力会持续更长时间。

为有助于缓解乏力，放疗期间尽量不要使自己过度劳累。身体状况允许的情况下，可以继续日常活动，包括运动，但不要强迫自己。感觉到累的时候就停下来休息，晚上应该保证休息，白天也可以小憩。保证饮食均衡，饮食富含蛋白质，多饮水。放疗前很难准确预测出患者在治疗期间能否继续工作。这取决于工作性质和放疗类型。如果是正在接受长疗程的辅助性或根治性放疗并且从事重体力劳动，那么很可能无法在治疗期间继续工作。但患者仍可以从事轻体力工作，特别是兼职工作或在家工作。如果声带在放疗的区域内，而且嗓音对患者的工作十分重要，那么就只能等到声音恢复正常后才能返回工作岗位。在放疗开始前，患者应该与医生和雇主取得沟通。

皮肤

许多患者不出现皮肤副作用，尤其当放疗过程很短时。但是，如果颈部放疗疗程很长，那么照射区域的皮肤副作用就不可避免了。副作用通常比较轻微，包括皮肤发热、发痒，有时干燥且发红（称为"红斑"），还可能呈片状剥脱（称为"干燥脱屑"）。更严重一些，皮肤可能裂开且很湿润，称为潮湿脱屑。皮肤反应通常在治疗结束后几周内愈合，并且一旦开始愈合，就会很快恢复正常。为了让皮肤副作用最小化，推荐患者做到以下几点：

- 治疗区域不要穿戴紧身衣物，如纽扣衬衫或领带。
- 穿宽松的衣服。
- 如果皮肤没有剥脱或破损，请正常清洗。
- 不要摩擦或搓洗皮肤。
- 在治疗区域经常使用保湿霜。
- 如需刮胡子，应使用电动剃须刀。
- 避免太阳直接照射治疗部位。
- 治疗区域不要接触过热的或过冷的东西。

最后，如果皮肤变得潮湿，改用盐水浸泡该区域。如果发展成潮湿脱屑，要通知医护人员。

咽喉部

除了皮肤，甲状腺癌放疗过程中最明显的损伤部位就是咽喉部。这个部位包括食管、喉（声带）和气管。像皮肤发红、溃疡一样，食管、喉（声带）和气管的黏膜也会出现这些情况，通常发生在治疗开始后的第2周或第3周，在放疗结束前或放疗结束后

2～4周开始缓解，往往在治疗结束后1个月恢复。

　　食管损伤的症状可能是吞咽食物（早期）或吞咽唾液（后期）时出现疼痛。患者可能需要进食软烂食物或流食。医生可以开具止痛药和其他药物以缓解上述症状，患者可从营养师处获取容易吞咽且能提供充足营养的食谱。颈部接受大剂量放疗时，可能造成患者吞咽极度困难，甚至不能喝水，这种情况下需要入院接受静脉补液治疗。

　　喉也可能出现红肿。由于唾液减少引起喉部干燥，可能造成声音嘶哑。患者的嗓音可能变得刺耳、音调降低。声音嘶哑可能在治疗2周时发生，并持续到治疗结束后2～4周。

口腔、牙齿和唾液腺

　　如果照射的目标是所有颈部淋巴结，口腔底部可能也会受到照射，这能导致患者唾液量减少并变得黏稠。这种情况通常于治疗第1周和第2周时出现，患者会觉得口腔内黏而干，导致吞咽困难。如果放射性碘治疗后患者就已经出现口干症状，放疗后会加重。但主要的唾液腺（腮腺）不一定会受到影响。

　　如果放疗范围包括口腔黏膜，那么口腔黏膜也可能变干、变红，而且可能起水疱、裂开。口腔内可能会有轻微不适感，有时候出现疼痛和吞咽困难。

　　以下建议有助于减轻这些副作用：

- 保持口腔和咽喉部湿润。
- 随身携带水并经常小量啜饮。
- 每天喝8～10杯水。
- 保持家里空气湿润。
- 小口进食，充分咀嚼。
- 吃含有调味汁、汤汁、黄油、代黄油、蛋黄酱或酸奶等湿润的食物。
- 吃软烂的食物。
- 不要吃粗糙的食物如薯条、爆米花、干吐司。
- 不进食过冷、过热的食物或饮品。
- 不吃辛辣食物。
- 使用流质食物补充剂，这些可与冰激凌混合。
- 与营养师商讨饮食方案。
- 使用不含酒精的漱口水或盐水、苏打水（1茶匙盐或小苏打与2杯温水混合）。
- 放疗期间禁烟戒酒，尤其是烈酒，因为这会加重口腔和咽喉的辐射副作用。
- 如果有必要，可以向医生请求处方镇痛药或局部麻醉剂。

体重下降

　　接受放疗的患者，由于口腔和咽喉疼痛，而且可能失去味觉、没有胃口，所以会因进食量少而出现体重下降。如果进食有困难，维持充足的营养就很重要。应与营养师商讨饮食方案以确保有足够的营养摄入。软烂的食物有助于患者进食。必要时患者需要补液治疗。

牙齿

　　虽然牙齿不太可能在放疗的范围内，但仍能受到间接影响。唾液对维持牙齿健康很重要，而放射线可能会损伤唾液腺，导致唾液减少，这就增加了患龋齿和牙龈病的风险。不过，做到以下几点可以帮助你维持牙齿健康：

● 在放疗开始前完成所有口腔科治疗。

● 每餐饭后和睡前都用软毛牙刷刷牙。

● 用牙线清洁牙齿。

● 刷牙后用盐水或苏打水漱口（1茶匙盐或小苏打与2杯温水混合）。

颈部肿胀（水肿）

放疗结束后几周可能发生颈部肿胀，称为水肿。

颈部和身体的其他部分一样，分布着淋巴管，这些淋巴管能帮助清除人体内多余的组织液。然而，照射到这些淋巴管的射线可能导致管腔阻塞，不能排出多余的组织液，引起水肿。淋巴结清扫术后的患者放疗时更常见颈部水肿。水肿通常恢复得较慢，但无须过度担忧。

B. 晚期副作用

皮肤

皮肤损伤愈合后，可能会变厚、变黑。如果皮肤受到的照射剂量很大，可能留有小的红色弯曲瘢痕，称为毛细血管扩张，是皮肤表面的小血管扩张造成的。放疗后皮肤会对阳光敏感，因此应该避免日照或使用高防晒系数的防晒霜。

食管

放疗可能引起食管瘢痕，而瘢痕可能造成食管狭窄和吞咽困难，但这种情况极为罕见。如果患者出现吞咽困难，应该及时告知医生。食管狭窄可通过拉伸或扩张食道等方法进行治疗。

第 37 章

射频消融

Emil Cohen

在过去10年中，原发性甲状腺癌以及转移性疾病的治疗方法不断发展，我们可以采用微创技术来帮助改善预后并减少并发症，其中重要的一类方法就是包括肿瘤消融和动脉栓塞在内的介入放射学（IR）技术。在本章中我们会讲到一些常用技术及其准备工作和效果。

消融技术

消融是指使肿瘤的局部破坏。消融可以通过多种方式来实现，其中最常用的3种方法是冷冻、加热和注射酒精，这三者最终都会使肿瘤细胞死亡。

甲状腺癌的消融是在超声引导下进行的，通过超声可以直观地看到肿瘤，并且能够定位肿瘤附近的重要结构，例如供应头颈部的血管。

酒精消融适用于囊性病变，因为囊性病变本质上限制了有毒化学物质的扩散并限制了对相邻正常结构造成的损害。把一个肿瘤冷冻在医学上被称为冷冻消融。热消融包括两种常用的技术：射频消融（RFA）和微波消融（MWA）（图37-1）。

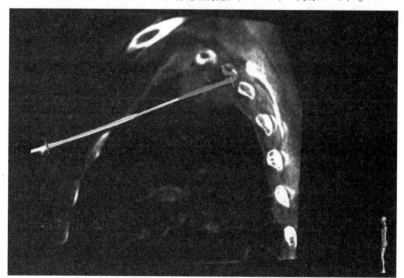

图 37-1　通过胸腔插入肿瘤的微波探针以及将被加热以治疗肿瘤的区域（粉红色）

动脉栓塞

不能通过手术切除、消融或其他方式治疗的肿瘤，可通过切断其血液供应的方法来解决，该过程称为栓塞。栓塞可以用于身体任何部位的肿瘤。

　　一个旺盛生长的肿瘤如果很小（小于0.8厘米），就可以从周围的正常组织中夺取其生长所需的营养和氧气，但随着肿瘤的增长，它就需要自己的血液供应了。新的血管由身体响应肿瘤产生的化学信号而产生，这些血管是现有血管的延伸，为肿瘤提供血液。

　　身体中的血管是相互连接的高速公路，通过进入四肢（通常在手腕或大腿上）的血管，介入放射科医生可以将导管推进到身体的其他部位。通过将造影剂注入血管并拍摄X射线照片，可以定位肿瘤血管。通过X射线显示导管和肿瘤血管，医生就能够将导管插入肿瘤血管中（图37-2、图37-3）。

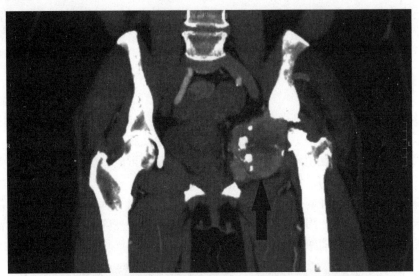

图 37-2　转移性甲状腺肿瘤（白色箭头）损坏了患者的左髋关节

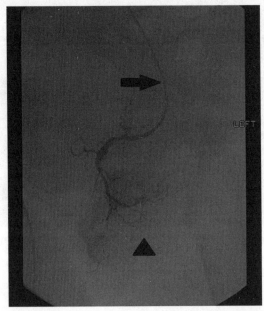

图 37-3　来自图 37-2 的同一患者，导管（黑色箭头）进入了给左侧髋部肿瘤供血的
血管（黑色三角），栓塞该血管以减少血液流向肿瘤

将导管放到正确的位置后，医生可以栓塞血管以剥夺肿瘤的营养和氧气供给，或注射化疗药物以破坏肿瘤的生命周期。

通过使用这种技术，可以在一次治疗中解决多个肿瘤，减小其体积或停止其生长，以期延长患者的生命或减少疼痛，但是并不能治愈肿瘤（也称姑息治疗）。治疗的结果因治疗目标而异。在肝功能受肿瘤负荷影响的情况下，治疗至少可使大多数患者病情稳定。栓塞还能够减轻肿瘤转移造成的疼痛。

消融前准备

在手术前的门诊就诊时，介入科医生会评价患者的影像学结果，与患者讨论治疗的过程、风险、益处以及替代方案。麻醉方式、需要的其他影像学检查和化验检查也会在门诊确定，完成后就会预约手术了。一切用药（包括草药或其他药物）都应与医生讨论。

通常术前要禁食6~8小时，但是可以用一口水吞服需要服用的药物。如果患者有糖尿病，可能需要缩短禁食时间。抗凝药物（血液稀释剂）通常需要停止或暂时更换，这取决于使用这类药物的原因，要和医生详细讨论这个问题。非甾体类抗炎药如阿司匹林或布洛芬，也需要在手术前停用。

手术可以在门诊进行，患者当天可以回家，也可以住院。无论哪种情况，都应该让朋友或家人开车带患者回家，因为麻醉药物会影响患者的驾驶安全。

治疗当天

手术进行时要求患者脱去衣服以进行定位。消融甲状腺病变时，通常只需要暴露身体的上半部分。栓塞手术需要脱去全部衣物，以便于动脉穿刺，并防止在手术期间干扰成像。

患者要留置静脉注射针以便于给药，包括麻醉镇静药。然后将患者转移到手术室，开始镇静，并用无菌巾盖住术区，然后介入放射科医生开始消融治疗。

消融治疗的过程

先使用超声或其他成像技术来识别合适的血管，之后医生将麻醉穿刺处的皮肤，然后用稍大的针头穿刺并推进到待处理的区域。在手术过程中，医生可能会要求患者屏住呼吸、停止吞咽，以减少运动的干扰，便于在目标区域准确进针。

穿刺针进入指定位置后，注入少量酒精或打开消融装置，消融的持续时间取决于使用的技术和病变的大小，一般在2~30分钟。消融结束后，取出针头并加压止血。

栓塞治疗的过程

用利多卡因麻醉要进入的动脉上方的皮肤，这时会有一些疼痛感。先用穿刺针进入动脉，插入鞘（一根小塑料管）。然后将导管（另一种塑料管）推进到动脉系统。通过间歇性地注射碘化造影剂（与CT扫描的造影剂相同），介入放射科医生将绘制出患者的血管并确定需要进入哪些血管进行治疗。

在手术某个阶段，医生可能要求患者屏住呼吸，一般不超过15秒，这对于成像非常重要，因为胸部和腹部的每个器官都随着呼吸而移动，所以呼吸运动会降低图像质量，并可能使小血管看不清。医生会要求您"吸气，彻底呼气，然后屏住呼吸"，这样可以更准确地定位血管，使在不同时间的图像更具可比性。

准确定位导管后，医生将注射栓塞剂，用于阻塞血管以治疗疾病。有时候还需要治疗其他血管，因为肿瘤可能有多重血液供应。

手术结束后，拔除所有导管并加压止血。

术后恢复

手术后患者将转移到休息区，在那里监测生命体征，此时要求患者穿刺的肢体制动2~6小时，以减少出血。栓塞术后通常会要求患者过夜观察，但如果术后几个小时患者完全没有不良反应，也可以及时出院。

术后最初几个小时，穿刺部位疼痛明显，但会逐渐减轻。由于体内的组织（无论是肿瘤还是其他组织）被破坏，所以可能会出现低烧、恶心、呕吐和疼痛，这类不良反应也在术后最初几个小时比较明显，但在1~6周的过程中逐渐缓解。一般来说，只要症状在最初几个小时后持续改善，就不用太在意了，但如果症状恶化或出现新症状，可能是感染等并发症的早期迹象，应立即联系医生。

患者可以自行走动而不需他人帮助并且能够进食后，就可以出院了，大多数患者需要观察约24小时，然而大约5%的患者可能需要观察48小时。

随访

不论消融治疗还是栓塞治疗后，都要在约1个月内门诊复查。复查时要进行抽血和影像学检查以评估治疗反应，并建立新的基线以供将来进行比较。

患者常问的问题

我平常服用抗血小板聚集药，射频消融治疗时应该停药吗？

是的，但是你应该首先获得给你开药的医生的许可。抗血小板聚集药如华法林、波立维，应该在术前3~5天停用；而阿司匹林应该在术前5天停用。停用这些药物可以最大限度地减少探针周围出血。但如果医生认为你不能停用这些药物，你应该告诉介入科医生，以便他们在术前做好相应准备。

一次手术可以治疗几个肿瘤？

消融或栓塞均可一次治疗多个肿瘤，但治疗数量取决于治疗时长和安全性。

治疗的次数有限制吗？

能否再次进行治疗取决于以下几个因素：既往治疗的副作用；肿瘤是否邻近重要的组织；残余或复发病灶的数量和大小。

射频消融能彻底杀死肿瘤吗？

通常超过60℃（华氏温度140°）的局部高温就可以杀死消融区域的肿瘤细胞。当肿瘤邻近重要或热敏感的组织时，可将温度提高到80℃（华氏温度176°），以确保全部的治疗目标区域达到致死温度，并尽量不伤及健康组织。超过100℃（华氏温度212°）对于不邻近重要组织的肿瘤是安全的。随着技术的进步，射频消融可用于大块的组织或肿瘤，并且可以使热量散开，将其对周围组织的影响减至最小。

是否有人不适合射频消融？

射频消融不适合体内植入金属假体的患者，例如用于脊柱重建的金属支架或者用于修复长骨骨折的金属柱。体内有心脏起搏器的患者，如果有合适的体外起搏器可以进行射频消融。合并感染或其他疾病的患者不适合或者需要延期进行射频消融。

除射频消融之外还有其他消融治疗方法吗？

微波或者超声都可以产生热量消除目标组织。其他方法还包括冷冻疗法（冷冻组织）、注射化学药物（如乙醇、无水酒精或醋酸）。医生会根据患者的医疗条件和整体情况选择最合适的治疗方法。

其他治疗方法无效、反复肿瘤复发或无法外科手术的患者，可考虑进行射频消融治疗。对他们而言，不适合采用其他的消融治疗方法。

第38章

甲状腺癌的补充和替代治疗（CAM）

Barbara A. Mensah Onumah

美国国家补充与综合健康中心，以前称为美国国家补充与替代医学中心（NCCAM），将补充医学和替代医学（CAM）定义为"由医疗卫生保健系统、疗法和产品组成的群体，通常不被视为常规医学的一部分。"补充医学是指将非常规药物与常规药物合用，而替代医学是指使用非常规药物代替常规药物。许多美国人在使用CAM。2007年的美国健康访问调查（NHIS）（包括对美国人使用CAM情况的全面调查）结果显示，大约38％的成年人使用CAM。患有癌症的受访者中有65％使用过补充疗法，而没有癌症史的受访者中有53％使用过补充疗法。癌症患者为了恢复正常健康状态、增强免疫力和减轻疼痛，比其他人更有可能使用补充疗法。CAM的各个方面可以分为广泛的类别，而一些实践疗法可以分为以下几个类别：

- ●植物性药物疗法，包括膳食补充剂和草药产品，如维生素、草药和特殊饮食。
- ●心身平衡疗法，如冥想、瑜伽、针灸、催眠疗法和逐步放松疗法。
- ●形体锻炼和肢体运动疗法，如脊柱牵引、推拿和按摩。
- ●体能疗法，包括灵气和太极拳。
- ●整体医疗体系，包括阿育吠陀医学、传统中医学、顺势医学和自然医学。

几乎没有什么可以与患者接到癌症诊断时遭受的巨大打击相比。癌症患者尽一切努力与疾病抗争，控制疾病症状，并应对治疗的副作用。有些患者开始采用补充医疗疗法，包括天然产品（如草药和其他膳食补充剂）以及心身平衡疗法（如针灸、按摩和瑜伽）。

大多数甲状腺癌是可以治愈的，通常可以通过外科手术和放射性碘（^{131}I）治愈。尽管大多数甲状腺癌患者的预后或最终结局通常都很好，但甲状腺癌的诊断及其初始治疗可能会令患者感到巨大的压力和担忧。甲状腺癌患者可能会选择CAM产品和方法来应对药物和常规疗法的副作用，这些副作用包括疲劳、口干、体重增加、精神错乱、潜在的压力和焦虑。

尽管有大量证据表明有些补充疗法可以减轻一些癌症症状和治疗后的副作用，但没有证据表明有一种特定的补充疗法可有效治愈或缓解癌症。有些营养补充剂对甲状腺癌的治疗可能有效，包括香菜、绿茶提取物、抗氧化剂、乳清蛋白、D-葡萄糖酸钙和甘草根提取物。CAM的倡导者坚持认为，这些补充剂可能会限制癌细胞的生长，并改善人体对常规治疗方法的反应。此外，倡导者认为这些补品可以改善甲状腺癌患者的总体健康状况。可以缓解甲状腺癌症状的一些CAM做法包括祈祷、冥想、推拿、按摩、特殊饮食、喝凉茶和瑜伽。据报道，心身平衡疗法包括进行多种放松方法，例如瑜伽、针灸、冥想、生物反馈、催眠以及欣赏音乐和艺术，有助于放松身心，并向癌症患者传递对健康和生活积极的态度。但是，需要精心设计的科学研究来评估这些方法的有效性。

　　有证据表明，针灸可以帮助癌症患者缓解与治疗有关的恶心和呕吐。只要针灸师使用无菌的针灸针并按照规范的流程进行操作，针灸的并发症就很少发生。

　　在某些癌症患者中，按摩疗法可能有助于缓解疼痛、恶心、焦虑和抑郁等症状。但是，由于该领域严谨研究的数量非常有限，有关按摩疗法效果的研究尚未得出任何结论。由于癌症严重程度不同，进行按摩疗法可能会存在一定的风险，患者在进行按摩疗法之前应先咨询他的主管医生，了解是否需要采取特殊的预防措施。未经主管医生批准，按摩治疗师进行按摩时不应施加过大或过强的压力，并且可能需要避开某些部位，例如肿瘤正上方的区域或经过各种形式的治疗（例如手术或放射治疗）后皮肤敏感的部位。

　　正念减压疗法是一种冥想训练，可以帮助癌症患者缓解焦虑、压力、疲劳和睡眠障碍，改善他们的情绪，从而改善他们的生活质量。催眠、放松疗法和生物反馈治疗已被用来帮助患者减轻癌症症状和治疗后的副作用。瑜伽可能有助于改善癌症患者的焦虑、抑郁、困扰和压力。由于瑜伽属于体育活动，因此对于癌症患者来说，事先与主管医生了解瑜伽对于他们而言是否安全非常重要。

　　因为癌症的诊断会让人感到担忧，因此想要康复并找到改善自身健康和"抗击"癌症的方法是很自然的。尽管有几种CAM产品和疗法已显示出其有希望缓解恶心呕吐、疼痛、疲劳和失眠等副作用和症状，但科学证据有限，许多声称其有益处的临床试验并未经过精心设计，其结论值得怀疑。这使得患者很难做出明智的决定。

　　患者还应该考虑CAM与常规治疗潜在的负面相互作用。一些CAM产品可能会干扰体内其他药物的水平和作用。例如，大多数甲状腺癌患者第一步治疗时都已切除甲状腺，之后必须服用左旋甲状腺素（甲状腺激素替代药物）来治疗术后引起的甲状腺功能减退症状。某些草药和维生素可能会影响左旋甲状腺素的吸收和作用。

　　可通过以下列表进一步阅读相关内容*：

　　●NIH网站：国家补充与综合卫生中心https：//nccih.nih.gov/health/cancer/complementary-integrative-research.

　　●The Thyroid Source Book（5th edition），by M. Sara Rosenthal. New York，NY：McGraw Hill，2009.

　　●Integrative Medicine Approach to Thyroid Disorders：Clinician's Desk Reference. By Catherine P. Sodano. Warren，MI：Paladino Publishing，2018.

　　●Conversations in Complimentary and Alternative Medicine：Insights and Perspectives from Leading Practitioners. By Norma G. Cuellar. Sudbury，MA：Jonesand Bartlett Publishers，2006.

　　*：以上推荐仅是建议性的而非绝对。可通过Amazon.com和Barnes&Noble书店阅读其他内容。

　　CAM补充剂和多数疗法在出售给公众之前没有获得联邦政府的批准，而且通常不需要处方便可获得。因此，建议患者与主管医生咨询自己正在使用或计划使用的CAM产品或疗法，即使医生没有主动询问。

　　总之，CAM的倡导者已经推荐了许多用于甲状腺癌的CAM产品和疗法，并被许多患者广泛应用。但是，甲状腺癌患者使用各种CAM产品和疗法的实用性及有效性的证据很少或不存在。此外，当进行研究时，研究设计可能与现代医学的最佳实践不一致，因此可能会得出有疑问的结论。所有患者均应向其医生团队说明他们正在使用或正在考虑使用的任何CAM产品和疗法，以确保没有潜在的不良反应或与甲状腺癌常规治疗的相互作用。

第 39 章

分化型甲状腺癌的其他治疗模式和未来趋势

Matthew D. Ringel

分化良好的甲状腺癌细胞通常表现为在促甲状腺激素（TSH）作用下生长并且摄入碘。对于许多甲状腺癌患者，外科手术后还要接受甲状腺素治疗以抑制TSH水平，并通过放射性碘治疗杀死或减少残余甲状腺癌细胞。极少数患者即便进行了上述治疗，但癌症仍继续发展，因此需要考虑其他的治疗方法。乳头状甲状腺癌和滤泡状甲状腺癌占全部甲状腺癌的80%～90%。本章将关注常规治疗效果不好的乳头状和滤泡状甲状腺癌。这部分肿瘤根据显微镜下看到的情况，分为典型乳头状和滤泡状甲状腺癌、变异型乳头状和滤泡状甲状腺癌，后一种类型也被称为分化不良的甲状腺癌。甲状腺髓样癌和未分化型甲状腺癌比较少见，且对TSH抑制治疗和放射性碘治疗无反应（见第40章和第41章）。其他相对非常规的甲状腺癌治疗方案包括：不应用放射性碘的放射治疗、美国食品药品监督管理局（FDA）批准的激酶抑制剂和免疫疗法以及诱导再分化治疗和其他仍处于临床试验阶段的新方法。

甲状腺癌的进展

被确诊甲状腺癌时，很多患者被告知："如果你不得不患一种癌症的话，那么甲状腺癌是所有癌中最好的一种。"事实上，尽管大部分甲状腺癌预后良好，但部分甲状腺癌仍有发展为侵袭性癌的潜在可能。此外，对于患者个体而言，癌症是100%，因此应该进行个体化治疗！而且，并非所有患者都幸运地只患上风险很低且容易治愈的小块肿瘤。癌细胞是从正常组织发展而来的。科学家认为，通常在甲状腺内某一细胞发生突变或获得其他异常基因时，就会出现过度分化、生长，甚至侵袭和传播，即转变为癌细胞。这些癌细胞生长过程中，仍会保留一些正常细胞的特征，但不是全部，这些正常甲状腺细胞的功能称为"分化良好"的功能。对甲状腺癌细胞而言，这些特征包括对TSH的反馈能力、摄取碘的能力和产生甲状腺球蛋白的能力。TSH反馈作用是TSH抑制治疗的基础；摄碘能力是放射性碘治疗和扫描的基础；甲状腺球蛋白产生能力是应用甲状腺球蛋白作为评价甲状腺癌残留/复发/转移的血清标志物的基础。

在大多数患者中，甲状腺癌细胞并不随时间的推移发生明显的改变。但有时它们能渗透淋巴间隙的薄壁，并播散到颈部淋巴结；一些更具侵袭力的甲状腺癌细胞能浸透甲状腺壁，甚至侵入大血管。这能直接导致癌细胞侵入甲状腺周围结构，比如肌肉或气管壁。癌细胞还能扩散（转移）至远处器官，最常见的部位是肺，其次是骨骼和其他组织。即使甲状腺癌向周围播散，它仍具有一定的TSH反馈作用及摄碘能力。这样的癌细胞通常可以应用常规的治疗方案控制，特别是播散到颈部淋巴结的癌细胞。但是还有一些病例，甲状腺癌细胞与正常甲状腺细胞相似性很小，生长更加不受控制，并且失去了对TSH的反馈能力和摄碘能力。这一过程称为"失分化"，通常与更具侵袭力的甲状腺癌相关（见第33章）。研究发现这些甲状腺癌细胞具有更多的基因改变，并且调控它们生长的生物路径与常见的甲状腺癌细胞不同。对于患有侵袭性甲状腺癌的患者来说，需要考虑其他治疗方案。

如何判断是否患有侵袭性甲状腺癌？

通常情况下很难判断哪些人会发展为"失分化"的甲状腺癌。这些癌症在老年人中比较常见。另外，外科手术中发现的侵入到甲状腺周围组织或明显侵入血管的较大肿瘤，往往容易是侵袭性甲状腺癌。然而，该类型甲状腺癌的患者并没有明显的临床症状。有颈部辐射暴露史（如第5章中提到的切尔诺贝利事故，或是因为肿瘤放射治疗，例如儿童期霍奇金病）的人日后更容易发生甲状腺癌，但这部分患者的预后尚可。年轻人的甲状腺癌常会转移到淋巴结，尽管转移淋巴结经常容易复发，但似乎对他们的远期预后也没有明显影响，这部分患者的预后也常常不错。

在显微镜下，甲状腺癌细胞形态的改变提示其可能更具侵袭性。变异型甲状腺癌（也叫低分化甲状腺癌）可源自乳头状甲状腺癌和滤泡状甲状腺癌。一些变异型与细胞形态有关，如条状或柱状细胞；另一些变异型与细胞生长状态有关，如实性、岛状或小梁状（见第13章）。还有一种变异型甲状腺癌叫许特尔细胞癌，尽管它的侵袭性并不比典型的甲状腺癌强，对^{131}I的反应性较差，但是它还可以产生甲状腺球蛋白。最具侵袭性的甲状腺癌是未分化型甲状腺癌，它失去了正常甲状腺细胞的全部特征，临床表现也和一般的甲状腺癌完全不同。有时会在分化良好的甲状腺癌或变异型甲状腺癌组织中找到未分化癌细胞，但完全转变为未分化型甲状腺癌的情况很少见。对待这样的肿瘤，要和对待没有癌巢的低分化肿瘤一样，积极进行处理。

未来可能通过甲状腺癌患者的DNA、RNA或蛋白质的表达特征，来判断癌症是否具有侵袭性并制定相应的治疗方案，而不是仅依赖于医生的诊断经验和病理专家的意见。多种类型的癌症都将可能使用这种治疗方法"瞄准"特定的通路。2018年，FDA批准"检查点"抑制剂免疫治疗方法用于治疗任何具有特定分子标记的癌症，无论肿瘤的类型是什么。虽然甲状腺癌很少出现这样的改变，但是现在可以使用新的治疗方法对甲状腺癌中出现的其他基因突变或变化进行靶向治疗。例如，乳头状甲状腺癌中经常发生*BRAF*基因突变，当与*TERT*或*TP53*等其他基因突变结合时，可导致侵袭性甲状腺癌。*BRAF*及其下游靶点MEK抑制剂现已被FDA批准用于伴有*BRAF*突变的未分化型甲状腺癌的治疗。类似数据也出现在伴有*BRAF*突变的乳头状甲状腺癌和其他*RET*重排的乳头状甲状腺癌患者中。因此，一些内分泌科医生建议对侵袭性更强的甲状腺癌患者进行基因组筛查，以帮助医生与患者在治疗方法中选择最佳治疗方案。

对哪些甲状腺癌需要考虑非常规治疗？

无论对患者还是对医生来说，很难决定要不要放弃使用更大剂量的^{131}I治疗而选择其他治疗。选择非常规治疗前需要考虑的因素包括：①转移病灶是否能摄取放射性碘。②转移病灶是否在^{131}I治疗后依然进展以及转移发生了多长时间。③转移病灶的位置。④病情发展速度。⑤^{131}I的副作用和累积剂量。⑥患者有哪些症状。此外还要注意有无其他可能让患者不能耐受治疗的疾病。^{18}F-FDG-PET-CT扫描中摄取同位素多的病灶（详见第23章）以及肿瘤的位置、大小、转移灶数量等也提示侵袭性较高。总体来说，多数甲状腺癌患者（除了未分化型甲状腺癌），无论转移与否，无论分化程度高低，病情进展都比较缓慢，状态良好，因此直到肿瘤进展和（或）症状加重时，才会考虑非常规治疗。之所以到这个时候才考虑非常规治疗，是因为它们均非根治性疗法，而且其副作用会降低患者的生活质量。以下罗列了一些非常规治疗方法。因为药物不断推陈出新，所以建议读者还要参考本章最后一部分关于药物临床试验的介绍，以便选择感兴趣的治疗方法。

对常规治疗方法无反应的进展性甲状腺癌的化学疗法

做出选择化学疗法（化疗）治疗转移性甲状腺癌的决定并非易事，医生、患者及其家属应该进行公开、诚恳的讨论。用于治疗其他癌症（不包括甲状腺癌）的经典化疗药物都有一些副作用，会对患者的生活质量造成不良影响。因此，要认真考虑用这些药物治疗甲状腺癌带来的利和弊。用于其他癌症（比如乳腺癌和结肠癌）的经典化疗药物是否对转移性甲状腺癌也有效，目前尚无确切结论，原因之一在于甲状腺癌进展相对缓慢，并且大多数患者生活质量良好，可以存活数十年，无须化疗。所以，如果没有甲状腺癌快速进展的证据，不建议患者进行化学疗法。确定甲状腺癌的基因类型可以帮助医生判定哪些患者可能对早期化疗反应良好，并能耐受治疗带来的风险。

经典化疗在未分化型甲状腺癌（最具侵袭性和分化程度差的甲状腺癌）中的疗效已有研究（见第41章）。伴有*BRAF*突变的未分化甲状腺癌患者，治疗首选*BRAF*抑制剂联合MEK抑制剂，目前关于这些药物与免疫疗法和其他治疗方法结合的研究正在进行中。紫杉醇、阿霉素或联合应用其他化疗药物对小部分未分化型甲状腺癌患者有短期疗效，因此可考虑用它们治疗进展性的未分化型甲状腺癌。

甲状腺癌的放射治疗

过去的50年中，甲状腺癌的放射治疗主要是指应用^{131}I的治疗。对于局部浸润性的病灶，有时也会用到外照射治疗。近10～20年的研究中，科学家们将^{131}I标记到其他肿瘤标志物中，以图开发新的放射治疗药物。其中最有希望的是标记了^{131}I的奥曲肽（生长抑素类似物）。生长抑素是一种激素，它可以和一系列表达在癌细胞上的受体相结合，发挥抑制细胞生长的作用。因此，单独应用奥曲肽或应用结合有其他放射性物质的奥曲肽，都能够直接阻断癌细胞的生长并提供专门针对肿瘤的放射性治疗。这种方法目前尚在研究阶段。

放射治疗也可用于甲状腺髓样癌。通常甲状腺髓样癌会表达癌胚抗原（CEA）。已经制造出与癌胚抗原相连的^{131}I，可用于监测、治疗甲状腺髓样癌以及其他能产生癌胚抗原的癌症。该方法也尚处于研究阶段。

上述向癌细胞特殊摄取的蛋白质上添加同位素的方法，可能带来癌症治疗的突破性进展。这个领域中的研究正在进行中。未来某一天，它可能成为治疗甲状腺癌的好方法。

发掘新的治疗方法

在过去10年里，人们对癌细胞如何生长、如何避免死亡、如何避开体内的免疫系统播散出去以及如何转移到其他组织并生长的机制，有了更多的了解。这些过程与其他部位的肿瘤有相似之处。可能阻断这些过程的新药物正在进行实验室研究或已经进入临床试验阶段。

细胞信号通路抑制剂

大多数甲状腺癌都或多或少地与基因变异导致细胞生长不受控制有关。例如，乳头状甲状腺癌中的*RET/PTC*基因重排和*BRAF*基因突变，滤泡状甲状腺癌中的*RAS*、*PTEN*和*PPAR γ /PAX8*基因突变均能引起细胞信号传导通路不受控制的持续激活，导致癌细胞显著增加。除此之外，甲状腺癌中还有另外一些表现过度活跃的蛋白。过去几十年里，一些关键蛋白在甲状腺癌细胞生长信号通路调控中的重要性已经在实验室得到证实。研究人员设计了大量药物，用于阻断实验室培养的甲状腺癌细胞外膜上或细胞内的信号传导通路。上述药物都致力于同样的目标，即阻断信号传导通路，杀死或抑制癌细胞生长。在过去几十年里，这样的药物已在其他肿瘤的治疗中（如慢性髓细胞性白血病、肺癌、黑色素瘤、非霍奇金淋巴瘤、胃肠间质肿瘤以及许多其他癌症，包括甲状腺癌）取得了较好的效果。

癌细胞的生长是通过一系列在微观系统或通路中相互关联的化学或分子机制来实现的。研究人员希望能够发明既可干扰这些通路又对患者没有伤害或风险的药物。许多特异性抑制某些通路的药物正处于临床研究阶段，目前研究最多的药物是激酶抑制剂（KIs）。不同激酶抑制剂对各条通路的抑制效果不同，引起的副作用也有差异。其中一些药物已经被FDA批准用于治疗进展性和转移性甲状腺癌。

索拉非尼和乐乏替尼是FDA批准用于进展性、转移性和（或）有症状的不能手术切除的、对放射性性碘耐药的甲状腺癌患者。FDA是在基于随机和安慰剂对照研究的基础上批准这两种药物的使用（称为盲法、随机、交叉对照试验）。这些研究是国际性研究，对甲状腺癌患者和研究人员具有里程碑意义。有50%~70%的患者对这两种药物有部分或轻微反应，平均持续18~24个月后病情开始恶化，副作用很常见。这些研究允许所有使用安慰剂的患者肿瘤出现进展时最终接受药物治疗。与常规化疗药物相比，酪氨酸抑制剂通常为口服用药，患者耐受良好，但副作用仍很常见并可能严重影响患者的生活质量。是否使用这样的药物治疗甲状腺癌，医生和患者必须进行开诚布公的讨论和认真的权衡。因为不能带来疾病的完全缓解，加上存在副作用，可以考虑使用这类药物的患者应当是那些常规治疗无效且处于进展状态对[131]I治疗没有反应的甲状腺癌患者。选择索拉非尼和乐伐替尼还是其他药物主要取决于患者患有其他疾病相关的副作用以及成本和医疗保险情况综合评估。有趣的是，对一种药物没有反应或不耐受的患者，往往对另一种药物有反应。随着时间的推移，许多患者可能会接受多种药物的治疗。因为两种药物对任何一种激酶都没有特异性，作用机制也不确定，然而因为两种药物均能阻碍血管生成（肿瘤的生长需要新的血管形成），药物的活性并不能由任何特定的基因突变来预测，抗血管生成被认为是它们发挥作用的可能机制。将这些药物与免疫疗法等治疗方法联合使用的研究目前正在进行中。

许多临床试验在相似的患者群体中进行了其他激酶抑制剂的临床研究。这些激酶抑制剂还没有进展到大规模的确定性临床试验，但是FDA已经批准用于治疗其他癌症，这些药物在甲状腺癌患者中有一定的活性，通常被认为是对乐伐替尼（Lenvatinib）或索拉非尼不能耐受或产生耐药患者的替代选择。在某些情况下，这些药物可用于临床试验之外的患者的治疗。

如上所述，两种甲状腺癌相关基因*BRAF*基因和*RET*基因特异性抑制剂已经研制成功。BRAF抑制剂已经被FDA批准用于伴有*BRAF*基因突变的黑色素瘤的治疗，现在已被批准与MEK抑制剂（达拉非尼和曲美替尼）联合应用于未分化型甲状腺癌的治疗。进展性*BRAF*基因突变型乳头状甲状腺癌患者的临床试验表明，该药物的活性和副作用均优于索拉非尼和乐伐替尼。此外，新的二代RET抑制剂在甲状腺髓样癌患者中表现出高度的活性和良好的耐受性，在*RET/PTC*基因重排的乳头状甲状腺癌患者中也表现出良好的活动作用。最后，甲状腺癌患者很少有其他基因突变或基因重排，如*ALK*、*TRK*或*ROS*，这些基因或者已经经过FDA批准，或者是临床试验中特定的药物。因此，现在医生使用已经上市的探针筛查侵袭性甲状腺癌的突变基因越来越普遍。现在在美国国家综合癌症网络（NCCN）推荐未分化型甲状腺癌患者使用这种方法进行筛查，随着新的治疗方法的出现，它可能成为侵袭性分化型甲状腺癌患者的标准治疗。

最后非常重要的是，最初诊断时原始的癌组织并不能反映多年后做出治疗决定时生长中肿瘤的基因变化。这可能是由于癌细胞在原发肿瘤部分中"亚克隆"存活的结果，也可能是由于时间的推移发生的变化使一些癌细胞得以在化疗过程中存活。因此，许多医生和患者会选择肺、骨或肝等部位的肿瘤进行活检，进行基因检测从而可以更准确对正在增长的甲状腺癌进行治疗。

诱导再分化治疗

诱导再分化治疗的目标是将失去分化能力的癌细胞（失去正常细胞的所有特征）转化为具有分化能力的细胞（见第33章）。对于甲状腺癌而言，治疗目标是改变细胞使其摄取^{131}I的量增加，以减缓其生长。目前研究最多的药物是维甲酸和去甲基化药物，但这些药物中有的并没有获得FDA的许可。维甲酸类似于维生素A，能与数种维甲酸受体中的一种相结合。细胞培养过程中发现，激活这种维甲酸受体可使甲状腺癌细胞摄碘能力增强。经FDA许可，维甲酸现用于痤疮的治疗；实验室研究中，它可增加培养的甲状腺癌细胞摄碘能力，发挥抗肿瘤的作用。维甲酸的临床试验结果不一，可能与维甲酸在不同患者体内分解为其他形式维生素A的能力不同有关（维生素A可以和所有的维甲酸受体结合）。现在正通过动物实验和临床研究开发与特定维甲酸受体结合的药物。由于维甲酸的副作用很小，因此有的医院已经在^{131}I治疗之前给患者使用这个药物。

另一种诱导再分化的治疗方法是去甲基化药物治疗。甲基化（将甲基基团添加到基因上的过程）是一种调控癌细胞基因开关的机制。钠碘同向转运体（NIS）负责将碘运送到甲状腺细胞内，负责它表达的基因常常会被甲基化而"关闭"。在实验室培养的癌细胞中，应用去甲基化药物如五氮胞苷，能够增加甲状腺癌细胞上钠碘同向转运体的表达，进而增加碘的摄入。这些药物目前正处于临床试验研究中。

目前正在进行的研究中最令人兴奋和最有希望的诱导再分化方法之一是阻断BRAF/MAPK通路的治疗，该通路已被证实是许多甲状腺癌去分化的原因。小鼠模型显示，阻断BRAF或MAPK通路可以增加癌症小鼠碘的摄入，激活这些通路可以发生与癌症患者相同的突变。许多临床试验显示，发生BRAF和RAS基因突变的肿瘤患者中，使用BRAF或MAPK抑制剂预处理可以提高放射性碘的摄取和保留。这种治疗方法是否可以改善治疗结果目前还不确定，但是正在研究的重点。

除了应用诱导再分化药物增加摄碘外，目前还在进行基因治疗的实验室研究。几个研究组利用病毒将钠碘同向转运体的基因插入到甲状腺癌细胞中，导致碘摄入增加。另外，基因治疗也被用于向癌细胞内插入延缓细胞生长的基因、导致细胞死亡或再分化的基因（如TP53基因）。如果病毒被直接注入肿瘤细胞，这样的基因疗法十分有效；但是，真正用到动物或人身上时，体内的免疫系统会攻击注入体内的病毒，造成这种基因治疗的疗效大打折扣。现在，基因治疗还处于试验阶段，将来也许有一天，它会成为治疗转移性甲状腺癌的新选择。

免疫疗法

免疫系统是机体抗感染的重要系统之一。除此功能之外，衰老或受损的正常细胞也会被免疫系统通过各种免疫细胞和免疫应答清除。癌细胞可以产生逃避免疫应答的系统，从而可以避免癌细胞被免疫细胞破坏。有些肿瘤细胞甚至具有将阻断肿瘤生长的免疫系统转变为促进肿瘤生长的能力，从而增强其生长和扩散（转移）到其他部位的能力。随着时间的推移，科学家已经发现了一些关键的调节蛋白，在逃避免疫反应中发挥至关重要的作用。最近，一系列"免疫检查点抑制剂"已经被研发出来，FDA批准其用于一种特定机制逃避免疫的癌症。对这些药物反应性的标志物，如PD1、PDL-1或微卫星不稳定，在甲状腺癌中并不常见，并且单独使用这些药物对甲状腺癌无效。但有趣的是，在因其他癌症应用免疫检查点抑制剂的患者中，往往显示出对甲状腺的免疫反应。因此，单独应用免疫治疗或与激酶抑制剂的联合治疗，是目前进展性甲状腺癌领域的研究热点。

癌症转移抑制剂

阻断癌细胞向远处扩散是众多实验室研究中的重要部分，并且极有希望发展为治疗癌症的新方法。对于大多数癌（包括甲状腺癌），发生远处转移者更容易出现临床症状的加重，因此，需要把预防或逆转肿瘤转移作为治疗的目标之一。最近的一些研究用"归巢"机制阐明了癌细胞向特定部位远处转移的现象。举个例子：滤泡状甲状腺癌细胞易于转移至骨骼或肺，原因是什么呢？现在知道了，转移的癌细胞上有特殊的蛋白，能引导癌细胞到达骨骼或肺。这些蛋白叫作"趋化因子"，在转移癌的发展中发挥重要作用。研究还发现了一些抑制肿瘤转移的蛋白，只有部分甲状腺癌细胞能产生这样的蛋白，它们对甲状腺癌治疗和预后的影响还不清楚，研究人员正在积极探索中。

癌细胞血管生成抑制剂

除了前面描述的非特异性激酶抑制剂例如索拉非尼和乐伐替尼外，我们还知道，一些其他的蛋白可以调节癌症中新生血管的形成，这也是新疗法的潜在目的。内皮抑素和血管抑素是两种天然的血管生成阻断剂，正处于临床研究阶段。关于这类制剂的新的类型正在仔细评估中。其他被研究的血管生成抑制剂包括考布他汀、沙利度安及沙利度安复合物。

血管内皮生长因子（VEGF）是甲状腺癌中最主要的血管生成激活剂。研究人员认为甲状腺癌细胞能诱导血管内皮细胞分泌VEGF，引起新生血管形成。索拉非尼和乐伐替尼可以阻断VEGF受体的活性，其他的方法可以阻断VEGF的释放或与VEGF结合并直接使其失活。这类复合物在甲状腺癌中的作用目前正在研究评估中。

临床药物试验

肿瘤治疗的临床药物试验被分为1期、2期和3期（见第43章），每一期别的研究对于评价药物治疗特定疾病是否安全、有效都有特殊意义。值得注意的是，由于是试验性研究，因此无法预测药物是否会给患者带来疗效或副作用。会有专门的机构考察试验过程，保证患者的知情同意权。参与试验的患者可以随时退出研究，任何药物如果在1期试验中出现安全问题，或在2期、3期试验中出现疗效问题，均应立即终止试验。一些药物虽在单独测试时未通过临床试验，但可能以与其他药物联合用药的形式再次进入临床试验。

1 期试验

1期试验是进行人体研究的第一步，该阶段更注重药物的安全性而非有效性。通常，研究人员会在类似的癌症患者中测试不同剂量的药物或联合用药，以确定药物的最大耐受剂量和清除率。这个阶段的研究中，患者的风险最大，但是如果病例选择恰当也会使患者受益。参加1期试验的患者通常是癌症进展迅速者，或是医生根据重要的生物学指标估计可能会对该药有反应的患者。1期试验前，药物必须通过动物实验的毒理学测试。

2 期试验

药物的最大耐受剂量一经确定，就要开始测试不同药物剂量的效果。此时需要根据1期试验的数据，选择某种特定肿瘤或肿瘤家族（如内分泌肿瘤）进行研究。该阶段研究通常是患者的最佳选择。临床试验药物选择根据的是特定药物对特定肿瘤的潜在作用，该作用通常与药物的某些分子结构或作用点有关。

3 期试验

3期试验较2期试验规模更大，且更受重视。该期的目标是：使用试验药物治疗患有某种特定癌症的患者，以确定：①试验药物的疗效是否等同或优于标准化的治疗方案。

②对经标准化方案治疗无效的患者应用此药，是否也有疗效。3期试验通常是药物获得美国食品药品监督管理局许可前的最后一步。

临床试验的信息来源

由于临床试验的开始和结束都很快，内分泌科医生可能无法掌握最精确或最新的药物试验信息，因此也就无法确定某个患者是否适合参加某项药物试验。临床试验专家（内分泌科肿瘤学专家）及其同事很可能是某些多中心试验研究组的成员，他们会知道目前的试验是否适合特定的患者。互联网也是临床试验的信息来源，可能会提供试验药物细节、试验进展、资金来源及试验中心地址等。本书的附录C中，也提供了一些临床试验中心的地址和临床试验研究网站（包括Clinical Trials.gov，是美国国家卫生研究院NIH的一部分）。

小结

对TSH抑制治疗和[131]I治疗无反应的甲状腺癌并不多见，但这样的甲状腺癌能进展为侵袭性肿瘤。过去的几年中，FDA已经批准两种激酶抑制剂，索拉非尼和乐伐替尼对进展性、转移性和（或）非未分化型甲状腺癌进行治疗，这类癌症威胁患者生命、有症状，同时对标准治疗没有反应。目前新开展的、更有针对性的治疗方法正在研究中，其中一些方法已经获得FDA批准，用于治疗未分化型甲状腺癌（达拉非尼和曲美替尼）或具有特定生物标志物的癌症（免疫检查点抑制剂）。某些情况下，这些药物被单独使用，而在另一些研究中，它们互相联合或者与[131]I，或者与其他治疗方法联合使用。

目前，对侵袭性甲状腺癌患者和甲状腺癌的研究而言，都处于一个激动人心并且很有希望的时期。新的治疗药物、新的令人兴奋的临床试验以及个性化临床方法都有可能获得批准。确定最佳的反应预测因子，研发针对更多靶点的、副作用更少的药物，诱发再分化以提高标准治疗效果，以及利用人体自身的免疫系统对抗甲状腺癌等，目前都在进一步研究中。患者和医生通过合作，有机会探索新的治疗方案，并提供重要的信息帮助侵袭性甲状腺癌患者确定最佳治疗方案。

第四部分

甲状腺髓样癌

第 40 章

甲状腺髓样癌

Priya Kundra

前面章节说过，有些类型的甲状腺癌是"分化良好的"（意味着更接近正常的甲状腺细胞），而有些类型的甲状腺癌分化不好，甚至不分化。分化最好的甲状腺癌是乳头状和滤泡状甲状腺癌，分化最差的则是未分化型甲状腺癌。实际上，未分化癌细胞由于分化程度极差，在显微镜下几乎看不出是甲状腺细胞。还有一种甲状腺癌叫甲状腺髓样癌（MTC），它由髓样癌细胞构成，而不是由乳头状癌细胞、滤泡状癌细胞或未分化癌细胞构成。本章将对这一类型的甲状腺癌进行介绍，这些内容在第9章和第14章也进行了讨论。

概述

甲状腺髓样癌占甲状腺癌的5% ~ 10%。不同于乳头状癌和滤泡状癌，髓样癌细胞产生于滤泡旁C细胞而不是甲状腺滤泡上皮细胞。甲状腺滤泡旁C细胞和滤泡上皮细胞不同，不合成、分泌甲状腺激素和甲状腺球蛋白，而是分泌一种称为"降钙素"的激素。降钙素作用于骨组织，可调节血钙水平。

甲状腺髓样癌的预后介于分化良好的甲状腺癌（乳头状甲状腺癌和滤泡状甲状腺癌）和未分化型甲状腺癌之间，它既可以散在发生，也可以在家族中遗传。如果甲状腺髓样癌以遗传的形式发生，患者还可能同时存在另外一些部位的肿瘤及其带来的异常，构成医生所说的"综合征"——多发性内分泌瘤（MEN）。MEN的病因在于基因突变，有两个主要类型即MEN1和MEN2，MEN2又被进一步分为MEN2A和MEN2B。MEN2的两个亚型都会发生甲状腺髓样癌。尽管统计数据显示大部分甲状腺髓样癌是散发性、非遗传的，但是，为了排除有潜在遗传性和（或）伴发其他肿瘤的髓样癌，还是建议所有患者都要进行遗传基因的评估，确定是否存在遗传形式的基因变异。具体细节我们将在下一部分详细讨论。

遗传性甲状腺髓样癌

遗传性甲状腺髓样癌占全部髓样癌的25%，分为3类（表40-1）。

表 40-1　遗传性甲状腺髓样癌（MTC）

家族性MTC（FMTC）	MEN2A	MEN2B
MTC	MTC	MTC
	嗜铬细胞瘤	嗜铬细胞瘤
	甲状旁腺功能亢进症	马方综合征体征
		黏膜神经瘤

如表40-1所示，MTC是所有3种遗传形式的一部分，这里要对MEN-2多说几句。

MEN2患者甲状腺髓样癌的发病年龄较散发性甲状腺髓样癌要早，特别是部分MEN2B患者，甚至在婴儿期就可被诊断出甲状腺髓样癌。与散发性或其他遗传形式的甲状腺髓样癌相比，MEN2B的临床过程进展更快，预后也更差。MEN2中常会出现一种罕见的肾上腺肿瘤，被称为嗜铬细胞瘤，它可以产生大量的肾上腺素样物质（肾上腺素或去甲肾上腺素），引起阵发性血压升高，并伴有头痛、大汗和一过性黑蒙。有嗜铬细胞瘤者在甲状腺手术中可能出现威胁生命的高血压或心律失常，因此必须在甲状腺手术前确定是否存在嗜铬细胞瘤，如果有，要及时治疗。在极少见情况下，嗜铬细胞瘤可以恶变，治疗起来就更为棘手。

MEN2A中另一个与甲状腺髓样癌伴发的肿瘤是甲状旁腺瘤。甲状旁腺有4个紧紧贴在甲状腺后方的小腺体，均为豌豆大小。甲状旁腺瘤几乎都是良性的，它们能产生甲状旁腺激素（也叫甲状旁腺素，PTH），这种激素能够调节体内的钙平衡。我们把甲状旁腺产生过多甲状旁腺激素的情况称为"甲状旁腺功能亢进"，这会引起体内血钙水平升高（高钙血症）。部分MEN2A患者可能出现甲状旁腺激素分泌过量。

分子水平上，MEN2A和MEN2B患者的异常情况都与RET基因突变有关。对甲状腺髓样癌的患者需进行基因测试，以明确其是否携带RET基因变异体。检测到RET基因变异体者，要完善所有MEN2A可能出现的肿瘤及相关异常（MTC，嗜铬细胞瘤和甲状旁腺功能亢进）的检测，以免漏诊嗜铬细胞瘤等有致死风险的疾病。MEN2患者的亲属也是发生甲状腺髓样癌的高危人群，因此他们也应该进行RET基因的检测。甲状腺髓样癌在MEN2B中可能发病很早，因此，如果检测发现MEN2B患者及其家庭成员的后代存在RET基因变异体，医生通常建议这名后代预防性切除甲状腺，何时切除根据变异体的具体形式而定。不同形式的RET基因变异体预示不同的甲状腺髓样癌恶性程度，如果这名后代测得的变异体与甲状腺髓样癌的早期发生和更具侵袭性相关，出生后即应该进行甲状腺切除，以免甲状腺髓样癌发病（见第14章）。

甲状腺髓样癌的临床表现

上面所说的遗传性甲状腺髓样癌并不多见，75%的甲状腺髓样癌是散发性的（非遗传形式的）。患者通常没有什么临床表现，只是在例行的身体检查中发现甲状腺结节，或是在颈部影像学检查（超声、磁共振或CT扫描）中偶然发现甲状腺结节。早期诊断和评估甲状腺结节的方法是甲状腺细针穿刺，抽取细胞放在显微镜下检测（见第8章）。如果细针穿刺的结果怀疑甲状腺髓样癌，需要在外科手术之前进行RET基因变异检测。这种情况下，外科医生要在术前对患者的情况进行预期评估。

许多甲状腺髓样癌，特别是MEN2B患者，在确诊时已经存在颈部淋巴结转移，甚至会有其他组织器官的远处转移。MEN2B的甲状腺髓样癌最具侵袭性，而家族性甲状腺髓样癌的侵袭性最小。甲状腺髓样癌会产生过量降钙素（C细胞产生），血中降钙素水平升高。因此，术前测定降钙素水平十分必要，术前降钙素的水平既能反映疾病的严重程度，又对预后有评估作用。术前降钙素明显升高者可能已经有颈部淋巴结转移，甚至远处转移如纵隔（胸腔上部位于心脏、肺、肝和骨的中央）。甲状腺髓样癌术后，降钙素可作为甲状腺髓样癌细胞残留的标志物。甲状腺髓样癌的另一个肿瘤标志物是癌胚抗原（CEA），但仅有部分甲状腺髓样癌生产癌胚抗原。医生会在术前和随访时测定癌胚抗原及降钙素，如都未检测到则提示肿瘤没有复发，而术后持续高水平或进行性升高则提示肿瘤复发。

术前也常规对肿瘤进行影像学评估，包括甲状腺超声，颈部、胸部、腹部磁共振和CT扫描，以及骨扫描。

治疗

手术是甲状腺髓样癌的主要治疗方法，由于肿瘤可能存在于甲状腺的多个部位，应当选择甲状腺全切除术。与其他类型甲状腺癌一样，甲状腺全切除术需要经验丰富的外科医生来施行，以完全清除肿瘤并降低手术并发症的风险。甲状腺髓样癌容易在早期就转移至颈部淋巴结，因此术中需特别注意这些淋巴结。医生可能会同时进行中央区颈淋巴结清扫术（切除颈前或颈部中央的淋巴结）。确认出现颈部淋巴结转移的甲状腺髓样癌患者需要更广的手术切除范围。一些专家建议对全部甲状腺髓样癌患者都要清扫颈部中央和侧方的淋巴结，尽管对此仍有争议，但部分经这样治疗的患者肿瘤复发率确实有所降低。

与其他类型的甲状腺癌（如乳头状癌和滤泡状癌）不同，甲状腺髓样癌术后无须放射性碘治疗。这是因为甲状腺髓样癌C细胞并不是真正的甲状腺细胞，它们不具备摄取放射性碘的能力。

病程和预后

正如前面所说，甲状腺髓样癌不仅能早期转移至颈部和纵隔淋巴结，还可以通过血液转移至远处组织，比如肝脏、肺和骨。甲状腺髓样癌的远期预后与诊断时肿瘤的分期有关。早期患者与进展期患者相比，生存概率更大。甲状腺髓样癌的分期与肿瘤的大小、是否有颈部淋巴结转移以及是否存在远处转移有关，见表40-2。约1/3的患者术后会出现肿瘤复发，1/2的患者术后降钙素水平升高（提示肿瘤持续存在或复发）。家族性甲状腺髓样癌在全部甲状腺髓样癌中预后最好，最具侵袭性的甲状腺髓样癌形式是MEN2B，散发性和MEN2A的甲状腺髓样癌介于两者之间。通过*RET*基因筛查诊断的患者，通常是在疾病早期，因此预后很好。Ⅰ期、Ⅱ期、Ⅲ期、Ⅳ期甲状腺髓样癌的5年生存率分别为95%、91%、89%和68%。如果我们只考虑MTC相关的死亡，而不是所有原因的死亡，Ⅰ期、Ⅱ期、Ⅲ期、Ⅳ期MTC生存率分别为100%、99%、97%、和82%。生存率相对较高的原因之一在于甲状腺髓样癌的进展十分缓慢，即便发生转移也是如此。

术后随访和治疗

对甲状腺髓样癌患者术后需进行定期随访，包括体格检查、测定降钙素和癌胚抗原。两种肿瘤标志物中任意一种升高，均需仔细复查肿瘤是否复发，通常是进行影像学检查。大部分复发出现在颈部、纵隔、肺、肝或骨。尽管少数患者术后降钙素水平升高，但通过现有的常规技术无法确认肿瘤位置，这种情况下其他影像学检查手段也可能有一定价值，包括：采用^{68}镓标记物（^{68}Ga–DOTA–TATE）、放射性同位素标记的生长抑素（奥曲肽）、间碘苄胍或癌胚抗原做扫描。医生会决定患者是否适合这些检查。

术后降钙素升高且证实存在颈部转移复发者通常需要再次外科手术。颈部再次手术也同样适用于降钙素升高却无影像学证据者，这时的手术称为探查性手术，通常术中会发现这类患者存在颈部多发的小肿瘤，或是显微镜下才能看到的肿瘤。此外，术后降钙素倍增时间小于6~12个月的患者预后通常不如倍增时间大于24个月的患者。如果降钙素水平升高且倍增时间相对较短，患者应该与内分泌科/肿瘤科医生讨论进一步的治疗方案。另外，对于手术无法治愈的甲状腺髓样癌患者，也可考虑保守治疗，一些新药正处于研发阶段。

颈部病灶很大的患者还可考虑颈部外放射治疗。外放射也可用于治疗肿瘤远处转移（如单独的骨转移）。

表 40-2 MTC 的 TNM 分期系统（AJCC 第 8 版）

Ⅰ 期	T1、N0、M0
Ⅱ 期	T2-34、N0、M0
Ⅲ 期	T1-3、N1a、M0
Ⅳ 期	T1-3、N1b、M0或T4，任何N
	M0，任何T，任何N、M1

T，N，M 的定义

原发灶	
T0	无原发肿瘤的证据
T1	局限于甲状腺内的肿瘤，最大直径≤2厘米
T2	肿瘤局限于甲状腺内，2厘米＜直径≤4厘米
T3	肿瘤最大直径大于4厘米或者浸润到甲状腺包膜外
T4	任何大小的肿瘤浸润超出甲状腺包膜至颈部组织、喉、脊柱或血管
区域淋巴结	
N0	无区域淋巴结转移
N1	区域淋巴结转移（N1a：颈部中央淋巴结；N1b：侧颈或咽部淋巴结）
远处转移（M）	
M0	无远处转移
M1	有远处转移

注：T，N，M的定义参考第10章。

对于转移灶发展迅速的甲状腺髓样癌患者，可考虑使用治疗其他肿瘤的化疗药物，但完全治愈的可能性很小。放射性碘标记的间碘苄胍和生长抑素疗效有限。

最近，一些新研制的药物显示出对甲状腺髓样癌的良好疗效。它们都是小分子药物，能影响和阻断癌细胞生长、分裂，从而减缓或干扰肿瘤生长。酪氨酸激酶抑制剂（TKIs）属于这类药物。多种酪氨酸激酶抑制剂正在进行分化型甲状腺癌和甲状腺髓样癌的临床试验。进展性、转移性MTC患者应考虑TKIs治疗。已经上市的酪氨酸抑制剂凡德他尼、卡博替尼可以作为进展型MTC的单药一线治疗。

第五部分

未分化型甲状腺癌

第 41 章

未分化型甲状腺癌

Nikolaos Stathatos，Leonard Wartofsky

概述

  人体内由细胞形成组织，每种组织都具有其特定的结构和功能。这些特殊的组织和组成它们的细胞被称为"分化"细胞，它们看起来彼此非常"不同"，起源于更"原始"的组织和细胞，在子宫中发育成具有与众不同的特定功能。然而，DNA（正常细胞的遗传密码）的改变（突变）可以把它们变成癌细胞。在这个过程中，这些细胞失去了它们正常细胞特有的特征，这个过程就叫去分化。当细胞失去大部分或全部原始细胞的特征时，它们就被称为未分化细胞。由这些细胞构成的癌症是最具侵袭性的癌症，不幸的是，绝大多数情况下这些癌症都是致命的。

  未分化型甲状腺癌在全部甲状腺癌中所占的比例不足5%，因为有时未分化型甲状腺癌的鉴别困难，所以这并不是非常精确的数字。然而，随着分子遗传学的发展，这种区分在将来会变得越来越精确。未分化型甲状腺癌是甲状腺癌中最少见的类型，常见于60岁以上人群，可能在女性中更常见。它可以单独存在或者与其他分化型甲状腺癌并存。目前尚不清楚未分化型甲状腺癌是来源于其他分化型甲状腺癌还是这两种不同类型的甲状腺癌同时单独发展形成。

  本书开篇介绍了甲状腺利用碘合成甲状腺激素（见第2章）。明显碘缺乏（饮食中碘含量不足）的地区里，未分化型甲状腺癌的发病率较高。增加饮食中的碘后（例如在食盐中加碘），这一状况明显改善。未分化型甲状腺癌比其他类型甲状腺癌恶性程度更高，更具有侵袭性。据报道，未分化型甲状腺癌患者的中位生存时间为确诊后2~12个月不等，仅有约5%的患者可以存活超过5年。值得注意的是，最近对这些肿瘤遗传学的认识取得了非常有趣的、潜在的有价值的发现，有望改善肿瘤的预后。

未分化型甲状腺癌的病因

  人体内每个细胞的结构和功能都由DNA来控制，DNA是细胞含有的遗传物质。它的一个重要的功能是细胞复制，产生新的细胞从而取代那些死亡的细胞。例如，构成我们皮肤的细胞不断在复制，让我们的皮肤进行自我补充，保护我们免受外部环境的伤害。细胞复制的功能受到严格的调控，使产生的新细胞不会太少也不会太多，癌细胞携带的突变基因导致它们失去了控制细胞增殖的机制，因此生长失控，最终导致癌症形成。

  快速的细胞增殖是一个复杂的过程，在癌症形成之前需要很多步骤，对该过程最好的解释是"多次打击"假说。基于这一理论基础，多次连续变化的基因组成的细胞导致许多"分化"特征的缺失，以及对复制功能控制的丧失。通常来说，这些特征丢失越多，细胞的分化程度越低，肿瘤的侵袭性会更强。有几个因素被认为与肿瘤的发生有关：如辐射暴露、化学物质（例如铅）等。每个人对这些物质的敏感性不同，这与人体特异性的基因组成以及他们暴露于某种导致癌症发生的外部/环境因素有很大关系。引起一个人罹患癌症的因素，可能并不会引起另外一个人罹患癌症。然而，一些众所周知的因素会增加大多数人罹患癌症的风险，例如吸烟。不幸的是，导致未分化型甲状腺癌形成的特异性因素尚未确定。

临床表现

增长相对迅速的颈部肿物是本病最常见的临床表现，通常是无疼痛症状的。许多患者都有多年甲状腺肿大的病史，但是因近期甲状腺肿的加速生长引起注意，它可以压迫甲状腺周围的组织结构例如气管引起呼吸困难；压迫喉部引起声音的改变；也可以压迫食管导致吞咽困难。癌症不只可以压迫这些器官组织，还会浸润和侵犯它们。起初是固体食物吞咽困难，当肿瘤逐渐进展后，甚至进食液体食物也会发生吞咽困难；由于肿瘤可以侵袭甲状腺旁的喉返神经，可能会出现声音嘶哑；如果这些组织结构被癌症浸润，它们的内膜会被侵蚀，从而导致肺或消化道的出血。

肿瘤可以向胸腔内生长，压迫进出心脏的血管，导致"上腔静脉综合征"，这时，来自颅脑及四肢的血液无法自由地通过上腔静脉返回心脏，导致头颈和手臂肿胀、面色发红、头痛甚至呼吸困难。上腔静脉综合征也可能出现于其他肿瘤，但在未分化型甲状腺癌中表现更为典型，随着静脉受压和血液流动继发变缓慢，可能会有血栓形成。

如上所述，未分化型甲状腺癌可以与其他分化较好的甲状腺癌共存。未分化型甲状腺癌也可能是在治疗其他癌症时偶然发现的。或是看似良性的甲状腺肿内部，也会出现未分化型甲状腺癌。

考虑到未分化型甲状腺癌侵袭性特征，很多癌症是因为扩散到（这一过程称为转移）身体其他部位时才被发现的。这些转移到身体其他部位的未分化型甲状腺癌可以引起相应的症状：在骨骼可能出现骨折，在肺部可能引起气促，在大脑可能出现癫痫等神经症状。

因为未分化细胞的去分化导致这些细胞失去产生身体需要的激素和其他物质的功能。与甲状腺滤泡细胞不同，未分化型甲状腺癌细胞不产生甲状腺激素或甲状腺球蛋白。相反，它们可能会产生其他大量的物质，导致其他问题的出现，这些物质包括甲状旁腺激素相关肽（PTHrP）、成纤维细胞生长因子23（FGF-23）和粒细胞集落刺激因子（G-CSF）。PTHrP是一种蛋白质，与体内正常产生的血钙调节激素相似，未分化型甲状腺癌产生过量该蛋白会使血钙明显升高，引起疲劳和便秘，如果情况进一步失控，可能会出现更严重的并发症如嗜睡甚至昏迷。FGF-23是人体内一种重要的磷酸盐调节剂，大量的FGF-23会导致骨质变薄，甚至病理性骨折（非外伤或轻微损伤导致的骨折）。最后，G-CSF是刺激白细胞（身体的防御系统）生成的蛋白质，过量时会导致白细胞数目增多，广泛的炎症和全身严重的疼痛、发烧甚至血栓。

未分化型甲状腺癌最后可以出现恶液质：极度消瘦、食欲不振、肌肉力量和质量下降、发烧以及没有任何明显原因的极度疲劳。

诊断

与其他癌症相似，未分化型甲状腺癌的诊断需要病理学专家通过显微镜检测标本来确定。标本可以通过几种方法来获取，最常见的方法是活检，这种方法是将一根针穿入肿瘤组织收集一些细胞（见第8章）或组织切片（穿刺活检）。通常会留取多个样本以便做出更准确的诊断。活检在确定诊断方面更加准确。然而，根据技术、肿瘤的位置和肿瘤活检部位的不同，有时需要外科手术切除的组织样本进行确定诊断。

肿瘤样本一旦获得，通常会被特殊的染色剂染色，这样便于在显微镜下更好观察肿瘤，通过这种方法可以确定肿瘤的类型，一些特殊的染色剂也会被用来帮助识别细胞中存在的特殊物质，帮助做出更准确的判断。最近，分子遗传学这一个新的领域已经发展起来，无论是在诊断，还是在更重要的治疗领域都显示出巨大的前景。如果这样，可以收集这些癌细胞的遗传物质（DNA和RNA），并寻找可能存在的基因突变。这些突变的存在或缺失对了解肿瘤的特性，特别是肿瘤的侵袭性非常重要。

显微镜下，未分化型甲状腺癌可分为4种不同的亚型：梭形细胞型、鳞片状型、小细胞型和巨细胞型。由于未分化癌细胞失去了正常甲状腺细胞的大部分功能，需要与其他来源的低分化癌细胞如淋巴瘤细胞进行鉴别，这往往会用到特殊的技术，其中之一是流式细胞仪检测。这种区分很重要，因为不同类型的癌细胞治疗方法也大相径庭。一旦确诊为未分化型甲状腺癌，有必要同时明确其播散转移的情况。癌转移程度对治疗方法的选择和预后有很大影响。

确定了甲状腺癌的病理类型之后，我们需要了解肿瘤生长的程度。肿瘤有多大，如果肿瘤生长超出了甲状腺侵犯到周围组织（例如颈部肌肉、气管或食管），或者已经播散到其他部位（常见的部位有颈部淋巴结、肺脏和骨）。尽管有多种影像学检查方法可以使用，目前最常用的方法是PET-CT（正电子发射计算机断层显像）（见第22章和第23章）。这是两项研究方法的结合：低剂量CT扫描和放射性氟标记的葡萄糖（^{18}F-FDG）。像未分化型甲状腺癌这种侵袭性很强的肿瘤会消耗大量葡萄糖从而可以迅速繁殖生长，当我们使用放射性葡萄糖时，标记在葡萄糖上的放射性标记物可以浓聚在这些肿瘤中，我们可以通过特殊的摄像技术来确定放射性物质在体内的集聚部位（癌灶所在处）。

治疗

未分化型甲状腺癌的治疗不同于分化型甲状腺癌。未分化癌细胞摄碘能力丧失，对TSH的刺激也没有反应，TSH是垂体在正常情况下分泌的调节甲状腺功能的激素，这种激素与正常甲状腺细胞表面的特定受体结合发挥作用，就像锁（受体）与它的特定钥匙（TSH）的结合。正常甲状腺细胞可以浓聚碘以合成甲状腺激素。这一过程受TSH和正常甲状腺细胞或分化型甲状腺癌细胞表面TSH受体的直接控制。因此可以利用细胞浓聚放射性碘这一功能，使用放射性碘杀死这些细胞。未分化型甲状腺癌丧失了摄碘能力，因此我们不能使用放射性碘治疗未分化型甲状腺癌。

理想情况下，对未分化型甲状腺癌最好的治疗是尽早做出诊断，在癌症生长过多

（通常指肿瘤生长超出甲状腺腺体）或转移到身体其他部位之前通过手术切除。不幸的是，一般很少能早期做出诊断。未分化型甲状腺生长非常迅速，通常在发展到晚期之前没有任何症状。然而，根据肿瘤的大小和位置，仍可以尝试进行手术以缓解颈部的局部压迫症状。手术的范围取决于肿瘤的范围，需要切除整个甲状腺、颈部淋巴结，如果气管和食管被肿瘤侵袭也需要被切除。但多数肿瘤都不能通过手术进行切除。

到现在为止，仍没有治疗未分化型甲状腺癌的好方法。最近，采用放射治疗和化疗联合治疗的方法取得了一些进步，可以将肿瘤的生长推迟一段时间（多数情况下可能是几个月）。放射治疗也可以用于扩散到身体其他部位的癌症，例如骨。然而，放射治疗和化疗都可能出现严重的副作用，导致患者恶心并严重影响患者的生活质量。

值得注意的是，最近分子生物学领域取得新的进展，可以识别特异性基因突变，识别肿瘤基因编码的特异性改变，从而可以通过药物进行靶向治疗。文献已经对个别治疗有显著反应的案例进行了报道。然而，值得注意的是，这一领域还处于起步阶段，还不能用于大多数未分化型甲状腺癌。目前很多临床试验正在进行这方面探索，患有侵袭性甲状腺癌的患者可以在正在执行或参与此类临床试验的研究中心寻求帮助。可以从马里兰州贝塞斯达国家卫生院的国家癌症研究所获得更多信息。

结论

未分化型甲状腺癌是一种罕见的甲状腺癌。早期诊断和积极手术治疗是至关重要的，通常还需要联合放射治疗和化疗。一些正在进行的重要研究，初步取得了有希望的结果，这将有望为这种侵袭性很强的癌症找到新的更有效的治疗方法。

第六部分

患者经历分享

第 42 章

与甲状腺癌同在的日子

Ron Sall，Dianne Dodd，Joan Shey，Diane Patching，Beth Scott，Samuel Chatham，Jeanne F. Allegra，Stephen Peterson

---

这一章中，我们邀请一些患者和患者家属谈谈他们患病的经历，还加入了心理科医生和精神科医生的讨论。编者们认为这是本书最有价值的章节。它会让甲状腺癌患者觉得并不孤单，其他人也和你一样，你的想法和感情很正常。你可以在患甲状腺癌的同时，依然拥有精彩的生活。

这里记录的都是患者用自己的语言讲述的故事，编者对语法和内容仅做了最小限度的调整。因此，一些信息有可能不完整、存在争议甚至是错误的，对此，我们在括号内做出标注或提示你可以见本书的相关章节，以便帮助你获得更准确的信息。

编者

与甲状腺癌同在的日子

Ron Sall

每个人的生活都有许多有意义的时刻。也许是你遇见伴侣的时刻，也许是你结婚或第一个孩子出生的时刻。显然，这些时刻都是重要而有意义的，然而，对于我来说，真正有意义的时刻是被诊断为甲状腺癌的时刻，那一刻，你意识到你离死亡很近，死亡随时可能发生。

那一天是1997年12月12日，我清楚地记得我在等待之前没有见过的外科医生，他看着我，然后说："你的病情很重。"是的，我知道身体有些异常，但是直到那一刻我才知道背部的疼痛和腿部的压痛并不是我所想象的滑倒或腰椎间盘突出所致。拿着磁共振结果，我艰难地跟着他到办公室讨论我的治疗方案。当他告诉我，我得了甲状腺癌，并已经转移至第四和第五腰椎，需要住院治疗时，我很震惊。

这只是那天一系列事情的开始。经过甲状腺活组织检查，我的甲状腺癌被确诊了。我立即变得非常暴躁。最初被诊断为恶性肿瘤时，出于对癌症的恐惧，我不可抑制地想要退缩。我想这是被诊断为癌症后最不恰当的态度。最初诊断的时候是对疾病最无知的时刻，我承认自己的无知，并从最基础的知识开始："什么是甲状腺？它在哪？它的作用是什么？"当然，我很快对甲状腺有了更多的了解。

了解这个疾病需要从两方面入手：临床方面（会在后面提到）和个人方面。就个人方面，你做什么和你怎么做至关重要。你怎么继续日常生活？你是否继续工作，能否胜任？你应该吃什么？最根本的是，你要继续享受生活还是仅仅是退缩？

我选择继续生活、工作和平衡心态。我知道尽管我的病情很严重，但并不会无法控制。我的确做到了良好的平衡，我仍然全力工作，正常吃饭、睡觉，并和从前一样运动。坦率地说，只要你明白你只是得了一种需要监测的疾病，就没有理由不继续正常地生活。通过监测和及时得当的药物干预，你可以在患甲状腺癌的同时，仍然拥有合理正常的生活。

我很幸运我有强大的精神支柱——很爱我的妻子和家人，只要我有需要随时愿意陪伴我的朋友们。这份支持弥足珍贵，无法衡量。当你知道如果有需要就会有人帮助，你会更从容地对待你的病情。

如何面对你头脑中"癌症"这个概念，尤其是在最初诊断的时候，是个很棘手的问题。你会把每次新发的疼痛都怀疑成癌症复发。当你对自己的病情有更多了解，知道该对医生们有什么样的期待时，你也就学会了如何更好地面对癌症。应该完全忽视病情吗？目前为止，我不这么认为。但是，随着时间的推移，你就会学会区分什么情况需要立即咨询医生，而什么情况只是你的过度担心。这就是医生给你的最大帮助。

幸运的是，我的外科医生建议我咨询内分泌科医生，他们对甲状腺肿瘤更为专业，并且在我术后恢复期向我提供了一系列相关书籍。这让我对病情有了更深的了解，如果不主动了解和咨询，你很难真正有效地参与治疗，而不参与治疗，你就无法得到最大限度的治疗和恢复。

诊断和最初的手术仅仅是开始。我的医生告诉我：作为癌症患者，目标是实现病情缓解（身体暂时摆脱肿瘤细胞的状态），患者的积极参与是达到这一目标的关键。

了解你的病情以及如何治疗后，你可以更好地参与治疗过程。了解的过程是缓慢的，但是，你会知道越来越多的治疗选择、最新治疗方法，也会更加明白每位医生（内分泌科医生、外科医生、核医学专家、肿瘤学专家，对我来说还有放射治疗专家）的作用。了解得越多，就越能更好地参与治疗。

确定诊断为甲状腺癌后，第一步要做的就是切除甲状腺。术前应注意两点：第一，甲状腺癌的手术治疗趋势是甲状腺全部切除。第二，尽管优秀的外科医生有很多，但并不是所有的外科医生都能足够熟练地完成甲状腺手术，也不是每位医生都有足够的避免甲状旁腺损伤和声带神经损伤的经验。因此，了解你的外科医生做过多少例甲状腺手术以及他处理这类患者的经验如何十分重要。你选择的外科医生也应该就此与你进行讨论，并且要讨论手术本身的一些问题，以便让你知道应该有何期待以及如何处理术中出现的正常或异常状况。

甲状腺切除后，根据术中获取的组织的特点，下一步通常是术后扫描和放射性碘治疗。为了使扫描和放射性碘治疗充分，通常要达到甲状腺功能减退的程度（编者语：见第17章、第18章、第19章和第20章），这就意味着术后一般不立即进行甲状腺激素替代治疗，而是一直处于甲状腺功能减退的状态。这种状态会促使血液中的垂体激素TSH升高以利于治疗。我比较幸运，出于多种原因，在第一次放射性碘治疗前，我处在甲状腺激素治疗中，医生给我注射了重组人TSH来升高TSH水平，这就避免了甲状腺功能减退。但在第二次放射性碘治疗前，我用停服甲状腺激素而造成甲状腺功能减退的方法升高TSH，结果出现了很多副作用。放射性碘治疗用于清除剩余的甲状腺癌细胞（外科医生因担心伤及甲状旁腺和声带神经未能完全切除的癌细胞），如果运气好，也能清除甲状腺以外的癌细胞。除了准备过程（处于甲状腺功能减退状态）比较难过，治疗过程并不痛苦。你将会被隔离以保证放射线不影响其他人。当然，隔离期间可能会出现不舒服的感觉，但是通常只持续24小时（编者语：根据新的美国NRC准则，一些患者可以在门诊进行放射性碘治疗，见第29章）。总体来说，为准备放射性碘治疗而处于甲状腺功能减退的那段时间最让人不舒服。

为了最大限度地从放射性碘治疗中获益，你需要处于甲状腺功能减退的状态，它让身体代谢变慢，甚至连维持最基本的功能都感觉困难。一次这样，甲状腺癌患者并不会过多抱怨；但反复甲状腺功能减退，随后又立即恢复就令人难以忍受。第一次放射性碘治疗一段时间后，你可能会在服用甲状腺激素期间再次接受放射性碘治疗，这时往往需要停药几周，使血液中的TSH水平升高，以刺激任何残存的甲状腺癌细胞摄取放射性碘。放射性碘治疗的过程就像是过去的一个电子游戏：甲减所致的高TSH刺激正常甲状腺癌细胞摄碘，通过标记在碘上的放射性物质，我们就能找到癌细胞并消灭它们。

完成放射性碘治疗后，下一步就是评估治疗是否成功。这可能需要：放射性碘全身扫描，正电子断层扫描（PET）（编者语：见第23章），和（或）一项简单的寻找残余肿瘤细胞的血液化验（编者语：见第4章）——检测甲状腺球蛋白。甲状腺球蛋白是一种来源于甲状腺细胞的蛋白，它代表甲状腺细胞是否存在。最好的结果是放射性碘扫描看不到摄取碘的东西，血清甲状腺球蛋白水平非常低。如果这样，说明治疗十分成功，你正处于缓解期。

如果像我一样，得到的不是上面所说的结果呢？很显然，你不能放弃。第一次治疗后没有缓解并不意味着后续治疗就不会成功或没有其他的治疗方法可供选择。像前面所说的，我的甲状腺癌扩散到腰椎，与甲状腺相距很远，以至于一定程度上很难被完全清除。放射性碘治疗并没有完全清除我体内的癌细胞，我的血液中还是检测到了残存的癌细胞，根据内分泌科医生的意见，我同意对腰椎进行外放射治疗。

当肿瘤出现远处转移或特定器官转移时，外放射治疗是清除癌细胞的又一个选择。放射性治疗本身并不痛苦，但却会令你异常疲倦，因为你每天都要接受治疗。外放射治疗本质上是将一束强辐射线集中到肿瘤部位，破坏癌细胞。治疗后你不会像手术后那么虚弱，并且从我的亲身经历来看，治疗是有效的。

从我的叙述中能看到，我仍在与癌症进行斗争。我像很多大男子主义的人一样，认为自己不需要看医生，直到病情严重到需要治疗时才去。然而，在我被诊断为癌症之后，我变得异常敏感，一点微小的疼痛我都会去看医生。这正常吗？我不知道。但从我首次治疗失败这点来看，这是正确的选择。慢慢地，我也越来能接受这种微小疼痛的出现，并发现通过恰当的治疗，我可以与疾病和平共处。等待血液测定结果时我会紧张吗？当然！焦虑有没有妨碍我的正常生活呢？据我所知，没有。我现在知道，对诊断为甲状腺癌的反应应当与被诊断为心脏病或糖尿病没有什么不同。我们一定要面对疾病，只要照顾好自己，一样可以活得充实、活得快乐。这并不是说教。适当的饮食、运动和休息对疾病会有帮助，越多地帮助自己，就越有机会痊愈。

　　手术后会怎样？医生会给你开甲状腺药物，每天早晨空腹口服（我起床后第一件事）。这种药物替代甲状腺激素，帮助你保持适当的代谢平衡。抽血检查时，医生不仅会测定你的甲状腺球蛋白水平，也会测定甲状腺激素和TSH水平。内分泌科医生帮助你根据不同的甲状腺癌类型和病情，将TSH控制在适当水平。如果有很多癌细胞残留，医生会将TSH保持在极低水平，理论上这会造成甲状腺功能亢进，但毕竟比过多的TSH刺激肿瘤生长和转移要好得多。

　　在整个治疗过程中，警觉和参与是最关键的。警觉意味着你了解自己的身体状况，并能对任何异常情况做出反应；参与是根据你的意愿寻找和尝试根除疾病的方法。

　　你能与甲状腺癌共同生活吗？我能，并且不知从何时起，我做得很好。你能接受被诊断为甲状腺癌或甲状腺癌复发吗？当然能！甲状腺癌离开过你的身体吗？我表示怀疑。但我十分期待有一天我的扫描结果没有异常，并且血中甲状腺球蛋白水平低到测不出来，那一天我才能回答这个问题。直到现在，我仍然监测疾病、寻求专业建议，并参与恢复治疗。

没有"好的癌症"*

Dianne Dodd

　　*感谢加拿大甲状腺基金会允许我们再版这两篇登载在他们的简报上的文章，也要感谢加拿大甲状腺协会和加拿大甲状腺癌互助组的支持和鼓励。许多我在网上碰到的甲状腺癌患者为本文提供了大量的素材和灵感。我的家人——迈克尔、伊丽莎白、凯斯琳、梅勒妮，他们一直都在我身边。

　　本文的第一部分是我作为甲状腺癌患者的个人经历；第二部分是情感方面的治疗建议，汇总了我查到的资料。在我的治疗过程中，经历了对未知疾病的恐惧、失去健康的悲痛、做决定时的信息匮乏，以及我和丈夫的无助感，所有这些使我意识到：无论诊断的癌症结局如何，有过共同经历并存活下来的患者的支持不仅是一种精神上的安慰，而且对患者从身体上到情感上的痊愈也非常必要。为了寻找甲状腺癌的更多信息，也为了寻找情感支持，我完全自愿地参与了网上的互助组，先是美国甲状腺癌患者协会，随后是加拿大甲状腺癌互助组，现在我还是加拿大甲状腺基金会的一名活跃成员。

　　1999年夏天，我发现脖子上有一个肿块，我的家庭医生认为肿块是良性的，但仍然为我安排了超声检查。当超声科医生找来放射线科医生时，我预感到可能有些问题。我听到他们在数数，数到8或10。8或10什么？当然，他们并没有告诉我。在等待内分泌科医生门诊的两个月中，我一直在思考这个问题，直到内分泌科医生告诉我：我得了多结节性甲状腺肿，其中一个结节比较大。他还问我小时候或者青少年期是否曾经暴露于 X 线，我告诉他没有。后来我知道了结节性甲状腺肿常是甲状腺癌的原因之一。内分泌科医生告诉我需要切除甲状腺左叶，并让我去外科医生那里做甲状腺细针穿刺活检。结果提示"性质可疑"，于是外科医生和我约定了手术时间，并对我保证说"不是急诊手术，结节很可能是良性的"；然后他又说即使是恶性的也没关系，"如果你必须得一种癌症，那么甲状腺癌是不错的选择。"甲状腺癌生长缓慢，并且相对容易治疗。

后来我才发现，医生之间对像我这样的病例到底应该将甲状腺完全切除还是部分切除，实际上还存在争论。但是我的外科医生不是甲状腺专家，不认为我患有甲状腺癌，并且担心全部切除甲状腺后可能出现的风险，于是他采取保守的方式，仅切除了半侧甲状腺。

手术并没有那么糟，仅有一点儿紧张而已。因为颈部神经被切断，所以几乎没有疼痛。医生告诉我淋巴结没有问题（如果肿瘤转移，通常首先转移至淋巴结）。

当我术后一周去见我的外科医生时，我不幸地听到了病理报告上"癌症"这个词。除了我需要放射性碘治疗以及治疗前需再次手术去除另一半甲状腺之外，剩下的话我都没听到。因为甲状腺可以吸收碘，给予一定剂量的放射性碘能够杀死术后残存的甲状腺组织（编者评论：放射性碘治疗见第 24 章）。

但在那一刻，我所能想到的全部是我不得不再次接受手术，仅仅是想到我还没有愈合的切口又要被打开了就令我战栗。独自坐在他的办公室里，我希望我的丈夫或朋友能在这里给我支持，然而，他们不会提前告诉你"我们打算告诉你，你得了癌症，所以请带家人和朋友来给你感情上的支持。"癌症就是这样，你感觉它似乎每次只是带走了你一小部分健康，但坏消息却慢慢增加，逐渐摧毁你对那些说"别担心，没什么"的人的信任。

我的第二次手术像一个似曾相识或再次出现的噩梦。术后我近乎失声（那段时间我对此极度焦虑），但 6 个月后我的声音回到正常。术后我仍然恢复得很快，很多长时间没有联络的朋友前来探望、送来鲜花以及打来电话。我过得还不错。

我的外科医生告诉我，为了随后的治疗，我需要处于甲状腺功能减退的状态，这会让我觉得十分虚弱（事实证明他说得太对了！），但是他不知道我该被迫不用药多长时间。他为我预约了肿瘤医院，我不得不在术后等待了 3 周。那时，我一直想知道治疗前需要停药多久，但只能等到第一次去肿瘤医院时才会知道相关信息。于是，我一直在沮丧和恐惧中等待，感觉陷入医疗系统的夹缝中无法解脱。

最终，我去到了渥太华大学附属医院肿瘤研究所一间明亮的办公室，每一处都令我感到温暖和不真切。我丈夫跟我在一起，医生办公室里有间隔，这样患者在检查时有隐私权。另外，患者的同伴或朋友也可以咨询问题或者获取相关信息。理论上，患者在被告知患有癌症时会因承受不住压力而无法正常的倾听。但是，在我到那里前，我已经在最不希望的时刻知道了我有癌症，到那里是为了会诊。我的心情很低落，暗想："这是真正患有癌症的患者来的地方，是不得不接受化疗、掉头发，并且担心死亡的人才来的地方。"那时候，我还不清楚后来我会需要多大的帮助。

那是术后的第3周，我特别期待能被允许立即进行放射性碘治疗，我甚至已经做好了住院准备。我想战胜癌症，恢复正常生活。但是，让我绝望的是，我发现需要6周才能达到充分的甲状腺功能减退。我还得再坚持3周！我感觉快要死了，每天我都得服用茶苯海明和泰诺林来控制严重的头痛和恶心。大部分时间我都在睡觉，变得越来越抑郁。我的皮肤变灰、眼睑水肿，有一段时期我还会失眠。我的反应越来越慢，不仅不能开车，而且几乎不能正常地说话和清晰地思考。最后一周，我不能和任何人交谈甚至无法集中注意力去阅读。我只是坐在卧椅上，盯着窗外，等待去医院。

与地狱般的甲状腺功能减退相比，放射性碘治疗更容易让人接受，但需要一个人过24小时。每个人对治疗所用的放射性碘都小心翼翼，但是我却要把它喝下去。屋子里的每样东西都用塑料盖着，包括电话、地板也用纸铺着。护士不进入我的房间，只是将餐盘留在离我最近的门口，我丈夫来接我时，他们也差一点儿不让他进入房间。

回家之后，我不得不很小心，避免污染房间。我丈夫带孩子离开几天，而我几乎独自在房间里待了一周（编者语：见第24章和29章）。最难过的事是不能拥抱和亲吻我最小的仅仅7岁的孩子。我丈夫也很紧张，为我准备了相当一段时间的食物，以至于我觉得自己像麻风病患者。其实这些做法都是合理的，只不过当你虚弱和抑郁的时候，真的很难挺住。那时，每件事都如此让人绝望，并且远离丈夫和孩子让我觉得自己像独自待在房间里的火星人。

服用左旋甲状腺素3周后，我感觉又活过来了，但我知道为了术后扫描（编者语：见第19章）以确定甲状腺癌细胞是否完全被清除，我将不得不再次回到地狱般的甲状腺功能减退的状态。某种程度上来说，第二次甲状腺功能减退期并不比第一次更糟，但我仍然很痛苦。11月做诊断性扫描时，我和我丈夫几乎不能交谈。

幸运的是，诊断性扫描结果是"无显影"，我的体内不再有残存的甲状腺癌细胞！但我已经被疾病折磨得太虚弱和悲伤，根本无力庆祝。我继续服用左旋甲状腺素，回到工作单位，等待再次恢复正常。但和很多患者一样，我用了一年时间才完全恢复，甚至尽管我的TSH水平恢复正常，但我依然感觉疲劳，像是处于甲状腺功能减退状态。作为甲状腺癌患者，需要保持略低于正常的TSH水平，以避免癌症复发。有一段时间，我感觉自己突然又像回到了噩梦中（甲状腺功能减退的感觉）。我曾尝试联合应用三碘甲腺原氨酸和左旋甲状腺激素，但出现明显的甲状腺功能亢进症状——震颤且无法集中精力。除了甲状腺功能亢进让人焦躁不安而甲状腺功能减退让人极度疲乏外，两者症状惊人地相似，都会有剧烈的情绪波动、失眠和其他令人痛苦的症状。

当我在互联网上找到甲状腺癌患者互助组（由美国甲状腺癌患者协会发起）时，我仍然在疾病的痛苦中挣扎。我开始花时间在网上学习，像海绵一样吸收信息。与理解我的人交谈是一种极大的安慰。长时间来，我的家人对一直不见好转的我已经失去耐心，不愿意再倾听我的感受。互助组中最让人惊讶的事情是可以怒骂他们的家人或医生——真正地无所不谈，并且会有人表示同感并给予有帮助的回应。

最后我意识到，我正遭受甲状腺癌治疗的常见副作用——迟发抑郁。通过我的家庭医生、心理医生、互助组以及我生活中一些特殊朋友的帮助，我恢复健康并重新获得了活力。每个人都不同，对我来说，重生的一部分意味着了解了自己的感受。在甲状腺癌的治疗中，贴心的亲人和医生是一种安慰，他们在我病得还不很严重时，把我拯救出来。现在当听到有人说甲状腺癌是"好的癌症"时，我仍会感到生气。正如互助组成员们说的，没有所谓"好的癌症"。任何癌症的治疗过程对患者及其家人来说都是漫长而痛苦的。我很幸运，我得的癌症可以治疗，只是不得不两次处于甲状腺功能减退状态，并接受一次放射性碘治疗（有些人甚至更多），而且没有复发的迹象；癌症迫使我直面残酷的现实，重新衡量我的优势、价值观和人际关系。

痛苦归痛苦，事情也没那么糟糕。我学会了如何更好地照顾自己。现在我为了重要的事情保留自己的精力，我珍视在病中支持我的人，并且做更多有趣的事。我还知道了治疗过程中互相支持的价值。就我而言，医生和专家提供给我的信息很少且很局限，这给患者和支持他的家人增加了很多困难。我的绝大部分信息来源于书籍、互联网和互助组，通过网上见面，我成为加拿大甲状腺癌互助组主席（2003年卸任，现在是前主席），该组织为加拿大甲状腺癌患者提供支持。我还是加拿大甲状腺基金会的一名活跃成员，以及癌症联盟的志愿者，为新诊断的患者提供甲状腺癌幸存者的联络方式。

在我恢复健康的过程中，我查阅了一些资料，不仅仅关于甲状腺癌本身，也涉及癌症领域的进展和癌症治疗的家庭或心理方面。下面是资料的汇总，以及我从自身经历、在线交谈、与其他患者的电话联络中获得的知识。所有这些使我坚信，患者之间的支持互助十分重要。

甲状腺癌治疗中的情绪障碍

女性甲状腺癌发生率是男性的3倍，多发于生育年龄，常常影响到整个家庭。尽管甲状腺癌是可以治疗的，但患者会经历一系列漫长的治疗。与其他任何重大疾病一样，患者会面对焦虑、气愤、抑郁、自尊心受损，甚至婚姻和家庭的压力，并且需要应对激素水平的改变。为了帮助甲状腺癌患者，患者本人及其家人都需要做好充分的准备。本文的剩余部分旨在帮助患者及其陪护者了解治疗过程中会发生什么，并使患者、陪护者、家人和朋友了解他们并不孤单。社区的一些资源能够帮助家庭分担重大疾病带来的负担。

诊断和等待策略

许多患者在确诊甲状腺癌前，经历长时间的等待。这像是在坐云霄飞车，第一位医生也许使患者安心，但下一位医生的说法就可能使患者陷入绝望。一些患者通过书籍或互联网研究自己的病情，但确诊前，这样做只能带来更多的焦虑而不是安心。不知道未来怎样的日子十分难熬。许多患者选择独自面对焦虑，直到确诊后才告诉家人、朋友和同事。无论结果是好是坏，确诊常常让患者感到极大地解脱。

最初听到癌症诊断时，大部分患者会陷入震惊、恐惧，甚至有时拒绝接受。每个人都应该设定把这个消息告知他人的时间表。请记住：此时你不该把自己与爱你的人隔离开。开诚布公地告知朋友和家人，让他们说出自己的感受、帮助你和支持你。有时，父母会努力避免让孩子了解真相，但当家庭因癌症受到冲击时，孩子能感觉到父母的痛苦。不了解真实情况的话，他们会把事情想象得更加糟糕；甚至，他们会将可能发生的变动归咎于自己。你只需要解释"妈妈（或爸爸）生病了，可能会疲劳甚至悲伤一段时间，但会很快痊愈。"孩子们拥有神奇的力量来帮助、理解、温暖和安慰虚弱的患者。

每个人都需要时间来接受癌症，一些人可能想对人倾诉，另一些人可能暂时想逃避这一话题。不同的家庭有不同的情况。举个例子：有人通过"假快乐"尽力保护自己和所爱的人，不给癌症患者机会讨论真正的恐惧和焦虑，但实际上每个人都在承受痛苦。患者感到绝望，这个人尽管承担了额外的家务劳动并照顾孩子，但没人欣赏。这种不满无处表达，因为"癌症并不是某个人的错。"

事实上，可以避免这种僵局。患者有权决定何时谈论这个话题，他们可以向家人或朋友发出信号，表明自己是否已经做好了讨论病情的准备，家人和朋友应该接受这些信号。告诉家人、朋友和同事自己需要什么样的帮助也可以使患者受益。大部分人如果知道可以做什么的话，都会很乐意帮助。与医生进行类似的交流对病情也有好处，很多医生认为癌症患者不能或者不想一次获得太多信息，他们也在等待患者说出自己的想法。其他一些有益的建议列于表42-1中。

表 42-1　其他有益的建议

●患者的配偶会承担与患者一样多的压力。如果工作太多并且有些焦虑，可以休息一天，辅导孩子或帮忙准备晚餐

●听她倾诉，发生在她身上的事情太多，她需要在不伤害别人感情的情况下宣泄自己的情绪

●一切如常，不要在她情绪低落的时候刻意使她高兴。当情况不好的时候，情绪低落很正常

●孩子的想象力很丰富，他们能够理解："妈妈甲状腺功能减退的时候会忧伤"，但她仍然爱自己的孩子，能够帮助他们成长，并学会处理成年人之间的关系

●当我的甲状腺功能减退的时候，不要问我是否可以遛狗、洗衣服或者准备晚饭，你去做就可以了

●请我的家人离开。有时我需要时间独处，尽管他们很好，但孩子们会让我无法休息

●直到我能自己开车前，开车送我去看医生

●帮我处理来自家人、朋友和好心人的电话、传真和邮件。有时候这些东西太多了

●患者在见医生的时候通常焦虑和抑郁，带支录音笔，更好地是带上一名情绪镇定的朋友或亲属，"记录"医生说的话

手术

无论是甲状腺全切还是部分切除，都会引起患者的焦虑和恐惧。许多患者会说，甲状腺手术不痛，是治疗中最容易的部分。外科手术后，大部分患者会准备放射性碘治疗。这一时期，通过充足的休息、健康的饮食，避免压力引起的应激状态，保持身体和精神上的健康，对患者来说尤为重要。患者及其家人需要降低家务标准，通过儿童保育和家政服务来获得帮助，这样不仅患者能得到充足休息，也能给家人和朋友提供表达关心的机会。

进入甲状腺功能减退时期

放射性碘治疗前，患者一定要停用甲状腺药物，通常是6周（编者语：参见第17章），造成甲状腺功能减退。甲状腺功能减退能使人虚弱。治疗后的诊断性扫描过程中

可能还会重复停药导致甲减的过程。如果知道将会发生什么，对患者而言是十分有益的。

每个人情况不同，一小部分幸运的人会顺利度过很多甲状腺癌患者所谓的"地狱般的甲状腺功能减退"时期；然而，大部分患者会经历特别不舒服及情绪波动等情况。甲状腺功能减退能引起全身代谢率降低，导致消化不良、便秘、恶心、头痛、体重增加、疲劳、肌肉疼痛、反应迟缓、记忆力减退和认知障碍、怕冷及眼睑水肿等症状。

甲状腺癌患者因为激素快速失衡，很容易出现抑郁。患者情绪波动很大，常见各种各样的症状：患者可能很容易向同事、配偶、亲属和朋友发脾气甚至莫名其妙地怨恨他们；也可能糊里糊涂和健忘——这种现象也叫"一头雾水"；还可能极度孤僻，完全不在意家人、朋友，甚至孩子；另外患者还会出现情感上的极度依赖。

这些古怪的行为都是停用甲状腺药物后的正常表现，迟早会过去的，要提醒自己和家人记住这一点。护理人员在患者处于甲状腺功能减退状态时有重要作用，她（他）要鼓励患者、不要做出负面反应，并评估患者及其家人是否需要专业帮助。不要让抑郁的患者独处，尽可能多地与他（她）接触。如果患者孤僻，尽可能坐在他（她）旁边，如果他（她）不想说话，尽量让他（她）读书或看报，让他（她）知道你就在旁边随时可以提供帮助。患者（特别是那些不愿面对人际交往的患者）可能会向护理者表达气愤、恐惧和内心混乱的情绪，这时生气地训斥患者只会让他们感到自己很无用。患者需要表达自己的负面情绪，这是缓解精神压力的一种方式。记住，他们并不是跟你生气，他们只是抱怨命运或是把癌症带给他们的人。尽量避免与患者保持距离（护理者的另一个常见反应），这会使患者觉得自己被放弃了。要让患者参与家庭活动、交流和做决定，他们只是生病了，但精神上不残缺，如果患者感到自己被需要、被爱，会痊愈得更快。

即使在甲状腺功能减退很重时，患者自己也能帮助自己。疲劳是抑郁和精神苦闷的重要原因，所以不要让自己太累。要接受帮助，不要畏惧告诉别人你的想法和需求，如果你觉得被配偶、孩子、朋友或家人忽略，问问自己，是他们忽略你还是你逃避他们。

这一时期，性关系也会很脆弱。尽管疲劳、抑郁、疾病、自尊心受损等使身体形象和人际关系发生改变，并可能导致你对身体的亲密接触失去兴趣，但疾病本身极少引起婚姻关系的破裂。要提醒患者，对他有吸引力的并不是你的身体，而是你的内涵如幽默感、细心和才智等，这些都不会随着疾病消失。保持交流，不要畏惧表达感情。拥抱会创造奇迹。

放射性碘治疗

患者甲状腺功能减退到一定程度，就可以接受放射性碘治疗。这一时期最难以接受的就是孤独，医务人员通常不会进入患者的房间，每样东西都被塑料或玻璃制品覆盖以避免污染及便于清理。每次治疗结束后，特别是门诊患者，都会被提醒要遵守一系列规则，避免污染其他人。治疗后的一周之内，患者不能接触孩子和孕妇，这使很多患者觉得自己像麻风患者。已很虚弱和疲惫的患者很难理解，为什么令每个人都如此恐惧的放射性碘，他们却需要喝下！放射性碘治疗一结束，患者开始继续服用甲状腺药物，并在数周内就会恢复良好的感觉。

随访

　　许多医生建议通过诊断性核素扫描追踪治疗效果，这需要患者再次处于甲状腺功能减退状态，每次6周（编者语：见第17章、第19章和第20章）。每次放射性碘治疗和扫描后，都需要调整甲状腺激素的用量，这个过程需要时间和耐心。甲状腺癌患者需要让自己的TSH保持在较低的水平，以减少复发的风险。这就意味着可能出现轻度甲状腺功能亢进，会引起激动、焦虑、情绪波动、失眠、震颤、体重减轻、腹泻、心悸和怕热。许多患者在甲状腺功能减退和亢进的症状波动中无所适从。

　　积极治疗后的初期，患者及其家人都希望一切能很快回到生病前的状态。当结果并非如此时，他们会感到愤怒、怨恨或沮丧。许多人在治疗后用了一年甚至更长的时间，才完全恢复正常。像其他癌症患者一样，很多甲状腺癌患者发现他们必须要重新定义"正常"的概念。

　　长时间不工作之后，大部分甲状腺癌患者觉得重新上班工作会使他们感觉更正常。但他们并不确定是否应该告诉同事病情或者告诉多少。这再次需要患者发出正确的信号。绝大多数人的关心是真诚的，他们会尊重你的隐私和你倾诉的需要。大部分上司能够接受疾病，但如果你发现其他人毫无根据地认为癌症会带来缺勤、死亡或传染，导致你受到不公正的待遇或被解雇，你可以用人权法来保护自己。尽力熟悉那些条文，争取自己的权利。

说出你需要帮助

　　大部分人能够很好地度过短暂的不适，但甲状腺癌治疗造成的不良影响可能持续数月甚至数年，会给家庭增加痛苦。部分人需要专业帮助，例如，如果患者有抑郁或焦虑的倾向，甲状腺功能减退能促发或加重这些情况。与癌症治疗伴发的抑郁很常见，"似乎是患者不得不经历的过程"，抑郁会妨碍患者痊愈。在甲状腺癌治疗期间出现的抑郁可以治疗，常用方案是服用抗抑郁药联合心理咨询。由于抑郁可引起严重嗜睡，加上对抑郁治疗存在偏见，很多患者认为自己不需要治疗。护理者在鼓励患者接受治疗的过程中起重要作用。

　　尽管大多数家庭生活幸福，但个别家庭并不美满。从他们对疾病的不同反应中可以看出他们不一样的心理应对策略。一些人仍然能保持冷静，而有的人表现出恐惧和愤怒。甲状腺癌治疗过程中，可能会加剧家庭中存在的矛盾。男性和女性的表达方式和心理应对方式不同。我们的社会惯例是女性照料家庭和丈夫，而甲状腺癌的患者常常是女性，需要男性照顾，这是一种对惯例的挑战。男性不习惯履行女性在家庭中的社会责任或情感任务，他们往往在突然之间意识到自己竟然要平息孩子们的争论、在吃饭时找话题，还要学会倾听。

　　所以，如果你需要帮助，尽管说出来。那不意味着家庭关系会破裂，相反，寻求帮助是巩固家庭关系的第一步。甲状腺癌患者的爱人、亲戚和朋友都可以参加互助组交流经验，很多人从中受了益。

多年之后没有人会忘记

患者很难忘记得甲状腺癌的那些年。癌症使我们面对死亡、失去自控力和安全感、不得不接受亚健康状态。这种心情类似于失去了爱人，最初是不承认爱人的离开，然后是愤怒、抑郁，最后终于接受。大部分患者发现他们在痊愈前必须体验这些混乱的感受，时间会改变一切。不应通过告诉患者他们患了一种"好的癌症"来消除患者的痛苦，因为这会让他们觉得自己不如其他癌症患者病情严重，从而不好意思说出他们需要帮助。

癌症带来的长期感情影响并非全是负面的，大部分患者在最不被期待的人身上发现了潜在的坚强和同情心，许多关系因此而加固。很多配偶学会了相互体谅，孩子们也学会了对患者更加体贴。但悲哀的是也有一些癌症患者失去了一个甚至多个朋友。很多人不知道该如何对待患者，所以他们不敢打电话、不敢面对你。如果你身边发生这样的事情，先问问自己是否在愤怒或抑郁的时候有意逃避他们；如果你感觉状态足够好，尽力与他们联系，让他们知道能为你做什么。如果这样不起作用，就不是你的错误，也许是你的疾病提醒了他们死亡的存在，迫使他们再次体验过去的痛苦经历，或者他们心存对被拒绝或被遗弃的恐惧。尽管悲伤，但许多患者不得不接受一些朋友会选择离开的事实。

很多患者觉得与面对癌症相比，其他事情都不重要。许多患者因此心态变得平静，不再担心一些小事，把每一天都当作是一份珍贵的礼物，享受更亲近的人际关系，发掘新的爱好。对于一些患者，做志愿者是一种很好的治疗，因为这会帮他们转移注意力。如果你觉得这适合你，很多机构愿意接受你做志愿者工作。

对我个人而言，"痊愈"意味着加入加拿大甲状腺癌患者互助组以及在甲状腺基金会和癌症联盟中做志愿者工作。通过为其他甲状腺癌患者提供支持和鼓励，我感觉自己在回报无数给予我支持的人，我从患病经历中得来的知识和智慧也有了用武之地。

健康不仅仅指身体从疾病中痊愈，还包括拥有正常的心理和社会交往。那些对自己身体健康负责的患者最容易痊愈。患者们应该彼此支持，确保每个人都得到足够的信息来面对手术、放射性碘治疗和激素撤药后的反应。

我的故事："与甲状腺癌同在的日子"
Joan Shey

编者语：本文是对生命之光基金会的创始者和管理者Joan Shey进行采访的文字记录。除了管理基金会，Joan Shey是妻子和两个孩子的母亲，她生活在新泽西。本文曾刊登于《甲状腺简报》第1卷第2期1~3页。本文经Genzyme公司的允许再版。

采访者：你是如何发现自己患有甲状腺癌的？

Joan Shey：1995年，我因为一些和甲状腺完全不相关的症状去看医生，当他检查我的颈部时发现了一个肿块，他说可能是甲状腺结节。我做的第一件事情就是回家查阅我的《家庭医学字典》，了解什么是甲状腺。起初，医生只是观察结节是否增大，但最终他认为是甲状腺癌。我很生气也很恐惧，医生告诉我："你很幸运，得了一种好的癌症"，他可能认为那会让我感觉好一些，但正相反，我很难接受，因为我认为没有癌症会是好的。

最终我接受了手术，切除了全部甲状腺并清除了39个淋巴结。术后，医生给我开了左旋甲状腺素片来替代甲状腺产生的激素。

采访者：你需要通过做检查来确定是否去除了所有癌细胞吗？

Joan Shey：是的，每年1次，连续3年。每次检查前，我不得不停用左旋甲状腺素，每次都需要停6周左右。我处于医生所说的"甲状腺功能减退"状态中，一周比一周严重。我感到抑郁、水肿。每次停药后，尽管我只吃少量的低碘食物（低碘饮食也是检查的要求之一），但体重仍会增加10磅（1磅≈0.45千克）。我尽我所能去配合检查。这个过程中最让人难受的是疲劳。每天，我都感觉精力不如从前，就像车上的电池被耗尽，不能继续前行了。我觉得离开甲状腺激素无法正常生活，每一天都很难熬，更不要说照顾家庭。患病的第一年，我的儿子13岁、女儿17岁，他们对我还很依赖，察觉到我的变化，很想知道我是否还会恢复到从前的状态。检查结束后，医生让我重新开始服用甲状腺激素，几周之后，我恢复正常。

医生见证了我如何艰难地经历了甲状腺功能减退的过程，他告诉我，将来会有一种新药——基因重组的人促甲状腺激素，它可以让患者在完成检查的同时，继续服用甲状腺素片，而不用经历甲减。我盼望着这一天的到来。在1998年人促甲状腺素注射剂投入使用之前，我经历了两次停药——甲状腺功能减退的痛苦。有了促甲状腺素注射剂后，我现在每年进行一次检查。促甲状腺素注射剂让我在检查的全过程可以继续应用左旋甲状腺素片。我不再感到疲劳和抑郁，促甲状腺素注射剂使一切变得好起来。尽管我仍然会担心检查结果，并且还是要在检查前低碘饮食，但感觉上跟从前大不相同。

采访者：甲状腺癌对你现在的生活有什么影响？

Joan Shey：坦白地说，每天我都会想到自己是甲状腺癌患者。尽管不会像3年前或两年前想得那么频繁，但每天我都想到自己在与甲状腺癌做斗争。起初我感到很孤独，不认识其他甲状腺癌患者，当地的甲状腺癌患者互助组也没有给我任何帮助。因此，我与当地医院合作，建立一项用于教育和支持甲状腺癌患者的互助组基金。互助组每月组织一次患者会面，使我们有机会分享彼此的感受和经历。直接与有同样经历的人交流的确很有帮助。除了互助组，我们的基金也做其他帮助甲状腺癌患者的事情。例如，我们有一个网站（www.lightoflifefoundation.org）为甲状腺癌患者解答问题，介绍低碘饮食食谱，提供聊天室和信息板。

采访者：你对患有甲状腺癌的其他患者有什么建议吗？

Joan Shey：首先也是最重要的，要有积极的态度。运动、饮食、外出、与朋友和家人享受生活都很有好处。你做的感兴趣的事情越多，就会越少地出现抑郁、恐惧情绪，也避免了日复一日地琢磨甲状腺癌。

你要以你的方式正常生活。尽可能发掘一些幽默感，来帮助你更好应对生活。

我儿子今年上大学，他的入学申请书上，写了我在他面前的表现——当生活抛给你痛苦，你可以选择让自己站起来，尽可能做到最好。难以相信他能有这样的认识。我很高兴自己的积极态度教给了他一种正确的价值观。

为什么我要开创甲状腺癌基金会

Joan Shey

编者语：本文出自《癌症》第91卷第4期623~624页，经美国癌症学会许可使用。

我是一名甲状腺癌患者，已经幸存了5年。从最初到现在，我走过了一段漫长而艰辛的旅程。

1993年，我因为一些和甲状腺完全不相关的症状去看医生，当他检查我的颈部时发现了一个肿块，他说可能是甲状腺结节。后来检查的结果提示是一个"冷结节"，我知道这意味着癌症，但经过超声和细针穿刺检查，几个内科医生都认为它不是癌。我开始服用左旋甲状腺素片，并且在两年间观察我的甲状腺。但这并没有消除我的担心，经过多次请求，我的医生最终同意我再次做超声检查。我在检查台上没多久就听到医生说结节可疑，并且累及了淋巴结。我感到愤怒和恐惧。我43岁了，已经结婚，是两个孩子的母亲（一个13岁、另一个17岁）。我患了癌症，但我不想死。

1995年，一所肿瘤研究中心的头颈外科医生给我做了甲状腺全切除术，并清除了39个颈部淋巴结。手术之后，每年我都要进行检查以确认癌细胞是不是彻底消失了。每次检查前，我不得不停用左旋甲状腺素，每次都需要停6周左右，停药期间，我处于医生所说的"甲状腺功能减退"状态中，感到抑郁、水肿、疲劳，加上担心检查结果，真是非常难熬。

医生见证了我如何艰难地经历了甲状腺功能减退的过程，他告诉我，将来会有一种新药——基因重组的人促甲状腺激素，它可以让患者在完成检查的同时，继续服用甲状腺素片，而不用经历甲减。我盼望着这一天的到来。1998年人促甲状腺素注射剂投入使用后，一切变得好起来。尽管我仍要在检查前吃低碘的食物，但没有了从前那些让人痛苦的症状。

每天我都会想到自己是甲状腺癌患者。最初两年间，我感到很孤独，不认识其他甲状腺癌患者，当地癌症患者互助组也没有给我任何帮助。当时，尽管甲状腺癌的发病率逐年上升，美国甲状腺癌学会的出版物《癌症的事实与特点》中也预测，到2000年将会有18 400例新发病的甲状腺癌患者，但是还没有人建立专门的甲状腺癌患者互助组。在一次看病的过程中，我对医生诉说了自己的孤独，我想其他患者也有同样的感受。1997年，生命之光基金会应运而生。

基金会的任务是教育和支持甲状腺癌患者，提高公众对甲状腺癌的认识程度。很多人一直不知道甲状腺癌的存在，甚至不知道什么是甲状腺。我希望改变这种现状，这样其他人就不会再被漏诊或者独自接受治疗。

过去的3年中，生命之光基金会取得了很大进展。专门从事甲状腺癌研究的专家们作为基金会的成员，无私地提供指导和支持。互助组每月组织一次患者会面，并且创立了一个视频图书馆来帮助正在独自接受治疗的患者。基金会也为患者提供书籍以及保持唾液腺分泌的篮装柠檬，篮子内还放有我们基金会的象征——一个能在黑暗中发光的萤火虫玩偶。这些都对患者有积极的促进效应，当他们独自接受治疗和处于甲状腺功能减退状态时，可以不再感到孤独。

在癌症营养学家的帮助下，我编写了放射性碘治疗和检查之前的低碘饮食食谱，为这一时期如何健康烹饪和饮食提供了建议。现在一些医院里可以看到这本食谱。低碘饮食是唯一一件患者能亲自做到的有助于使治疗和检查达到良好效果的事情，但是做起来又不容易。只有患者本人才能理解这种感受。因此，我编写这本食谱，希望能帮到众多病友。

每年一次的教育研讨会也是我们基金会的重要任务之一。我认为让医生、患者及其家属一起讨论共同关注的问题、了解治疗的进展是很有益的。研讨会的另一个目的是筹措用于甲状腺癌研究的基金。生命之光基金会已经建立起一项基金，用以支持对甲状腺癌诊断和治疗新方法的研究。

生命之光基金会还创立了一项年度奖励，表彰那些在甲状腺癌的研究上做出杰出贡献的医生。1999年，美国俄亥俄州立大学医学名誉教授Emest Mazzaferri获得此项奖励；2000年的获奖者是加州大学旧金山分校的首席外科医生Orlo Clark教授。

众多患者、医生、医院、药学机构和美国Genzyme公司为这个基金会提供了很大的援助，我们希望还能够拥有更多甲状腺癌患者和研究机构的支持。生命之光基金会点亮了很多人的生命，也点亮了我自己的生命。我不再孤单，我希望与更多人分享这种舒服的感觉。

转移性甲状腺癌——得病之后的 5 年岁月
Diane Patching

5年前，我丈夫因为甲状腺结节切除了部分甲状腺。术后，外科医生和内分泌科医生告诉他，切下来的甲状腺经过检查后，结果提示为甲状腺癌，所以剩下的甲状腺也要切掉。当时这个消息完全出乎我们的意料，因为手术之前的所有检查（包括细针穿刺细胞学检查）没有一点儿癌症的预兆。

两位医生力图减轻这个消息对我们的打击，他们说甲状腺癌是最好的癌症，手术后再喝一些放射性碘就能治好，不会导致生命危险，患者仍能活到很大年龄。我们对这些安慰性的话语信以为真。但不幸的是，这些有学问的人说错了。我理解医生告诉我们"甲状腺癌是很好的癌"时并无恶意，但如果他们能加上"大多数情况下"的前提，患者就不会在发现这句话并非完全正确时而感到失望和被欺骗，也能增强医生与患者之间在治疗过程中所必需的信任。

我丈夫不再去两位医生那里就诊，他被转诊到安大略省伦敦市接受放射性碘治疗。经过几次并不轻松的放射性碘治疗后，他的甲状腺癌细胞仍然有残留，从未有过"干干净净"的扫描结果。许多人可能认为这很难以置信，因为甲状腺癌一直被认为易于治疗和痊愈。是的，对很多人来说这是事实，但我丈夫是少数的例外之一。

起初，我丈夫对治疗很有耐心，但是随着时间推移，他越来越难接受治疗或检查前必须忍受的甲状腺功能减退期。他曾开玩笑说他知道人老时是什么样子了——身体的各项功能变钝，并且步履蹒跚。治疗或检查前两周还需要低碘饮食，这意味着很多他喜欢吃的东西不能吃，这也让他很难接受。不过甲状腺功能减退在这方面倒有帮助，因为它会抑制食欲，使整个消化过程变慢，甚至导致严重便秘。这个时期内他的记忆力也明显减退，经常会忘记名字或说过的话。我不知道如果他当时没有退休会发生什么，因为甲状腺功能减退状态下，他已经不能胜任他的工作。

我丈夫最后一次停用左旋甲状腺素片，进入甲状腺功能减退状态是在2000年。他出现了肾功能异常和血钙升高。当年的手术损伤了他的甲状旁腺，之后血钙水平就上下波动。他无法正常走路，我担心他走楼梯有危险，于是我们打开沙发床，在楼下住了几个月。在此期间，他的视力受到影响，每天快到晚上时他才能集中足够的注意力读读报纸。他去看了眼科医生，医生认为视力的问题与甲状腺功能减退有关。平时十分活跃的他卧床数周。现在回想起来，他始终无法相信当时他竟然虚弱到已经无法正常走路的程度。

我们想知道以后会是什么样子。放射性碘治疗前需要通过停用甲状腺素来升高TSH，但医生告知我们，因为我丈夫身体太脆弱了，以后不能再这样做了（即通过停药造成甲减而升高TSH水平）；鉴于癌症已经转移到肺和骨，还需要放射性碘治疗以减慢病情扩散的速度。

他曾自愿参加了一项临床药物试验，注射5-氟尿嘧啶、表柔比星和顺铂作为放射性碘治疗的辅助用药。我们希望这些药物会与放射性碘有协同作用，从而杀灭癌细胞。但是，口服放射性碘后，这些药物可能引起胃出血，因此医生认为应该采用注射方式进行放射性碘治疗。

Al Driedger医生建议我们可以用一种新药——重组人促甲状腺激素注射剂来升高TSH水平。我们简直难以想象会有这样一个好东西，能取代停用甲状腺激素，不再带来悲惨的6周。这个新药能帮助我丈夫继续放射性碘治疗。太难以置信了！这个注射剂真能升高TSH，还没有副作用！

当时重组人促甲状腺激素还没有在加拿大上市，但可以通过特殊程序申请参加应用它的研究项目。因为它能很快地升高TSH，治疗后TSH恢复原来水平的时间也很短，因此医生安排我丈夫每3个月进行一次放射性碘治疗，但由于辐射影响了他的血细胞数量，有时不得不改变计划。到目前为止，他还接受了3次对骨转移的外放射治疗。不管怎样，他现在还能通过治疗赢得更多的生存时间，这是最重要的。因为癌细胞已经到了骨组织里，我们并不期待能够完全治愈。现在也许你能理解为什么我对"甲状腺癌是好的癌症"这种说法如此厌恶。当然，也许将来我们还要面对着更糟的事情，那就是病灶不再摄取碘，导致放射性碘治疗失去效果，那时就会更棘手。

我们深深感激得到的所有帮助。尤其要感谢伦敦的Al Driedger医生，他尊重患者，并不知疲倦的工作。还要特别推荐Thry'vors患者协会，它能以多种形式向甲状腺癌患者提供大量信息，还拥有很多自愿分享他们好的经验的协会成员。我丈夫与甲状腺癌顽强斗争的详细历程也登载在协会的论坛中。这个历程并非一帆风顺，甚至充斥着糟糕的事情，但我们始终告诉自己，要关注生活中积极的一面，好好地生活。

今年我丈夫已经63岁了。他过去有长跑的习惯，但膝关节出了毛病后，他不得不改用划船练习器坚持锻炼，后来因为肩关节疼痛，他无法继续这种锻炼，就又买了一台脚踏车。总之，他一直没有放弃对维持健康的努力。他很早就退休了，退休后我们一直养马，我们会尽可能让这样的日子继续下去。

我和丈夫结婚40多年，我希望他陪在我身边的时间越长越好。我祈祷在重组人促甲状腺素注射剂的帮助下，我丈夫能继续放射性碘治疗，辅以外放射治疗，让我们有更多可以共度的岁月。

（Diane和Walty住在安大略省Dundalk村附近的农场。Diane现在是Thry'vors的宣传部主席，也是加拿大甲状腺基金会的成员。Walty接受了颈部外放射治疗，有一段时间曾不能吃东西也不能喝水，但他拒绝去医院。Walty目前的状态不错，正在等待下一次放射性碘治疗。）

从天堂到地狱

Beth Scott

2001年，我被诊断为乳头状甲状腺癌。那一年我刚刚26岁，不仅年轻健康，而且是金牌得主。仅仅在一个月之前，我站在澳大利亚悉尼奥运会的最高领奖台上，甜蜜地享受着胜利的喜悦，享受着幸福；但是接下来，我就被告知这个消息。像你们一样，我仍然清楚地记得那个时刻：我脸色苍白，感觉胃在下坠、喉咙哽咽，完全是从天堂跌入地狱的感觉。那时的我，很难建立起生病的概念。我身体上感觉棒极了，几周前还刚刚在游泳比赛中获得两枚金牌，并且所有的血液检查结果都提示我没有任何甲状腺疾病（包括甲状腺癌）。我感到不安和恐惧吗？当然！不过，随着我对甲状腺癌了解的深入，恐惧逐渐淡去。学到的知识使我感觉对自己的癌症有了控制力；对甲状腺癌了解越多，我对手术、放射性碘治疗和扫描等的准备就越充分。我阅读书籍、向医生咨询、浏览网络，更重要的，我参加了甲状腺癌幸存者互助组的聚会。我从互助组获得了最好的建议和很难找到的低碘饮食食谱。互助组中有很多见多识广的会员，他们能根据每个甲状腺癌患者的需要，提供各种有用的、最新的信息。

有句话说："每一片乌云下都有一线光芒。"对我而言，与放射性碘治疗的同伴Cassie成为朋友是我的"一线光芒"。我和Cassie在放射性碘治疗前就认识，有时会彼此开开玩笑，但真正形成友谊，还是在我们接受放射性碘治疗后的隔离时。我们的"私人空间"相邻，为了快点打发时间，我们互通电话，有几次我们简直舍不得放下电话。我们曾大笑着讨论如果订一份比萨，送餐员是否会足够大胆地把食物送进放射性治疗隔离室。那是甲状腺功能减退时的幽默，它使我暂时忘记了放射性物质正在烧坏我的甲状腺组织。如果你不像我这么幸运地拥有一位病友，那就一定要带上一张家人和朋友的电话号码表。

让我惊讶的是，得病后最难和最痛苦的时期不是手术或放射性碘治疗，而是治疗后8~10天的隔离。低碘饮食和一个人待着，使我的情绪降到了最低点。好不容易度过了我认为的最艰难时期，但接下来的事情似乎更加难以忍受。我非常虚弱、没有力气，甲状腺功能完全减退。我那时唯一想要的就是母亲给我一个拥抱、父亲亲吻我的额头，我想抓住姐姐的手在她肩膀上大哭，但是我不能，因为我具有放射性。我坐在长餐桌的一端吃饭，而我的家人在餐桌的对面。一张餐桌的距离似乎不算远，但却够不到彼此。他们离我仅在咫尺，却又无法触及。尽管我回到了身边围绕着家人和朋友的日子，但却感到更加孤独。

我的家人也同样不容易。他们一直以来的照顾、爱和支持帮我度过了与癌症斗争的日子。我很高兴地告诉大家我的疾病已经进入缓解期。感谢华盛顿医学中心里值得我信任的医护人员团队，他们中的很多人是本书的作者，并挽救了我的生命。我永远感谢他们的照料。最后，我祈祷每一位甲状腺癌患者不仅仅能幸存下来，而且能继续精力充沛地生活！

回忆往昔，展望未来

Samuel Chatham

回望我走过的岁月，我成年后每一天的记忆中都伴有甲状腺癌。我出生在乡村的一个中产阶级家庭，那里医疗设施十分有限。我在四岁半就被诊断为甲状腺癌，当时这一医学领域的发展还比较落后。我接受了甲状腺全切除术，此后依赖于甲状腺激素替代治疗。术后到11岁，一位医生每半年对我进行一次随访。这位医生把她的一生都贡献给了甲状腺癌患者，她创办了印度最大的医院。

小时候，家人告诉我由于一些遗传因素，我的颈部有甲状腺肿，所以做了手术，术后需要定期去医院检查激素水平。直到医学院三年级时，我才知道自己其实真正的病因是甲状腺癌，在此之前，我的父母为我承受了全部心理上的痛苦。

我的童年充满乐趣，像其他孩子一样快乐成长。我的学习和运动都很出色。由于频繁地出入医院，我对医学产生了兴趣。

医学院三年级时，我去外科门诊检查颈部出现的肿块，经过甲状腺和淋巴结细针穿刺活检，结果都提示为乳头状甲状腺癌复发。除了颈部的肿块，我没有任何症状，但病理结果却是癌。虽然我是医学生，但仍然很难接受自己得了癌症。我将病理切片又拿给另一位病理学专家看，结果仍然如此。这时，父母告诉了我童年时期的真正诊断。这是我生命中最震惊的一天。

每件事情都让我疑惑，一连串的问题涌上心头："我该怎么办？为什么会这样？为什么上帝对我如此残忍？"但是，我一向愿意接受挑战。在父母的大力支持下，我决定努力实现当医生的梦想，并要为同样患有甲状腺癌的人们做些事情。

我做了外科手术。医生告诉我，癌细胞转移到甲状腺周围的组织，所以手术有一定难度。术后放射性扫描也提示存在多处转移。接受这个现实非常令人痛苦，但却使我想成为医生的梦想更加强烈。一开始十分艰难，但坚定的决心让一切皆有可能。我充分利用恢复的时间努力学习，并以优异成绩通过了医学课程考试。我把治疗都安排在周末进行，从未因此请过一天假。

毕业后，我来到美国对我的病进行会诊。我发现美国的医疗机构不仅有治疗甲状腺癌的所有新方法，还鼓励年轻医生继续深造。于是我决定在美国继续我的学业。我相信"成功是将普通的石头转化成里程碑的过程。"现在我在美国完成我的梦想——希望能在甲状腺癌领域有所贡献。

甲状腺癌始终没有影响到我的生活，我像普通人一样享受生活。事实上，甲状腺癌促使我成为一名医生，并让我拥有更远大的梦想。我认为得甲状腺癌比得糖尿病或甲状腺功能减退要好得多。

25年后的今天，既是患者也是医生的我，给甲状腺癌患者的建议是：手术治疗后，要在经验丰富的内分泌科医生或核医学科医生的指导下，坚持定期复查。这对控制或治愈甲状腺癌尤为重要。大多数情况下你不会有任何症状，但那并不代表你已经痊愈。所以，早期发现和治疗极其重要。经历艰难时期的时候，从你爱的人们和医生那里获取支持与帮助。要坚强，不要让癌症将你击倒。你积极的心态对于控制和治愈疾病很重要，要一直保持活力。

癌症幸存者面临的心理问题

Jeanne F. Allegra

编者介绍

（编者语：Allegra博士是一名癌症幸存者，也是一名心理医生。她为甲状腺癌患者提供心理治疗。Allegra博士是乳腺癌患者，虽然大部分用于乳腺癌的化疗或放疗方法不能用于甲状腺癌，但乳腺癌患者和甲状腺癌患者之间仍有很多共性问题。这里，她将与大家分享关于否定、恐惧、内疚、孤独和抑郁等一系列心理学问题的观点。）

今年是我得癌症后的第七个年头。这是幸运的7年，努力工作的7年，也是对疾病破坏性的认识不断加深的7年。当年被确诊为癌症时，我与丈夫结婚17年，有两个分别为8岁和11岁的孩子，与我们生活在一起的父亲身患重病，母亲6年前因乳腺癌去世。当时我还在从事心理医生工作，不过从来没有涉及过癌症患者的心理指导。确诊之前，我已经决定改变饮食习惯，增加体力活动，只做"健康的事"，永远不要想起在我母亲70岁时夺去她生命的可怕疾病，但生活却另有安排。

诊断为癌症后的一段时间里，我深受打击。一想到乳腺癌，想到外科手术、可怕的化疗和它的副作用，我就感到孤独和脆弱。重新点亮我生活的是一位优秀、睿智的社会工作者，她帮助我解开心结。诊断两年后，我开始将注意力转移到帮助其他患有乳腺癌的患者解决心理问题。之前一直困扰我的对癌症的恐惧，现在激发起了我的热情，并成就了我一生的工作，好像自始至终这就是我的计划。被诊断为癌症后，我沉下心来，真正去深入了解其他诊断为癌症的患者所面临的心理问题。下面的内容就是根据我5年来为新诊断的癌症患者或患有癌症长达10年幸存者做心理治疗的经历写成的。

癌症患者中最常见的问题是"什么时候我才能认为自己是一名癌症幸存者？"。我通常这样回答："从你接受诊断，真正地与癌症一起生活的那一刻开始"。有的患者可能会以疾病历程中其他时刻作为"幸存"的起点。因此，对这个问题，似乎每个人都需要根据自己的实际情况确定答案。癌症幸存者们在疾病的各个阶段都可能面临一些重要问题。

初次诊断和外科手术

新诊断为任何癌症的人，绝大多数会感到震惊和无法置信。许多癌症幸存者无法回忆起刚得知诊断时与医生的对话，用他们的话说，"当时大脑一片空白"，以至于在接下来看医生时，需要有能替他们考虑清楚的人陪伴。

一直以来，许多幸存者认为癌症就意味着死亡，诊断癌症也让他们第一次面对自己可能会死亡这个事实。"我从没想过自己会不存在了，死亡的感觉是什么样的？"这是患者初次被诊断为癌症后很常见的反应。不同病情的患者，产生这种反应的程度也会不同。还有一些因素也会影响患者诊断后的反应：患者知道有多少和自己得同一种病的人；那些与自己同样病情的人结局如何等。

当患者逐渐意识到诊断的真实性，震惊就可能转换成抑郁。患者会感到生活无望、淡漠、失眠或极度嗜睡及其他一些抑郁的常见症状。患者往往会产生这样的问题："为什么是我？""我做了什么，让我遭受这样的对待？""我哪些地方没做好，会受到这样的惩罚？""我吃错了什么东西吗？""我抽烟太多了吗？""我住错地方了？""我等太久没有要孩子？""我是不是本该自己照顾孩子？""我是不是本该更多地照顾孩子？"这些问题无穷无尽，代表着人们对其选择的生活方式的自我怀疑和自我谴责。

事实上，目前对各种癌症的病因知之甚少，但人们问这些问题时，他们是想了解可以通过做哪些事情来控制疾病。大多数人相信自己能够掌控命运。当他们面对不能用因果关系来解释的情况时，他们对无限的可能性和似乎随机的事件失去了控制力（也许是生命中第一次）。

令人惊讶的是，一些人会在这时产生羞辱和窘迫的念头。他们害怕其他人觉得自己可怜，担心朋友会对他们产生恐惧进而不再联系他们。不幸的是，他们所担心的会被曾经的好朋友抛弃的事情，有时还真的会发生。

如果诊断是在手术后才做出的，那么患者会经历正常的、与手术相关的担心。患者常在术前的几天失眠，提出各种问题："医生会不会发现癌症的扩散程度远超过他们的想象？""我对术中的药物会有什么样的反应？""我会在术后活下来吗？""我醒来后会有什么样的感觉？""我会恢复得怎么样？""如果我没有熬过手术，谁来照顾我的家庭？"这个时候，良好的术前准备和患者的生存意念通常会缓解他们的紧张感。

如果主治医生能耐心解答患者术前的问题和担心，会给患者以极大的帮助。在患者不能用语言表达他的恐惧的情况下，如果医生能预见到这些问题也是非常有益的。通常患者认为不应该因为一些"愚蠢"的问题而耽误医生的宝贵时间，所以不愿意将徘徊于脑海中的问题提出来。能预见到患者担心的医生是明智的医生，因为患者对手术了解得越多，术后康复也会越快。

术后治疗

癌症患者经常需要接受术后治疗来抑制疾病的扩散。化疗和（或）放疗会带来一系列心理影响。接受治疗的患者认为他们处在矛盾之中，一方面"要做专家建议的延长生命的所有治疗"，另一方面"要面对放疗或化疗带来的副作用"。整个化疗过程中，一定要处理好药物的副作用。目前的医学机构里，会采用一些方法对抗药物给身体造成的副作用。但是，药物对心理方面产生的副作用却很难修复。对大多数必须化疗的人来说，很快出现的是对头发脱落的担心。很少有医生能告诉患者，这种头发脱落可能只是暂时的。人们对失去头发的悲伤就像对失去其他重要东西一样，这一点很重要，它会影响患者对疾病的接受程度以及与疾病做斗争的信心。

如果患者没有对可能出现的头发脱落做好准备，也许会在不久的未来受到毁灭性的打击。失去头发的痛苦对女人来说特别尖锐，因为她们感觉这将意味着她们无法隐瞒癌症的事实。我的一位女患者治疗前确信自己长而浓密的头发不会受到治疗的影响，然而第一次化疗后，她发现枕头上散落了大把的头发；另一位女患者同样不相信头发会脱落，但两次化疗之后，她坐在厨房的风扇下，结果一缕缕的头发被吹落一地。

许多女性把头发的脱落描述为对她们女性特征的无情剥夺，这逼迫她们无可掩饰地向世界宣布她们患了最可怕的疾病。也许她们不仅无法再对其他人隐瞒病情，而且自己最终也不得不面对得病的事实。当她们面对镜子里秃头、没有眉毛和睫毛的自己时，可以想象出那种空虚和恐惧的心情。

在这种心理困境下，人们可能会通过帽子来寻求安慰，女性还会选择围巾、头巾和假发。一些勇敢的人接受这种变化，适应了新形象，不再忍受帽子和假发带来的不适，决定以秃头面对世界。这种引人注目的秃头状态，并不是内心软弱的表现。但现实生活中，这样做的人常常会被外人投以好奇或同情的眼光。（编者语：分化型甲状腺癌患者接受放射性碘治疗，不会引起头发脱落；有意思的是，尽管这些患者有时为了检查和治疗的需要，出现甲状腺功能减退带来的极度疲劳和其他症状，但由于没有出现头发脱落，很多人认为他们其实并没有生病。）

孤独是患者面对的另一难题。他们经常联系那些手术时还来探望，但化疗开始后就消失了的朋友。很多时候，有工作的成年人会在"化疗完全结束"后才回到工作岗位。一些坚持继续上班的人常常在工作时感到很开心，因为工作让他们暂时远离了疾病；如果工作单位允许他们自由请假，他们的开心感更强。工作让他们暂时回归到正常生活中。只要患者有能力完成工作，他就会觉得可以忘掉癌症正主宰着自己的生活。无论患者对是否继续工作做出什么样的决定，他们都同样可能遭到一些家人和朋友的抛弃。

患者常常认为放射性治疗容易耐受，但它仍会带来一些心理上的问题。接受放射性治疗的患者，如果在治疗后并没有感到出现什么变化，就经常会开始忧虑是不是发生了什么事儿，或者担心这种温和的治疗方式不能阻止癌症的生长。只放疗而不化疗的患者常会质疑医生选择这种治疗方式是否明智。也有患者担心放疗对其身体的影响会超过化疗。（编者语：接受放射性碘治疗的甲状腺癌患者还要面对被隔离和辐射安全性等问题，见第29章。）

外放射治疗期间，需要患者每天都在固定的时间前来治疗，患者常会抱怨这让他们觉得疲劳不堪，而且抱怨治疗对时间的精准要求。有位女患者在化疗期间仍然坚持正常上班工作；但当放疗开始以后，她想休息一下，于是6周没有上班，这期间，她仔细衡量了自己是否满意这份已经做了25年之久的工作，最终做出了退休的决定，她想把以后的时间投入到她真正感兴趣的事情上。尽管即便没有经历癌症和治疗过程，她也可能做出类似的决定，但不可否认的是，癌症使她对生命的意义有了新的理解，并帮助她顺理成章地做出这样的决定。

正规治疗的结束

你可能会认为患者在治疗结束时会欢呼庆祝。事实上，结果似乎刚好相反。治疗结束后一位患者这样表达自己的不安："本应高兴的时候却如此不安。我一直如此期待治疗结束，希望结束后能恢复正常生活，但真到了这一刻，我感觉自己好像是被切断了绳子的热气球，漫无目的地飘浮。总觉得会发生一些事情使热气球坠落，恐怕前景不容乐观。"只要患者处于治疗中，他就认为癌症被监测着，不会再发展。当不再进行规律的放疗或化疗时，患者可能会陷入抑郁———一种意料之外的"情绪低落"。一位患者这样描述这种经历："规律的化疗时，我感觉为自己未来的健康做出了积极的努力。一旦治疗结束，我感觉自己落入深渊，永远不会再被找到。"如果患者的健康状况还能被继续监测，这种感受会有所减轻。

很多癌症患者认为，他们被诊断为癌症并接受治疗之后，医疗机构就对他们另眼相待。患者会感到一朝患癌症，终身患癌症，本来是正常的疼痛也会让他们"失去常态"，所有的包块都被他们怀疑为需要进一步检查的病灶。一位得癌症已有5年的幸存者描述了他的经历：“我有些背痛，在按摩师那里治疗几个月后没有什么改善，他建议我去见专业的脊柱科医生，我去了。医生为我预约了脊柱的磁共振检查，片子上有个阴影，他担心是癌症复发，随后又预约了骨扫描。在许多天焦虑的等待中，我以为癌症真的转移到我的背部。结果扫描结果出来了——是阴性的。”这位患者在之后的几乎两年时间内拜访了许多位医生，虽然诊断没变，可患者仍然感到背部非常不舒服。

很多人把癌症经历作为一件完全改变生活的事情。如果医生预见其具有良好的预后，患者就会相信自己能幸存下来。他们会重新评价自己的生活状态，比如婚姻、合作伙伴、子女和事业选择，随后就可能做出某种重大改变或全新的举动，进而拥有更充实的生活。

规划诊断为癌症后的生活

癌症幸存者认为："无论你怎么努力，诊断为癌症之后，生活将从此不同。某些方面也许更好，但终归与从前不同。"那么，幸存者应该做些什么？

个人心理治疗是有益的，如果治疗者对癌症的经历并不陌生，并能根据患者的接受程度进行适度的治疗，效果会更好。互助组能为患者本人及其家属和护理人员带来更多的帮助。在这里，患者会发现很多人也因同样的问题在苦苦挣扎着。互助组通过公开交流患者与癌症做斗争的经验，通过组织患者之间的见面和交谈，很容易让患者认同在这里确确实实地得到了帮助。在一群同样患病的人中间，患者能找到真正理解自己的人，坦承他们对疾病的担忧。

无论选择对谁倾诉——护士、专业医院的社工、牧师、心理治疗师或是互助组成员，有一点是明确的：癌症幸存者的担忧情绪需要有个发泄口。

甲状腺癌患者精神方面的反应
Stephen Peterson

本章所讲述的故事既富含知识，又可让读者从个人的视角了解甲状腺癌。这可以帮助读者坦诚接受甲状腺癌的诊断，并以正确态度应对疾病。

前面说过，被诊断为甲状腺癌这样的重大疾病时，患者会产生多种多样的情绪反应。每个人的不同反应代表了疾病对他来说意味着什么，也代表了一个人特有的应对方式。一些人坚强地面对疾病，看上去很放松，有好奇心、幽默感，善于解决问题和自我约束。另一些人会感到难以承受和恐惧至极。尽管有些时候，一定程度上否认疾病的严重性有助于维持正常生活，但如果否认得太多，可能就会完全忽视了疾病。面对甲状腺癌时，其实只要说"生活充满变数"就可以了，没有人会提前知道如何应对突如其来的甲状腺癌。本书的故事将会告诉大家，一些甲状腺癌患者如何找到应对之道，并逐步走向健康和痊愈。

另外，甲状腺激素的变化也会造成患者情感和心理的不同波动。最佳的甲状腺功能状态下，会产生最佳的情感和认知功能。总体来说，甲状腺功能紊乱本身即可引起抑郁、焦虑、认知障碍和许多身体症状（甲状腺激素略微降低时，症状可能会轻一些）。甲状腺功能减退时，患者可能会感到疲惫、忧伤或抑郁，而明白是激素紊乱导致了这些情绪有助于度过这一阶段。

甲状腺激素过量的患者会变得焦虑、易怒和反应迟缓，也可能伴有抑郁。相反，甲状腺激素太低的患者会出现抑郁、虚弱、疲劳、体力下降和思维受损。纠正激素缺乏能改善情绪和思维。如果激素长期处于低水平，可能会出现精神崩溃。在现代医疗技术的监测下，这种情况极少发生。不过中等程度的甲状腺激素缺乏就会增加抑郁的风险。

因此我们发现甲状腺疾病具有双重影响——疾病对心理的影响、激素水平对精神和情感功能的影响。这就可以帮助我们解释为什么一些患者容易出现抑郁和（或）焦虑以及其他一些身体症状如疲劳等。

抑郁和焦虑是如同呼吸或疼痛反射一样正常的情绪反应，但如果"太过"，就会成为疾病。就像Charles Brenner博士所说的那样：抑郁是人们对于不好的事情做出的情感反应，使我们对一切感到无助无望，但这不会带来任何好处。

与此密切相关的是焦虑，当我们担心会发生不好事情时就会出现这种感觉。焦虑的程度不同，取决于危险的程度和距离危险发生的时间。

不难理解为什么甲状腺癌能造成患者抑郁和焦虑。例如：术后、放射性碘治疗和扫描导致的甲状腺激素减低；疾病本身带来的压力（如治疗期间不得不与家人、朋友隔离）等。一般来说，这些抑郁或焦虑是暂时的；但如果持续存在，有两个治疗方法：谈话治疗和抗抑郁药物。

谈话治疗帮助我们分散注意力，认清这些影响，以一种新的、理性的方式重新看待它们。谈话治疗帮助我们应对"失去"（如失去健康）的痛苦，也能使我们认识到并减轻压力，长远地看待问题，以便将难过和恐惧分开，各自解决。大脑影像学检查证实：谈话直接改变大脑对抑郁和焦虑的反应。谈话治疗是我们最好的治疗方式。

有效的抗抑郁药物和精神类药物能通过影响神经递质（如5-羟色胺和去甲肾上腺素）直接改善情绪。这些药物能帮助严重的抑郁和焦虑患者改善生活质量。百忧解是美国过去10年内应用最广泛的药物。现在有许多种抗焦虑药，若一种药物不管用，可以更换其他药物。

临床试验显示上述两种治疗方式均有效，联合应用时效果更明显。目前，我们有多种抗抑郁药物不仅作用于神经递质，也能明显减轻症状。一些心理治疗的新方法也有益处。

谈到甲状腺癌，就想到莎士比亚的话："目前的恐惧并不如幻想般恐怖。"尽管疾病的历程并不轻松，但仍有很大的治愈希望。如果你感到无法承受或陷入困境、对快乐的事情失去兴趣、恐惧和悲伤、反复纠缠于一个问题、总是担忧、失去活力、痛感增加或身体过度敏感时，就需要进行治疗。自我调整和学习是一个很好的开端，例如读书或加入患者互助组；与你的医生进行交流也会有帮助。但如果这些方法效果都不理想，或是你感到非常苦恼，就有必要咨询心理医生或精神科医生，从他们那里你能得到有效的帮助，这些帮助有极大的价值。正如我们的朋友，也是本书撰稿人之一的Beth Scott所说："这些帮助不仅会让你活下去，还会让你茁壮成长。"

　　身为一名精神科医生，在读了这些感人的故事后，我明白了诊断并非终点，而是另一旅程的起点。这些作者面对挑战的勇气也令我备受鼓舞，可以整理并分享这些故事，是我莫大的荣幸。

第七部分

甲状腺癌研究

第 43 章

参加临床试验

Shari L. Thomas，M/Biotech

曾有医生问你是否想参加临床试验？你是不是对此感兴趣，希望了解临床试验到底是怎么一回事儿？

现在有众多的临床试验，人们参加临床研究的目的也多种多样。各种癌症都有进行中的临床试验。这些临床试验包括诊断研究和治疗研究，诊断研究包括血液检测、影像学方法和基因检测，治疗研究包括化疗、放疗、手术、新的试验性治疗方案、上述治疗方法的组合。

临床试验对拓展癌症的诊断和治疗方法十分重要。我们现有的诊断和治疗方法，绝大多数都要归功于参加临床试验的那些癌症患者。科学家和医生目前仍在继续努力，希望找到更好的癌症诊断工具和治疗方法。本章仅对治疗方法的临床试验进行介绍，但这些信息也同样适用于诊断方法的临床试验。

为什么要参加临床试验？

通过参加临床试验，你可以在癌症治疗上处于一个积极、主动地位。你可以在别人之前获得新的治疗方法，验证这种新方法是不是比现有的治疗方法好，这些治疗经验将来能帮助其他人。而且，临床试验也能帮助了解对不同种族背景、不同性别的患者，治疗效果是相同的还是有所差异。

临床试验的想法从何而来？

一般来说，临床试验的想法是由研究者提出的。研究者在实验室研究和动物实验中测试新的治疗方法后，会选出其中结果很好、最有希望的治疗方法，准备进行临床试验。

在试验过程中，研究者会获得更多关于某种新治疗方法的信息（药代动力学），包括它的风险（安全性）以及它怎样才能充分发挥作用（有效性）等。认真地进行临床试验是发掘有效的癌症治疗方法的最好、最快捷的途径。

1 期、2 期、3 期临床试验

临床试验包括4个阶段：1期、2期、3期和4期。4期临床试验称为上市后试验。我们主要回顾前3期的临床试验。

1 期临床试验（Ⅰ期）

1期临床试验是新药物、新疗法在人体进行的最早阶段的临床试验。由于是第一次作用于人体，所以也叫作"人类首次"临床试验。这阶段试验的规模往往很小，仅招募100名（甚至更少）参加者。参加者通常是健康人，有时在癌症治疗方法的临床试验中，会招募一些患者参加。此期试验的目的是：观察药物的安全剂量范围、副作用以及人体对药物的代谢过程。

此期试验通常是在剂量递增或递减设计中逐步完成的。对第一个参加者给以非常小剂量的药物，如果一切顺利，下一个参加者者将接受稍大一点儿的剂量。随着受试者的加入，药物剂量也会逐渐增加。监测药物的疗效，记录药物的副作用。

这期间可能要做很多次血液化验，因为研究者要观察药物在人体内发挥怎样的作用，人体又是如何保留和排泄这些药物的。这就是所谓的药代动力学及药物副作用。

1期临床试验非常重要，因为它们是开发新治疗方法的第一步。

2 期临床试验（Ⅱ期）

约有70%的新治疗方法在经过1期临床试验后进入2期试验。此期试验的参加对象是患有相同类型的癌症或患有几种不同类型的特定癌症的患者。试验的目的在于：确定这种治疗是否有效，能不能进入下一试验阶段（3期临床试验）；观察哪种癌症适合该治疗方案；更多地了解治疗副作用；找到最佳治疗剂量。

尽管在1期试验中已经对治疗的副作用进行了观察，但仍可能还有些副作用尚未被发现，因此需要在后期研究中继续仔细观察。

参加2期临床试验的人数常常比1期多，可能会多达250人。如果2期试验发现新治疗方案与已有的治疗方案相比，具有同样或是更好的疗效，就可以进入3期临床试验。

3 期临床试验（Ⅲ期）

3期临床试验是将新的治疗方案与当前最好的治疗方案（标准治疗方案或最受推崇的方案）相比较，具体包括：新的治疗方案和标准治疗方案的比较；改变标准治疗的给药剂量或给药途径前后的比较；新治疗方法与标准治疗方案的比较。

3期临床试验通常较1期临床试验、2期临床试验规模更大，这是因为不同方案的有效率可能相差很小，因此需要大量患者参加，尽可能让差异显示出来。

有时，3期临床试验会在不同国家、不同医院中招募成千上万的患者参加。

随机化

3期临床试验常常是随机化设计的，也就是说，研究者会将参加此期试验的患者随机分成两组或更多组：一组接受新的治疗方案，另一组接受标准治疗方案。这样，所有参加者都有平等的机会获得新的治疗方案，同时也是进行比较的最好方法。偶尔，其中一组参加者的治疗方案是安慰剂（即没有治疗）。

什么是试验方案?

试验方案就是研究过程中计划进行的一系列步骤和规则。这些精心设计的计划用于确保参加者的安全以及解答试验相关的问题。试验方案描述了试验参加者应符合的条件、试验进度表、试验流程、试验用药、剂量和研究持续时间。试验期间，研究小组会定期对参加者进行随访，监测其健康情况，评估治疗方案的安全性及有效性。

谁为临床试验买单？

许多组织和个体会资助临床试验，包括医生、医疗机构、各类基金、志愿者团体、制药厂、政府等。试验发起者"雇佣"各地卫生保健机构的医生负责试验，根据患者数量决定资助金额，部分试验由专款资助。临床试验部分的医疗服务一般是免费提供给参加者的。

参加临床试验前要考虑些什么？

参加临床试验是非常重要的个人决定。与医生、家人或朋友就是否参加临床试验进行讨论会让患者受益颇丰。你应该了解试验的资质证明、参加过临床试验者的个人经验和进行试验的医疗机构。确定可选择的临床试验项目后，下一步就是联系负责试验项目的医疗团队，咨询相关事宜，包括：

- 试验持续多长时间？
- 试验进行的地点？
- 采取什么治疗方法？
- 试验的主要目的是什么？
- 受试者的安全如何保障？
- 可能带来的收益是什么？
- 试验存在风险吗？
- 试验中除了新治疗方法（处理组）外，另一组的治疗方法是什么？
- 谁是试验的发起者？
- 是否要对试验的某一部分付费？
- 如果在临床试验中受到伤害，会发生什么？

其他问题

- 如何保护我的隐私？
- 如果有更多问题，应该跟谁联系？

有关照护问题

- 临床试验中由谁来负责我的照护？

仍然主要由你当前的医生和护士负责照护你。当参加临床试验时，除了初级保健医生给你提供的照护之外，你还可以获得其他人的照护：

- 首席研究员（PI）：PI负责临床试验，并确保医疗团队遵守协议（临床研究计划）。

- 临床研究协调员（CRC）或研究人员：CRC或研究人员负责对患者进行有关临床试验的教育，并收集临床试验中患者的研究数据。如果您有关于参加的临床试验的问题，可以同CRC或研究人员联系。

怎样知道自己是否可以参加临床试验？

所有的临床试验都会制定参加者需要符合的条件。允许哪些人参加临床试验的标准叫"纳入标准"；不允许哪些人参加试验的标准叫"排除标准"。

根据下述因素确定这些标准：年龄、性别、癌症的不同阶段和类型、以前的治疗过程以及其他疾病状况等。

参与临床试验前：

●你必须患有试验要研究的疾病或者具有此种疾病的高危因素；

●如果试验要研究的是治疗方案的效果，那么你必须接受治疗；

●你必须遵守研究协议中的试验规则；

●在参与试验之前，医疗团队的成员为确保你能参加试验，将向你询问一些健康方面的问题，为你进行体检，并留取血液或其他标本用来化验。

试验随访

参加临床试验后，要定期接受随访。如果是药物的临床试验，负责试验的医生会对你进行各项检查，了解药物是否有效及其副作用。非药物的临床试验也同样需要随访。一些试验的随访会持续数年。如果你不想再继续接受治疗或是想参加别的试验，随时可以退出，但在退出前要告诉负责试验的医生。如果试验无效或对你造成伤害，医生会结束对你的研究性治疗。总之，你随时都可自由地退出试验；如果试验药物给你带来了伤害，研究团队会为你提供必要的治疗。

患者信息

试验过程中，患者的权利及安全会通过2种重要方式得以保护。首先，任何医生想开展临床试验都必须获得审查委员会（IRB）的批准。审查委员会通常由医生和律师组成，负责检查试验草案，确认患者的权利受到保护，力保研究不会对患者带来不必要的伤害。其次，在美国或其他国家任何参加临床试验的人都需要签署知情同意书。知情同意是确定是否参加临床试验前，了解试验中各项关键信息的重要过程。一旦在临床试验之前签署了知情同意书，知情同意的过程就不会结束。例如，你的医生和负责试验的研究员必须告诉你新的试验是否存在风险或副作用，这将影响你是否继续参加临床试验。此外请在临床试验期间的任何时间提出任何问题。知情同意书中，要描述试验的性质、潜在的危险因素以及试验中可能会发生在参加者身上的各种情况；要告知参加者有权利在任何时间选择退出试验。参加试验之前，每个参加者必须签署书面同意书，证实已被告知上述信息并且自愿参加试验。

试验期间我是否还要和原先的医生保持联系？

是的。大多数试验仅对疾病提供短期治疗，并不提供持续或彻底的治疗。

在患者原先的医生与临床试验团队配合下，可以确保其他的药物或治疗不会与临床试验相冲突。

什么是副作用及不良反应？

副作用是指药物或治疗中任何不希望发生的作用或效果。不良反应包括头痛、恶心、脱发、皮肤刺激或其他身体问题。临床试验必须评估治疗的短期及长期副作用。因此，在同意参与临床试验前，你必须完全了解试验潜在的副作用。

是否有其他风险？

是的。

●可能会有身体上的不适，严重的甚至可能危及生命。

●治疗可能对参与者无效。

●可能花费你更多的时间和耐心，包括往返医院，接受更多治疗，在医院长时间等待或复杂的剂量要求。

试验开始后，我可以选择退出吗？

可以。受试者可在任何时间选择退出试验。不过决定退出时，你要告诉医生，并说明退出的原因。

做出决定

临床试验的重要性不言而喻。临床试验持续提供必要的信息，进一步调整治疗策略最终使所有的癌症患者受益。临床试验不只可以获得治愈癌症这一最终结果，更是发现更好和更有效的治疗方法的唯一途径。但是是否参加临床试验由你自己决定。

第 44 章

自我护理

Douglas Van Nostrand

当被诊断出患有癌症时，你会遇到许多意想不到的问题和麻烦，各种情绪随之扑面而来，这都是正常现象。我们在第42章中曾探讨过，这些情绪包括恐惧、生气、沮丧、孤独和自我否认等。疾病带来的诸多问题中，最严重的是对私人生活和公共生活的潜在影响，比如其他家庭成员的担忧，工作方式、生活方式和个人经济的改变。

在疾病护理中，很重要的一个方面是"自我护理"，虽然这听起来很困难且颇具挑战性，但对于部分患者而言，做到这点并不难。我认为患者越多地参与到自己的护理过程中，他们的预后往往越好，遭受的不良反应也越少。本章旨在：①启发你对自我护理的思考。②提出一些基本建议，有助于你可以从中获取一些有用的信息。由于每位患者的情况各不相同，本章中给出的建议还远远不够，补充资料中的内容可以帮助你进一步学习如何更好地自我护理。

本章分为5个部分：①自我护理是最重要的措施。②认识自己。③就诊前的准备工作。④就诊过程中的注意事项。⑤补充资料。

自我护理是最重要的措施

有趣的是，关于"自我护理"的第一个建议是，找到一名陪同护理人员。不要独自面对癌症，寻找一个或多个能够帮助你的人。首先，找到一个"合作护理员"陪同你与医生进行首次会面就诊。在最初几次就诊过程中，由于接收的信息量庞大繁杂且可能受各种情绪的影响，你可能无法记住医生交代的全部内容，而且，你自己不太可能提出所有需要注意的问题。有配偶、伴侣、父母、兄弟姐妹、好朋友或其中几个人的陪伴，就会多一个人聆听和思考。就诊结束后，就会有一个全程伴你就诊的"合作护理员"，可以帮助你理解现今治疗内容和未来治疗计划，通过相互讨论，你也能对自己如何面对和处理疾病有更多的思考。陪同护理人员越多越好，可以帮助你处理将要出现的许多问题，比如不良情绪，疾病对家庭、工作和财务的影响等。

认识自己

在出现各种情绪时，要学会辨别并理解。第42章介绍并探讨了许多患者分享情绪的例子。在这一部分，"合作护理员"对你尤为重要。

与"认识自己"一致，自我护理的另一个重要方面就是你的医疗思想。这对你来说可能是一个全新的概念，以前从未考虑过，但是它非常值得深思。Jerome Groopman博士和Pamela Hartzband博士在《Your Medical Mind：How to Decide What Is Right for You》中，对"医疗思想"的含义进行了精彩的讨论。作者提出的观点有助于你自己做出医疗决策，并且如作者所述，"合上书后，会有一种全新的心态和方法，帮助你面对疾病做出决策。"只要合理运用这些方法，它们对你的病情会非常有价值。例如，在不同的医疗情况下，一部分人希望全力以赴，选择提供最大限度的护理，另一部分人可能更谨慎，选择最小限度的护理。当然，这些治疗方案将根据你具体的临床情况以及各种治疗方案的风险和收益进行调整。了解你的医疗思想将有助于你做出判断，这对了解自己至关重要。

就诊前的准备工作

在就诊前，做适当的准备会显著提高你从就诊中获得信息的效率。当然，准备是否充分取决于就诊之前的准备时长，可利用的资源以及已知和未知的诊断信息。基于对病情的了解，包括具体的诊断、疾病的阶段和程度以及医疗管理的选择等，你才能进行更有意义的准备。以下列表中提供了一些常规准备工作：

●预先设想就诊流程。

●通过浏览疾病相关网站，参与患者互助小组，与经历过类似情况的朋友和家人讨论等，使你在就诊前对疾病有更多了解。

●提前写好你的问题。

●带笔和纸去就诊，做好笔记（建议你和你的合作护理员都携带）。

●寻找一个自愿的合作护理员。

●如果时间允许，请尝试了解医生的专业知识。

就诊过程中的注意事项

表44-1中罗列了几条你与医生会面过程中的注意事项。在与医生交流期间，如果你以笔记记录这种方式参与其中，通常会有助于医生根据你的病情进行更深入的探讨。你不应该抗拒做笔记，但是如果你担心医生介意，可以先征得医生许可后，再开始做笔记。一名专业且知识扎实的医生应该对此没有任何异议。如果医生对此明确拒绝，那么你可能要考虑该医生是否合适，能否满足你的需求。

表 44-1　就诊中的注意事项

●做笔记——由你，你的家人和你的合作护理员共同记录

●提出你提前想到并记录的问题

●向医生询问他（她）在你健康问题上的经验

●咨询推荐治疗可能带来的好处

●咨询不良副作用的风险和严重程度

●咨询替代治疗方案及其利弊

●咨询医生关于替代方案的想法以及对其建议

●观察医生的肢体语言，以评估他（她）的自信程度、知识深度和是否坦诚等

补充资料

关于自我护理，就诊准备，以及医学思想，还有许多其他可参考的资源。部分推荐如下所列。你也可以在网络和书店中搜索更多其他资源。

●Your Medical Mind：How to Decide What Is Right for You. Jerome Groopman and

Pamela Hartzband. Penguin Books. New York，NY. 2012.

●The Savvy Patient：How to Get the Best Health Care. Mark Pettus. Capital Books. Herndon，VA. 2004.

●Surviving Health Care：5 Steps to Cutting Through the BS，Getting the Treatment You Need and Saving your Life. Cristy Kessler and Sharon Miller. Buckskin Books. Ouray，CO. 2016.

●The Art of Being a Patient：Taming Medicine—An Insider's Guide，Become a Proactive Partner and Self-Advocate of your Own Healthby Understanding. Philip Caravella. 1 st Book Library. Bloomington，IN. 2000.

●"Be Your Own Best Advocate." PACER. org. Bloomington，MN. 2017. https：//www. pacer.org/parent/php/PHP-c116.pdf

总结

本章试图启发你思考：甲状腺癌患者如何自我护理以利于疾病的治疗和管理。自我护理利于你改善预后，减少不良反应发生的频率，减轻严重程度，甚至可能消除不良反应。除了本章之外，还有更多资源值得探索。在为甲状腺癌患者编写教育材料时，欢迎你向我提供从既往就医过程中获得的经验。

第八部分

附录

分化型甲状腺癌的常见问题解答

什么是辐射？

辐射是指能量从一个地方移动到另一个地方。阳光、微波、伽马射线和X射线都是辐射的具体例子。某些辐射能够将能量积聚到物质中并产生热能（如阳光和微波），其他类型的辐射造成物质中的电子发生移动，产生直接的化学损伤（如伽马射线和X射线）。辐射在我们生活中无处不在。

从一个更科学的层面上讲，辐射是以电磁波形式发出的能量，如可见光、红外线、紫外线、X射线、伽马射线，或是 α 、 β 等粒子流。辐射的来源包括天然存在的（也叫"本底"）辐射，或是人工辐射物质。本底辐射包括来自外太空的宇宙射线和地球上天然存在的放射性物质；人工辐射包括X射线。

既然光、无线电波、电视微波和超声波等都属于辐射，为什么它们的危害远远小于放射性物质呢？

答案很大程度上与微波或粒子所携带的能量相关。能量不同，受辐射影响的物质大小也不一样。例如：^{131}I释放 β 粒子和伽马射线，它们会作用于单个原子中的电子，造成原子中的电子被敲除，这就是所谓的"电离作用"。在一些情况下，电子是聚集原子形成分子，进而形成DNA等复杂结构的关键物质，因此，电离辐射可能造成这种关键物质损伤，导致细胞死亡。超声释放出耳朵听不到的一种声波，这种超声波不会导致细胞的电离作用，因此不会损伤细胞。

什么是放射性？

放射性是指物质能够释放出粒子或波的一种特性。这些波也被称为电离辐射。放射性碘产生的伽马射线就是电离辐射的例子。

什么是放射性碘？

碘是一种天然元素，如同氧、氮和碳一样。甲状腺利用碘来制造甲状腺激素。出于这个原因，许多食物如面包、食盐中都添加了碘。放射性碘和普通碘的唯一区别在于放射性碘具有放射性。

放射性碘分不同的类型吗？

放射性碘有多种类型，称为元素碘的同位素。"I"是碘的简写。碘旁边的数字代表特定的同位素，如^{123}I、^{131}I等（见第19章）。^{123}I和^{131}I都被用于核素显像；目前用于治疗的放射性碘是[131]I。

放射性碘怎样使甲状腺组织"显影"?

口服放射性碘以后，放射性碘通过胃肠道吸收入血。因为甲状腺靠碘来制造甲状腺激素，所以会从血液中把碘摄入甲状腺细胞，这就是"摄取"放射性碘。放射性碘进入甲状腺细胞后，会释放出少量的肉眼看不到的能量，通过一个特殊的摄像机，我们就可以"看到"这种能量，由此使有摄碘功能的甲状腺组织"显影"。

为什么医生要给我做放射性碘全身扫描?

放射性碘全身扫描的目的是要让分化型甲状腺癌患者体内的正常和异常的甲状腺组织均被显影，这样就可以知道在甲状腺部位还残留多少正常甲状腺组织以及甲状腺癌是否已经发生扩散（转移）。

哪里能进行放射性碘全身扫描?

大部分医院的核医学科或放射线科都能进行放射性碘全身扫描。

间隔多长时间进行一次放射性碘扫描?

医生会根据病情决定扫描的间隔。总体来说，小的、局限性的单发甲状腺癌可能并不需要进行放射性碘扫描检查（或放射性碘治疗）。某些患者可能一次扫描足矣。还有些患者在第一次扫描半年到一年后，或是血液中甲状腺球蛋白水平升高时需要再次扫描。

放射性碘怎样清除甲状腺组织?

放射性碘进入甲状腺细胞后，将能量传递给甲状腺组织。这种能量（辐射）能够破坏甲状腺细胞。

什么是 [131]I 清甲或 [131]I 清灶?

[131]I清甲或[131]I清灶是指利用放射性碘通过辐射彻底破坏、清除正常甲状腺组织或甲状腺癌组织（见第24章）。

[131]I 清甲或 [131]I 清灶的区别是什么?

许多医生认为"清甲"和"清灶"两个词的英文表达（ablation和treatment）可以互换。有的医生以"清甲"特指应用放射性碘清除手术后残留于颈部的所有正常甲状腺组织，也就是所谓的"残余甲状腺消融（清除残余甲状腺）"；而"清灶"特指应用放射性碘清除可疑存在的甲状腺癌和（或）扩散到颈部和身体其他部位的甲状腺癌。本书中，我们将使用上述特指定义，这有助于表明"清甲"和"清灶"有不同的目的，使用的放射性碘剂量也不一样（见第24章和第25章）。

为什么手术后还会残留甲状腺组织？手术不是能把甲状腺全部切除掉吗？

为了尽量避免手术损伤喉返神经（支配声带运动）和甲状腺背面的甲状旁腺（调节体内血钙水平），大部分外科医生会保留很少的甲状腺组织。

为什么在甲状腺全部切除手术后，还要进行放射性碘清甲？

这部分内容请见第12章、第24章和第25章。

所有的甲状腺组织都被破坏后会怎样？

放射性碘清甲的目的就是要破坏所有的甲状腺组织。不过无须担心，所有甲状腺组织都被破坏后，医生会指导你进行甲状腺激素替代治疗。这种口服的甲状腺激素等同于甲状腺组织本身产生的激素，将会满足你的身体需要。

是否进行放射性碘清甲取决于哪些因素？

根据下述因素，医生会决定你是否要进行放射性碘清甲：
- 甲状腺癌手术的切除部位。
- 癌灶大小。
- 癌灶数量。
- 癌灶是否侵及甲状腺包膜或甲状腺以外的组织。
- 癌灶是否发生了转移。

医生会仔细查阅你所有的就诊资料，然后做出决定（见第12章、第24章和第25章）。

放射性碘清甲能带来哪些好处？

这个问题的详细回答请见第24章和第25章。简要概括一下，放射性碘清甲的主要目的在于：

清除残存的甲状腺组织，提高放射性碘全身扫描的效果，监控癌症是否复发。如果在你的颈部还留有健康的甲状腺组织，它们将会摄取绝大部分的放射性碘，因此难以检测出癌症组织；把这些健康的甲状腺组织都破坏掉的话，将来有必要时，就能更容易地通过放射性碘全身扫描检测到扩散的甲状腺癌。同理，清除全部甲状腺组织也会提高通过血中甲状腺球蛋白水平判断癌症复发/转移的效果：正常甲状腺和甲状腺癌组织都可以产生甲状腺球蛋白，因此如果还有正常的甲状腺组织存在，即便血中甲状腺球蛋白水平升高，也不能肯定这是由甲状腺癌转移或复发造成的。第4章和第32章对甲状腺球蛋白的肿瘤标志物作用进行了详细介绍。综上所述，清除所有残存的正常甲状腺组织将会提高通过放射性碘行全身扫描和监测血中甲状腺球蛋白水平判断癌症是否扩散的能力。

清甲的另一个目的是提高以后可能进行的放射性碘治疗（清除甲状腺癌转移病灶，简称"清灶"）的疗效。如果还有正常甲状腺组织残留，就会"抢走"大部分放射性碘，导致转移病灶摄取的放射性碘减少，治疗效果大打折扣。

如果我只切除了一侧甲状腺腺叶，我还需要去除剩下的一侧腺叶吗？如果需要，是应该通过手术还是通过放射性碘呢？

是不是还要去除剩下的一侧甲状腺腺叶取决于很多因素：癌灶大小、癌灶是否局限在甲状腺包膜内、癌灶是否扩散到周围组织或淋巴结、患者的年龄及健康状况等。临床医生会根据你的实际情况做出建议。

如果需要去除剩下的一侧甲状腺腺叶，手术或是放射性碘都可以考虑。两种方法各有利弊。支持手术的人认为在剩下的甲状腺中有可能还存在癌细胞，去除它们有利于改善预后。放射性碘的支持者认为放射性碘足以破坏掉剩下的甲状腺，患者的预后与手术一样，而且不会产生再次手术带来的风险。

推荐放射性碘的医生还指出：破坏残存腺叶所需的放射性碘剂量往往小于清除切除腺叶后残余的甲状腺组织所需要的放射性碘剂量。

清甲所用的放射性碘剂量是多少？

首次清甲所用的放射性碘剂量通常为29毫居里到150毫居里不等。如果你的计划治疗量不在这个范围，应当同内分泌科医生、核医学科医生或是放射科医生仔细探讨一下。

在29~150毫居里这个范围内到底选择哪个剂量，需要考虑多种因素并且权衡利弊（见第18章和第26章）。这些因素包括：政府的辐射安全规章条例、医疗保险、治疗目的和你的身体状况。对一些小的、没有扩散的单发癌灶，甚至无须放射性碘疗法。还有较多甲状腺组织存在的患者，残余的甲状腺可以吸收很多放射性碘，但却可能要只给予小剂量的放射性碘。如果患者和医生都希望不住院，可能也会用较小的剂量。如果想避免多次清甲或清灶治疗，则可能需要较大剂量的放射性碘。一些医院通过剂量计算法来确定放射性碘剂量（见第21章），它能估测出组织辐射暴露量，或使暴露于血液和骨髓的辐射暴露量最低。

什么是毫居里？

毫居里是辐射剂量单位，它是一种衡量放射性活度的单位。一般来说，用于扫描检查的放射性碘剂量为几个毫居里（如1~5毫居里），而首次清甲所用的放射性碘剂量为30~150毫居里。高剂量的放射性碘可以用于清灶治疗。

什么是 Becquerel（贝克勒尔）？

它是衡量放射性活度的另一种单位，通常简称为Bq。1Bq等于每秒钟1个核衰变；1毫居里等于37MBq。1兆Bq（MBq）是1 000 000Bq。1千兆（10亿）Bq（GBq）等于1000MBq。

放射性碘扫描或治疗前，需要做怎样的准备呢？

放射性碘扫描、清甲或清灶治疗前，准备工作非常重要。详细介绍请参阅第20章。

为什么让我住院？

让你住院不是因为辐射会使你生病，而是为了避免其他人受到你的辐射。你所接受的放射性碘具有放射活性，因此短期内你也有放射性。尽管放射性碘对你来说是有益的，但对别人没有好处。让你住院是为了让别人受的辐射最小化。

一旦你的辐射衰减到可以接受的水平，就会让你出院。回家后的注意事项详见第20章和第29章。

我会住院接受治疗吗？

这取决于你接受的放射性碘剂量和你就诊医院的规定。内分泌科医生、核医学科医生、核放射科医生、放射肿瘤科医生或放射安全技师将会告诉你是否必须住院治疗。

假如我必须要住院，医生会对我做出怎样的安排？

这将也取决于你所就诊的医院的规定，取决于内分泌科医生、核医学科医生、核放射科医生、放射肿瘤科医生或放射安全技师的具体安排。

放射性碘的给药方式是怎样的？

放射性碘通过液体形式或胶囊形式给药。一次剂量的液体放射性碘通常为2~6汤匙，用水服用。如果你更希望使用两种形式（液体、胶囊）的其中一种，请在确定治疗剂量之前告诉医生。医院一般会满足你的要求，不过有的医院只能提供一种形式。液状的放射性碘稍微有一种"铁罐儿"或海水味，味道与露营者喝的用碘片消毒后的水差不多。

如果住院，允许别人探视吗？

探视者不能进入你的病房。不同医院的规定不同，有的医院允许成年人在病房门口探视。通常会对探视时间有所限制。

住院要带什么东西？

除了一些必要的东西，大多数东西都应该留在家中。具体请见第20章。

我住院的病房是什么样子的？

通常，你的病房将是标准的医院单间，有私人卫生间、电视、电话和衣橱。病房是特殊准备的。因为你的唾液、尿液及汗水中会出现放射性物质，也因为医生要尽量避免辐射影响别人，所以房间的地板和其他用具会被塑料或纸遮盖。门把手、电话和其他物件也会被数层塑料薄膜缠绕。这样会阻止放射性物质扩散，而且有助于在你出院后快速打扫干净房间。同样，房间的覆盖程度也取决于你所就诊医院的规定。

我会单独住在一个病房里吗？

是的。

病房里会有电话吗？

是的。

病房里会有电视吗？

是的。

如果我正在低碘饮食中，什么时候可以恢复正常饮食？

医生会指导你何时恢复正常饮食。可能会是在服完放射性碘后，也可能是在出院时。

我还能不能吃平常用的药物？

这要遵从医生的指导。有的医生会指导你带来2~3天量的日常用药，其中不包括甲状腺激素（如果你应用重组人促甲状腺激素注射剂，请见后面的问答），然后自己按时服用。这将会减少护理人员进入你房间的次数。不过，一些医院的规定禁止这样做，那就听从医生的安排。

住院当天早上我还能吃平常用的药物吗？

可以。但是你不能服用甲状腺激素，除非你接受重组人促甲状腺激素注射剂治疗（见第18章和 第26章）。

放射性碘扫描后，我要遵守哪些辐射安全预防措施？

辐射安全预防措施取决于你所接受的放射性碘剂量、是否在医院中服用放射性碘、谁与你一同居住及你要接触谁等因素。详细介绍见第20章和第29章。内分泌科医生、核医学科医生、核放射科医生、放射肿瘤科医生或放射安全医生会根据实际情况决定你需要遵守哪些辐射安全预防措施。

为什么我必须遵守辐射安全预防措施？

你所接受的放射性碘能帮助治疗你的甲状腺癌。但是，它们对于其他人没有益处。为了使跟你一起居住、工作或社交的人们受到最小的辐射影响而采取的措施称为"辐射安全预防措施"。具体的辐射安全预防措施取决于你所接受的放射性碘剂量，你要接触的人员类型，以及治疗所在地的政策和规章制度等。

什么是卫生物理学？

卫生物理学是研究适用于健康的特殊物理学方面的学科。它涉及物理学的很多领域，但对甲状腺癌而言，它指影响健康的辐射物理学。一些大型医疗机构中有专门的卫生物理学研究部门，也叫卫生物理学部。

我要接受多大剂量的放射性碘？

剂量因人而异。不过首次清甲的标准剂量通常为29~150毫居里^{131}I（见第25章）。

我要服用通便药吗？

这取决于放射性碘的剂量以及医生的治疗规程。但是，除非有不能用通便药的理由，否则我们鼓励服用通便药以保证规律排便。放射性物质能在粪便中积聚，规律排便能让胃肠道的辐射暴露程度最小，益处显而易见。

晚上我要起夜吗？

服用放射性碘后，无论是住院还是回家，我们都鼓励你晚上起夜几次，去排尿、喝水，并含点儿酸性糖果。排空膀胱能减少对肾脏、膀胱的辐射损伤；喝水能够带走你体内的放射性碘，从而减少身体所受的辐射；含酸性糖果能够促进唾液腺分泌，尽管对这样做究竟是增加还是减少了辐射对唾液腺组织的损伤还有争议，但我们相信不断含糖果（白天每20~30分钟含一次，或者一直含；夜间每小时含一次，或者一直含）将会减少唾液腺组织受到的辐射量。我们也鼓励进行唾液腺按摩，这样做有助于减少唾液腺组织中的放射性碘，因此减少唾液腺组织受到的辐射量。更多信息详见第27章。

糖尿病患者有特殊注意事项吗？

有。如果你是糖尿病患者，你要告诉医生，以便医生做些特殊安排。

如果住院，要住多久？

这取决于你接受的放射性碘剂量，以及医院的政策和规章制度。不同国家的规定也不一样。一般来说，如果是首次放射性碘治疗，往往应该在医院至少住一个晚上。如果由于某些原因，你体内的放射性碘需要较长时间才能被清除，则需要住院更久。

我怎样知道什么时候可以出院？

你服放射性碘之后短时间内、服药当天及服药后第二天，医生会用一个特殊仪器多次对你进行测量。如果你体内的放射性碘清除量达到了要求，就可以出院。

辐射可以导致癌症吗？

辐射类型和剂量对于评估辐射的致癌风险非常重要。虽然首次清甲所用的辐射剂量，不会明显增加另一种癌症的发生风险，但这并不意味着你不会再得另一种癌症（见第27章）。然而，当^{131}I用量较大或反复应用多剂^{131}I时，医生会告诉你这可能增加另一种癌症的得病风险。

放射性碘的短期副作用是什么?

对大多数患者而言,首次清甲所用的放射性碘剂量不会带来什么副作用。但是,有些患者确实出现了短期的副作用,包括甲状腺部位疼痛、唾液腺部位疼痛及肿胀、恶心,偶尔出现味觉改变。此外还有一些其他副作用,在第27章中有详细的介绍。

我经常会有恶心的感觉,应该怎么做呢?

把这种情况告诉医生。有些药物可以减轻或消除恶心、呕吐症状。

多次放射性碘治疗的副作用有哪些?

如果你接受了多次放射性碘治疗,那么副作用发生的频率及严重性将会增加。第27章中有详细介绍。

放射性碘的长期副作用有哪些?

这方面的内容请见第27章。

我可以怀孕吗?

可以。不过我们会建议你在放射性碘治疗6个月之后,最好是1年之后再怀孕。治疗期间你不能怀孕。对育龄女性,在接受放射性碘之前都要进行妊娠检测。不宜怀孕期间推荐采取避孕措施,详细信息和建议请咨询医生(见第27章)。

放射性碘会影响我的精子数量吗?

放射性碘会减少精子数量。假如你以后想要孩子,特别是曾经有过不育问题的话,应该与医生做深入讨论。尽管把精子存入"精子库"还不是常规办法,但对某些人来说可能是一个最佳的选择(见第27章)。

放射性碘会增加将来所生孩子出现先天异常的风险吗?

清甲所用的放射性碘剂量不会明显地增加将来所生孩子出现先天异常的风险。

什么是剂量计算法?

剂量计算法是一种帮助确定放射性碘用量的方法。总体来说,有两种计算方法:一种叫作"病灶"剂量计算,另一种叫作"全身""血液"或"骨髓"剂量计算。第21章中对此进行了详细介绍。简言之,剂量计算法是一种试图计算甲状腺组织或肿瘤部位(病灶剂量计算)或骨髓(血液剂量计算)的辐射暴露情况的方法。根据计算结果,同时结合患者的实际情况,医生会最终确定用于清甲或清灶治疗的放射性碘剂量。

词汇表

消融： 消除或破坏掉组织。"残余组织消融"（清甲）特指应用^{131}I破坏残留的甲状腺组织。

放射性活度： 放射活性的数量。计量单位之一叫作贝克勒尔（Bq），是为了纪念早在1896发现放射性的亨利·贝克勒尔先生而命名的。1Bq表示每秒钟发生1次核衰变，这对应的放射量很低。在美国，也应有另外一种放射性活度的计量单位——毫居里（毫居里），它的命名是为了纪念居里夫人（镭的发现者）。1毫居里等于37兆贝克。1兆贝克（MBq）是1 000 000Bq。1千兆（10亿）Bq（GBq）等于1000兆贝克。治疗甲状腺癌的放射性碘用量通常为30~600毫居里或1.11~22.2千兆贝克。下述免费网站提供2种计量单位的互换：

http：//www.unitconversion.org/unit_converter/radiation-activity-ex.html

http：//www.translatorscafe.com/cafe/units-converter/radiation-activity/calculator/becquerel-%5BBq%5D-to-curie%5BCi%5D/

辅助治疗： 应用^{131}I破坏潜在的微小甲状腺癌病灶和（或）残存的甲状腺癌组织，降低甲状腺癌复发和死亡的风险。这与清甲（残存组织消融）或清灶治疗不同：清甲是指用^{131}I清除残留的正常甲状腺组织；清灶是指上面已经提到的用^{131}I破坏、消除已知的、扩散（或转移）到别处的癌细胞。

未分化型甲状腺癌： 根据甲状腺癌细胞起源于哪种甲状腺细胞以及显微镜下看到的样子，可将甲状腺癌分为多种类型。如果癌细胞与正常细胞非常相像，这样的肿瘤叫作"高分化"癌；如果癌细胞失去了正常细胞的大部分形态、结构或功能，这样的肿瘤叫作"低分化"癌。甲状腺癌也按照分化的程度分成不同类型，未分化型甲状腺癌是其中之一，它失去了正常甲状腺细胞的大部分形态、结构和功能。搞清甲状腺癌的类型有助于医生能够制定最佳治疗方案（见第41章）。

β粒子： 是一种辐射形式，在放射性物质衰变时释放。这种粒子实际上等同于在物质中的电子，并组成了所谓的"电流"。这种"电子"（β粒子）之所以有危险性，是由于它们像"能量旺盛的炮弹"，被不稳定的放射性原子在转变时"发射"出来。碘元素的放射性形式之一（如^{131}I）能够释放β粒子和电磁射线（伽马射线），因此被广泛应用于甲状腺癌的治疗。

商品名： 商业公司给产品所起的名字。例如，Kleenex®是由Kimberly Clark（金佰利）公司为面巾纸所起的商品名。优甲乐®是德国默克雪兰诺公司为其生产的左旋甲状腺素设计的商品名。

CAT（计算机化轴向体层摄影术）扫描： 见"计算机化轴向体层摄影术"。

化学治疗（化疗）： 用化学药物治疗癌症（见第39章）。

计算机化轴向体层摄影术： 是一项有价值的影像学检查，简称CT或CAT。它利用X

线获得体内组织的影像。常用于胸部影像学检查（见第22章）。

CT（计算机断层扫描）：计算机化轴向体层摄影术。

细胞学：对细胞进行科学研究，包括用显微镜检查细胞，细胞可由细针穿刺术获取，见第8章。

Cytomel®：是碘塞罗宁（左旋三碘甲状腺原氨酸、LT_3）的商品名，是一种短效甲状腺激素，可在暂停应用长效甲状腺激素——左旋甲状腺素期间使用。

营养学家：是为合理营养制订饮食计划的人，也叫营养师。

分化类型：甲状腺癌有不同的分化类型——分化型、髓样癌和未分化型。详细信息请参阅第12章、第13章、第33章、第40章和41章。

剂量：本词有2种不同的含义。①衡量放射性活度，以毫居里或贝克为单位。②衡量某块组织从电离辐射中吸收的能量（见第28章）。放射性原子每衰变一次，都以不同形式释放出能量。例如，β粒子在它们释放出所有能量之前行程非常短（通常小于1/4英寸，1英寸=2.54厘米）；与此相反，γ射线在体内穿行很远，也几乎不会失去一点儿能量。辐射的生物学效应与每一单位组织中沉积的能量多少直接相关〔见词汇表中关于"拉德（Rad）"和"戈瑞（Gray）"的解释〕。

放射剂量计算员：是指帮助计算合理放射剂量、帮助设计治疗方案的人员。

剂量计算法：计算某器官、组织的辐射暴露剂量。

回声：见"超声"内容。

内分泌科医生：在内分泌学领域中接受过系统专业培训的内科医生。甲状腺癌的诊断和治疗属于培训内容之一。他们同时也接受了内科的专业培训。

暴露：通常处在受辐射状态下即为"暴露"。但也有另外一种含义。目前所用的辐射检测仪测量的是电离作用（详见下文）产生的电离辐射。在一定容积的空气中产生的离子量称为"暴露"，这类似于辐射剂量，但它仅仅指空气中发生的反应。

外放射治疗：应用体外来源的辐射进行癌症治疗。

全科医生：接受过全科医学专业培训的医生。

细针穿刺：用细针进行甲状腺或淋巴结组织穿刺以获取样本。详见第8章。

滤泡状甲状腺癌：见"分化型甲状腺癌"和第10章。

游离T_4：由甲状腺组织产生的甲状腺素（T_4），一部分与血液中的蛋白结合，另一部分在血液中不与任何物质结合（即处于游离状态）。这部分不与任何物质结合的甲状腺素称为"游离T_4"。化验检查能够测定游离T_4，检测项目名称就叫作"游离T_4"（见第3章）。

通用名：药物的科学名字。与此对应，商业公司给药物所起的商标名叫作商品名。

戈瑞：用于衡量吸收的电离辐射的辐射剂量的单位，简写为"Gy"。1Gy等于100cGy。"拉德"（Rad）是描述吸收剂量的更古老的词条，1Rad等于1cGy。100Rad等于100cGy，也等于1Gy。

半衰期：放射性物质释放射线后，会转变成另一种元素，因此随着时间延长，它的放射性越来越小。不同放射性元素其放射性消失的速度不等；就每种元素本身而言，其放射性消失的速度是恒定的。放射性元素的半衰期指半数放射性物质发生转变所用的时间。如^{131}I的半衰期为8天。

甲状腺功能减退：指体内甲状腺激素水平太低，不能满足身体正常需要的情况。甲减可能出现多种症状，如疲乏、怕冷和情绪改变。甲减也会导致体重增加、心率减慢、软组织肿胀等。详见第17章。

内科医生：是指完成了全面的内科医学专业培训的人员。

电离辐射：光、无线电波、电视微波等都属于辐射，为什么它们的危害远远小于放射性物质呢？答案很大程度上与微波或粒子所携带的能量相关。能量不同，受辐射影响的物质大小也不一样。例如：^{131}I释放β粒子和伽马射线，它们会作用于单个原子中的电子，造成原子中的电子被敲除，这就是所谓的"电离作用"。在一些情况下，电子是聚集原子形成分子进而形成DNA等复杂结构的关键物质，因此，电离辐射可能造成这种关键物质损伤，导致细胞死亡。

Levoyxl$^{®}$：辉瑞公司左旋甲状腺素的商品名（见"左旋甲状腺素"）

Levothroid$^{®}$：Forest制药公司左旋甲状腺素的商品名。（见"左旋甲状腺素"）

左旋甲状腺素：左旋甲状腺素是人体甲状腺组织合成、释放的两种主要激素之一。另外一种甲状腺激素是三碘甲腺原氨酸。左旋甲状腺素通常简写为T_4、LT_4、LT_4或L-甲状腺素，商品名如优甲乐等。在甲状腺切除术后，可通过口服左旋甲状腺素补充体内所需的甲状腺激素。

LT_4：见"左旋甲状腺素"。

淋巴结病：淋巴结肿大。

恶性病变：癌症。

磁共振成像：是一种有价值的影像学检查，简称MR或MRI，用于获取精确的图像。MR检查利用磁场的变化产生无线电信号的特征。MR检查对评估颈部或全身其他器官非常有用（见第22章）。

转移：肿瘤扩散到它的原发灶位置之外。

毫居里（mCi）：放射性活度的计量单位。1毫居里代表每秒钟有37 000 000个放射性原子分解掉（见Bq的定义）。

毫雷姆（mrem）：衡量特定体积的组织有效吸收辐射能量的单位（即剂量当量）。1毫雷姆约等于在1夸脱（946毫升）水中点亮1瓦特灯泡100毫秒内产生的热能。

MR：见"磁共振成像"。

甲状腺近全切除术：几乎完全摘除甲状腺组织。

中性粒细胞：血液中白细胞的一种类型，有抗感染作用。

核医学科医生：是经过核医学专科培训的医生。培训中包括如何使用诊断和治疗甲状腺癌的特殊仪器。他们可能还接受了放射科学、内科学及病理学知识的培训。

营养师：是制定合理营养餐计划的人员。

肿瘤科医生：是接受肿瘤学知识专业培训的医生，培训内容包括对各种肿瘤的化疗及其他治疗。肿瘤科医生往往还需要接受内科知识的培训。

乳头状甲状腺癌：见"分化型甲状腺癌"。

甲状旁腺：人体内调控血液中钙水平的腺体。一般来说，每个人有4个甲状旁腺，它们常位于甲状腺的背面。

PET扫描：PET指正电子成像术，是一种利用低剂量放射性检查多种组织（如淋巴结等）的代谢活性并进行显像的影像学检查（见第23章）。

正电子成像术：见"PET扫描"。

拉德（Rad）：组织或器官吸收的放射剂量的衡量单位，代表每克组织所吸收的辐射能量。正是这种能量造成了化学键断裂，进一步对器官产生持久影响或导致细胞死亡。吸收的能量越多，Rad数值越大，对组织的损伤越严重。

辐射：由某种物质释放或排出的、可穿过或运行于空间或物体的能量。它以多种形式存在，常见形式为电磁波，也可以表现为极微小的粒子（原子的基本构成单位）。每天我们都会受到各种形式的电磁辐射，如太阳光或从纸上反射出来的灯光（能够让你看清纸上的字）都是实际存在的辐射。但更重要的是，辐射通常由放射性元素衰减释放出来（见第28章）。

放射科护士：护理接受放射治疗患者的专业护士。

放射肿瘤科医生：经过放射肿瘤学专业培训的医生，培训内容包括如何对肿瘤及其他疾病进行放射治疗。

放射治疗物理治疗师：确认仪器向治疗部位传送正确辐射剂量的人。通过与放射肿瘤科医生及剂量计算师沟通，他们也能够确保你的治疗计划和治疗剂量准确无误。

放射安全技师：辐射安全领域的专家，负责监督医院中放射性物质的安全使用。

辐射消融：指在术后应用放射性碘消除残余的甲状腺组织（清甲）（见第24章和第25章对^{131}I治疗的定义）。

放射活性：自然界中有92种天然元素。这些元素通常有多种存在形式，叫作同位素。科学家们开发出很多方法将这些同位素人工转变成不稳定的形式，随着时间流逝，这些不稳定的原子都将转变成稳定的物质存在。这个过程就是所谓的"放射活性"或"衰变"。这个词条是在100年前由皮埃尔和居里夫人选用的，他们都是研究辐射和镭元素的先锋（见第28章）。

放射性碘：元素碘以多种形式存在，叫作碘的同位素。这些同位素的生物和化学特性相同。现已经发现了25种碘的同位素，其中只有一种没有放射性，其他24种均具有放射性。放射性碘是指具有放射性的碘。甲状腺癌诊治过程中最常用的放射性碘包括^{123}I（成像和摄取）、^{131}I（成像、摄取和治疗）和^{124}I（PET扫描成像）（见第19章）。

放射性碘扫描：服用放射性碘后，对特定部位或全身进行的特殊影像学检查。

放射性碘清灶：在放射性碘消融（清甲）之后，应用放射性碘消除甲状腺癌细胞。

放射科医生：指接受过放射医学专业培训的医生，培训内容包括如何应用放射线和其他影像学诊断相关知识。放射科医生也实施多种治疗。他们还能对CT、MR、超声、核医学检查的结果进行分析，也是射频消融治疗的操作者。在美国，放射科医生最少要接受4个月的核医学培训。有些放射科医生接受了1年以上的核医学培训，获得"核医学资质"证书。

放射疗法：用放射线来治疗疾病。

放射示踪剂：是一种放射性元素或化合物，能够让医生追踪到体内细胞或器官的功能或代谢情况并反映成影像的物质。

喉返神经： 能够支配说话、控制嗓音的神经，这条神经走行在甲状腺后面。

残余组织： 甲状腺近全切除术后剩余的正常甲状腺组织。

继发癌症： 由第一种癌症的治疗所造成的另外一种癌症。

唾液腺炎： 唾液腺组织的炎症。

超声图： 见"超声"内容。

甲状腺次全切除术： 甲状腺次全切除术摘除的甲状腺组织比甲状腺全切除术少。人们（包括一些医生）常常认为次全切除术与近全切除术是相同的概念，但严格来讲，它们之间有所差异。虽然甲状腺近全切除术也没有切除全部的甲状腺，但次全切除术往往剩余的甲状腺要比近全切除术更多。比如，摘除甲状腺总体积60%的手术，可被称为甲状腺次全切除术，但显然不是甲状腺近全切除术。治疗甲状腺癌时最常用的手术是甲状腺近全切除术，彻底的甲状腺全切除术并不多见，这其中的原因详见第11章。

Synthroid®： AbbVie对左旋甲状腺素的商品名（见"左旋甲状腺素"）。

T_3： 见"三碘甲腺原氨酸"。

Tg： 见"甲状腺球蛋白"

甲状腺切除术： 指通过外科手术摘除甲状腺组织。

促甲状腺激素： 见"TSH"。

促甲状腺激素注射液： 是利用基因重组技术人工合成的一种促甲状腺激素（TSH），缩写为 rhTSH。在美国，其商品名为 Thyrogen®，香港翻译为"适诺进®"。该药被注射入体内后，能刺激甲状腺组织摄取放射性碘和释放甲状腺球蛋白。

促甲状腺激素注射液扫描： 在注射促甲状腺激素注射液后进行的放射性碘身体扫描检查。促甲状腺激素注射液的用法为：服用放射性碘之前，每天注射一次，连续 2~3 天。

甲状腺球蛋白： 由甲状腺组织产生的一种物质，能在血中检测出来。当所有甲状腺组织或甲状腺癌细胞都被清除后，血液中就应当检测不到甲状腺球蛋白；如果能测得到，就提示甲状腺癌复发或仍有残留的癌细胞。甲状腺球蛋白通常被称为甲状腺癌的"肿瘤标志物"。

甲状腺： 位于颈前部较低位置处的腺体。甲状腺能够产生甲状腺激素。

甲状腺素： 一种由甲状腺组织产生的激素。

三碘甲腺原氨酸： 甲状腺产生的两种激素之一，也被简写为 T_3。

TSH： 促甲状腺激素，由脑垂体合成、释放。垂体对甲状腺制造甲状腺激素的能力进行监控，如果甲状腺合成的激素不足，垂体就释放更多的 TSH 来刺激甲状腺制造更多的甲状腺激素。如果甲状腺合成的激素过多，垂体就释放较少的 TSH。TSH 是人体内一种非常重要的激素。甲状腺癌患者应当长期保持 TSH 在相对较低的水平，免得它刺激甲状腺癌细胞生长；患者有时也要短时间内升高 TSH 水平，以利于放射性碘检查和治疗。

μg/dL： 微克/分升。

μU/dL： 微单位/分升。

μU/mL： 微单位/毫升。

超声：一种应用体内组织反射声波进行检查的影像学手段。通过检测这些声波，能够显示很多组织、器官的良好图像（见第7章和第22章）。

分化型甲状腺癌：见第12章、第13章和第33章。

全身核素扫描：在服用放射性碘后，应用特殊的核医学照相设备对全身进行扫描（见第19章和第20章）。

停用甲状腺激素（撤药）后的扫描：停用甲状腺激素后进行的全身核素扫描（见第19章和第20章）。

甲状腺癌的其他信息来源

Gary Bloom

本部分附录列举了一些介绍甲状腺癌的其他信息来源，包括一些机构、网站、书籍等。我们已尽了最大努力来确认这些信息的来源可靠，并将错误减到最少。

请注意：从各机构、网站和书籍中获得的信息并不一定适合所有患者，可能会导致理解错误和不必要的担忧，甚至在某些情况下导致患者接受了不恰当的治疗。因此，一定要向医生咨询这些信息是否适用于你的实际情况。

患者援助团体和信息来源

甲状腺癌患者协会（ThyCa）：在国际甲状腺癌领域知名专家指导下，由甲状腺癌患者、家属以及医护人员组成的国际性非营利组织，致力于甲状腺癌患者及其家属的教育、沟通和援助。

地址：

P. O Box 1102，Olney，MD 20830–1102

联系方式：

电话：1–877–588–7904（免费）

传真：1–630–604–6078

电子邮箱：thyca@thyca.org

网址：http：//www.thyca.org

信息服务：（通过网站或者上述其他联系方式您可以获取更多的信息）

●在美国、巴哈马、加拿大、哥斯达黎加、希腊、洪都拉斯、肯尼亚、菲律宾和英国设有地区援助团体

●有12个电子邮件讨论组

●一对一援助网络，免费的患者热线

●免费的《低碘饮食食谱》（英语、法语、葡萄牙语和西班牙语版本）和其他免费读物

●免费的患者资料袋

●免费的儿童甲状腺癌资料背包

●包含大量医学审查内容及其他链接地址的海量的网站

●年度性国际会议，各地区的学习班，研讨会

●甲状腺癌知识宣传月及全年宣传活动

●甲状腺癌研究基金

已有地区援助团队的州包括：阿拉巴马、亚利桑那、加利福尼亚、阿肯色州、科罗

拉多、康乃迪克、特拉华、哥伦比亚地区、佛罗里达、乔治亚、夏威夷、爱达荷、伊利诺斯、印第安纳、爱荷华、堪萨斯、肯塔基、缅因、马里兰、马萨诸塞、密歇根、密苏里、明尼苏达、内布拉斯加、内华达、新罕布什尔、新泽西、纽约、北卡罗来纳、俄亥俄、俄克拉荷马、俄勒冈、宾夕法尼亚、南卡罗来纳、田纳西、德克萨斯州、犹他州、佛蒙特、弗吉尼亚、华盛顿以及威斯康星州。

加拿大甲状腺癌患者援助团体（Thry'vors）： 由加拿大的一些甲状腺癌患者在共同寻找关于甲状腺癌治疗、康复和长期监测方面信息和援助的过程中建立起来的一个团体。Thry'vors通过网站www.thyroidcancercanada.org.为甲状腺癌患者提供信息和援助。

地址：

308 main Street，First Floor

Toronto，ON M4C 4X7

联系方式：

电话：416-487-8267（美国东部时间上午9点到下午5点，工作日）

电子邮箱：Email：info@thyroidcancercanada.org

网址：http://www.thyroidcancercanada.org

生命之光基金会： 这是一个旨在提高甲状腺癌患者生活质量，促进甲状腺癌研究和教育的基金会。

地址：

P. O Box 163

Manalapan，NJ 07726

联系方式：

电话：1-609-409-0900

传真：609-409-0902

电子邮箱：info@checkyourneck.com

网址：http://www.lightoflifefoundation.org或www.checkyourneck.com

加拿大甲状腺基金会（TFC）： 是北美最早的患者教育组织。它的宗旨是提高大家对甲状腺疾病包括甲状腺癌的关注和加强教育。

地址：

P. O. Box 298

Bath，Ontario K0H 1G0

Canada

联系方式：

电话：1-800-267-8822（加拿大境内）

传真：519-649-5402

网址：http://www.thryoid.ca

国际甲状腺联盟： 由欧洲、北美、澳大利亚和日本等国家、地区的甲状腺疾病患者团体共同参与的一个世界范围的平台，旨在协助那些原本没有且有意愿建立甲状腺患者团体的国家和地区。

286 ■ 解读甲状腺癌（第3版）

地址：

P. O. Box 471

Bath，Ontario K0H 1G0

Canada

联系方式：

电子邮件：webmaster@thyroid-fed.org

网址：http：//www.thyroid-fed.org/tfi-wp/

美国癌症协会

联系方式：

电话：1-800-227-2345

网址：http：//www.cancer.org，点击"Cancer A-Z"，显示"Get expertinformation"。当新窗口打开后，下拉列表，选择"VIEW ALL Cancer Types"，点击"thyroidcancer"（甲状腺癌），然后点击"GO"

信息服务：

提供关于癌症、危险因素、症状、如何发现、如何治疗相关的信息

国立健康研究所附属国立癌症研究所

地址：

BG 9609 MSC 9760

9609 Medical Center Drive

Bethesda，MD 20892-2580

联系方式：

电话：800-4-Cancer（800-422-6237）

网址：http：//www.cacer.gov/，下拉选择癌症类型，选择"Thyroid Cancer"

放射治疗网址：http：//www.nci.nih.gov/cancertopics/radiation-therapy-and-you

信息服务：

提供有关于各种癌症、治疗、临床试验和研究的信息

国立癌症患者联盟（NCCS）：美国最早的由患者组织、建立起来的癌症权益组织，倡导提高癌症医疗水平，提高癌症生存率。NCCS致力于在循证医学的支持下，通过行政手段对国家的癌症研究、治疗常规、经济支持和关注政策上做系统的改变。

地址：

8455 Colesville Road

Suite 930

Silver Spring，MD 20910

联系方式：

办公电话：1-877-NCCS-YES（toll-free）（免费）

电子邮箱：info@canceradvocacy.org

网址：http：//www.canceradvocacy.org

激素健康网（隶属于美国内分泌学会）

联系方式：

电子邮箱：hormone@endocrine.org

网址：http://www.hormone.org

甲状腺和（或）甲状腺癌专业组织

美国甲状腺学会（ATA）：由1700余名临床医生和科研人员组成的专业医学协会，致力于甲状腺疾病的诊治和科学研究。

地址：

6066 Leeburg Pike，Suite 550

Falls Church，VA 22041

联系方式：

电子邮箱：thyroid@thyroid.org

网址：http://www.thyroid.org

针对甲状腺疾病（包括分化型甲状腺癌和甲状腺髓样癌）的业内指南：

http://www.thyroid.org/professinals/index.html

信息服务：

想寻找某位内分泌专家，请登录网站：

https://www.thyroid.org/patient-thyroidinformation/endocrinology-thyroid-doctor/

提供内分泌学家的一般建议和甲状腺相关信息

网站上有患者教育相关的内容

美国临床内分泌医师协会（AACE）：是一个由内分泌科医生组成的医学专业团体，旨在提高其成员提供高质量医疗服务的能力。

地址：

245 Riverside Ave，Suite 200

Jacksonville，Florida 32202

联系方式：

电话：904-353-7878

传真：904-353-8185

网址：https://www.aace.com

想找某位内分泌专家，请登录http://www.aace.com/resources/find-an-endocrinologist

临床指南：http://aace.com/pub/guidelines/

放射相关术语及放射风险的信息：http://www.physics.isu.edu/radinf

信息服务：

提供有关内分泌科医生、临床指南和放射相关术语及放射风险的信息

甲状腺疾病管理器

汇集甲亢、甲减、甲状腺结节（甲状腺癌）、甲状腺炎、人类甲状腺疾病和甲状腺

生理学方面的最新进展，为全球临床医生、研究人员和受训人员（也包括患者）提供权威的、最新的、完整的、客观的、可免费下载的甲状腺领域信息资源。这个网站直接面向临床医生，帮助他们治疗甲状腺疾病患者。www.thyroidmanager.org 实时更新，且每年修订一次。

网址：www.thyroidmanager.org

美国国内其他涉及保险、补偿及工作歧视等的组织

患者保障基金会：患者保障基金会为全美范围的非营利组织。旨在通过有效手段，在患者被确诊为威胁和损害生命的疾病后，保障他们得到治疗、参与工作和维持经济稳定。

美国平等就业联盟（EEOC）：提供 EEOC 信息系统、工作保障资讯、EEOC 办事处名录。

保险资讯：在患者保障基金会网站上，点选"Insurance（保险）"页面。

临床试验信息

国立健康研究所（由国家医学实验室发展而来）：临床试验数据库（ClinicalTrial.gov）提供实时更新的国家或个人资助的临床试验信息。ClinicalTrial.gov 会告诉你试验的目的、什么样的人可以参与、试验地点和电话号码等详细信息。

网址：http：//www.clinicaltrials.gov

国立癌症研究所：

网址：http：//www.cancer.gov/about-cancer/treatment/clinical-trials/search/trail-guide

书籍和手册

在图书馆或者网站、书店可以买到关于甲状腺癌的书籍。有些书店提供订购服务。

一些绝版图书，通常在Amazon.com及其下属的二手书店中可能买到，而且价格通常低于新书价格。

面向患者及其家属的出版物

《低碘饮食食谱大全》（第八版）	2015年出版，Leah Guljord主编。可从ThyCa网站http://www.thyca.org/cookbook.pdf免费下载
《生命之光基金会食谱》	可联络生命之光基金会获取（附录C）
《甲状腺科普读物》	作者Alan Rubin。2006年由新泽西Wiley出版社出版
《甲状腺癌手册》	作者M. Sara Rosenthal。2006年由Your Health Press出版社出版
《你的甲状腺（家庭指南）》	作者Lawrence C. Wood，David S. Cooper，E. Chester Ridgeway。2005年由Ballantine Books出版
《是我的甲状腺吗？》	作者Sheldon Rubenfeld。2004年由M. Evans和Company出版
《甲状腺指南》	作者Beth Ann Ditkoff，Pual Lo Gerfo。2000年由Thrift Books Warehouse出版
《甲状腺：写给患者的书》	作者JoelI. Hamburger。1991年由个人出版
《华盛顿医疗中心核医学科甲状腺癌手册》	这是一本为准备在华盛顿医疗中心接受放射性碘扫描和（或）治疗的患者提供的，关于计划、准备、后勤保障和教育等方面的六步流程手册。请注意这本手册是专门针对准备在华盛顿医疗中心核医学科接受放射性碘扫描、消融和（或）治疗的患者。主治医师的建议和你的医疗设备可能不同，你应该遵从主治医师的建议。这本手册不是唯一合适的方法。联系sheila.t.beaman@medstar.net可以得到一份免费的复印件

面向临床医师的读物

Thyroid Cancer，A Comprehensive Guideto Clinical Management	作者Leonard Wartofsky，Douglas Van Nostrand。2016年由Springer出版社出版
Essentials of Thyroid Cancer Management（Cancer Treatment and Research）	作者Robert J. Amdur，Ernest L. Mazzaferri。2007年由Springer出版社出版
Management of Thyroid Cancerand Related Nodular Disease	作者I.Ross Mc Dougall。2006年由Springer出版社出版
Practical Management of Thyroid Cancer：A Multidisciplinary Approach	作者Ernest L. Mazzaferri，Clive Hamer，UjjalK. Mallick，Patkendall-Taylor。2005年由Springer出版社出版
Thyroid Cancer	作者H. J. Biersack，F. Grunwald。2005年由Springer出版社出版
Werner and Ingbar's The Thyroid：A Fundamental and Clinical Text	作者Lewis E. Braverman，Robert D. Utiger。2005年由费城Lippincott Williams & Wilkins出版社出版

续表

Thyroid Disease: The Facts	作者Michael Tunbridge，Mark Vanderpump。2008年由Oxford University 出版社出版
Radiation Oncology: Rationale，Technique，Results	作者Gerald K. Coles，James D. Cox，Kie Kian Ang。2003年由圣路易斯C. B. Mosby出版
DeVita，Hellman，and Rosenberg's Cancer：Principleand Practice of Oncology	作者Vincent T. DeVitaJr.，Theodore S. Lawrence，Steven A. Rosenberg，Ronald A. DePinho，Rober A. Weinberg。2008年由费城Lippincott Williams&Wilkins出版社出版